四川省"十四五"职业教育省级规划教材建设项目配套教材
"互联网+"新形态教材

医学高等数学学习指导

主　编　潘传中　王可　王联芳
主　审　罗肖强

教·学资源

北京理工大学出版社
BEIJING INSTITUTE OF TECHNOLOGY PRESS

内 容 提 要

本教材是《医学高等数学（第 2 版）》配套的辅导用书. 通过本书的同步学习，学生可以加深对教材内容的理解，厘清知识脉络，掌握常用的数学思维方法，提高应用数学知识分析和解决实际问题的能力. 这将有助于学生提高综合职业能力，成为医疗战线上的高素质高技能型人才.

本教材按照章、节顺序，采用新型活页式形态装订，有利于教师根据课时安排布置课后作业，组织测验，也有利于学生根据需要提交作业、自主检测、自主学习. 每节的具体内容包括"学习要点""重点、难点""知识要点""同步训练"等模块，另外每章开头设有"知识导图"，结尾设有"综合训练""本章检测"，在本书的最后，编有"模拟试卷""参考答案"，供教师和学生参考使用.

本教材适用于医学院校三年制大专和五年一贯制各专业学生使用.

版权专有　侵权必究

图书在版编目（CIP）数据

医学高等数学学习指导 / 潘传中，王可，王联芳主编. -- 北京：北京理工大学出版社，2024.2
ISBN 978-7-5763-3659-7

Ⅰ. ①医… Ⅱ. ①潘… ②王… ③王… Ⅲ. ①医用数学 - 医学院校 - 教学参考资料 Ⅳ. ①R311

中国国家版本馆 CIP 数据核字（2024）第 046364 号

责任编辑：孟祥雪　　　　**文案编辑**：孟祥雪
责任校对：周瑞红　　　　**责任印制**：施胜娟

出版发行 / 北京理工大学出版社有限责任公司
社　　址 / 北京市丰台区四合庄路 6 号
邮　　编 / 100070
电　　话 / （010）68914026（教材售后服务热线）
　　　　　　（010）68944437（课件资源服务热线）
网　　址 / http://www.bitpress.com.cn
版 印 次 / 2024 年 2 月第 1 版第 1 次印刷
印　　刷 / 河北盛世彩捷印刷有限公司
开　　本 / 787 mm × 1092 mm　1/16
印　　张 / 17
字　　数 / 387 千字
定　　价 / 49.00 元

《医学高等数学学习指导》编委会

主　编　潘传中　王　可　王联芳
副主编　王　丽　黄正阳　赵　勇　喻　欢
　　　　刘　霞　王　灯　陈定均
编　者　(按姓氏汉语拼音排序)
　　　　陈定均（雅安职业技术学院）
　　　　陈海龙（达州职业技术学院）
　　　　顾兴华（达州职业技术学院）
　　　　郭　勇（达州市中心医院）
　　　　黄正阳（雅安职业技术学院）
　　　　刘　霞（眉山药科职业学院）
　　　　李　祥（达州职业技术学院）
　　　　李容华（达州市中西医结合医院）
　　　　潘传中（达州职业技术学院）
　　　　沈　波（达州职业技术学院）
　　　　唐荣伟（达州中医药职业学院）
　　　　王　灯（达州中医药职业学院）
　　　　王　静（达州职业技术学院）
　　　　王　可（达州职业技术学院）
　　　　王　丽（达州职业技术学院）
　　　　王联芳（达州职业技术学院）
　　　　喻　欢（巴中职业技术学院）
　　　　周　黎（达州职业技术学院）
　　　　赵　勇（广安职业技术学院）
　　　　周　英（达州职业技术学院）

前言

本书是《医学高等数学（第2版）》配套的辅导用书．通过本书的同步学习，学生可以加深对教材内容的理解，厘清知识脉络，掌握常用的数学思维方法，提高应用数学知识分析和解决实际问题的能力．这将有助于学生提高综合职业能力，成为医疗战线上的高素质高技能型人才．

本书按照教材的章、节顺序，采用新型活页式形态装订，有利于教师根据课时安排布置课后作业、组织测验，也有利于学生根据需要提交作业、自主检测、自主学习．每节的具体内容包括"学习要点""重点、难点""知识要点""同步训练"等模块，另外每章开头设有"知识导图"，结尾设有"综合训练""本章检测"，在本书的最后，编有"模拟试卷""参考答案"，供教师和学生参考使用．

本书具有以下几个特色：

（1）知识导图清晰，便于类比总结．本书每章开头均设置了清晰的知识导图，以帮助学生厘清知识脉络，加深学生对各知识点及其关系的理解，便于学生进行类比、归纳和总结．

（2）重点、难点清楚，便于学生掌握．本书每节根据教学内容，明确提出需要熟练掌握的重点内容、难于理解和掌握的难点内容，便于教师和学生在教学和学习中抓住重点、突破难点．

（3）知识要点回顾，及时加深记忆．本书每节明确学习要点，并对知识进行了概括和总结，使学生能够快速熟悉每节的学习要点和知识要点，加深学生对知识的理解和记忆．

（4）小节训练巩固，掌握学习内容．本书结合教材每节均设置了同步训练，每章后有综合训练并配有详细的解题过程．在训练题的编选上，本书注重职业院校学生的特点和水平，严格控制习题难度，强调其基础性和实用性，力求使学生在最短的时间内掌握基础知识．

（5）章节测验闯关，知识查漏补缺．本书每章最后均设置了针对整章内容的检测题，以帮助学生及时复习、查漏补缺．同时，系统训练能让学生将该章的知识点串联起来，更清晰地认识到易混淆知识点的区别和联系．另外，本书在最后设置了两套模拟试卷，主要考查学生对教材掌握情况，为以后的各类考试打下坚实基础．

为学习贯彻党的二十大精神，提升课程铸魂育人效果，本书专门在扉页"教•学资源"二维码中设计了相应栏目，以引导学生践行社会主义核心价值观，涵养学生医学职业精神、奋斗精神、奉献精神、创新精神、法制精神、绿色环保意识等．

本书由达州职业技术学院潘传中、王可、王联芳任主编，达州职业技术学院王丽、雅安职业技术学院黄正阳和陈定均、广安职业技术学院赵勇、巴中职业技术学院喻欢、眉山药科职业学院刘霞、达州中医药职业学院王灯任副主编，四川文理学院教授罗肖强任主审．

在编写本书的过程中，我们参考了大量的文献资料，在此向这些资料的作者和编者表示衷心的感谢．由于编写人员水平有限加之时间仓促，书中不可避免存在疏漏和不足之处，恳请广大读者批评指正．

编　者

目 录

第一章　函数与极限 ……………………………………………………………… 1
  第一节　函数 ………………………………………………………………… 1
  第二节　数列的极限 ………………………………………………………… 4
  第三节　函数的极限 ………………………………………………………… 7
  第四节　函数的连续性 ……………………………………………………… 11
  综合训练一 …………………………………………………………………… 13
  综合训练二 …………………………………………………………………… 16
  本章检测 ……………………………………………………………………… 19

第二章　导数与微分 ……………………………………………………………… 21
  第一节　导数的概念 ………………………………………………………… 21
  第二节　导数的运算 ………………………………………………………… 24
  第三节　微分 ………………………………………………………………… 27
  第四节　导数的应用 ………………………………………………………… 30
  综合训练一 …………………………………………………………………… 34
  综合训练二 …………………………………………………………………… 36
  本章检测 ……………………………………………………………………… 39

第三章　一元函数积分学 ………………………………………………………… 41
  第一节　不定积分 …………………………………………………………… 41
  第二节　不定积分的计算 …………………………………………………… 44
  第三节　定积分 ……………………………………………………………… 48
  第四节　定积分的计算 ……………………………………………………… 51
  第五节　定积分的应用 ……………………………………………………… 55
  综合训练一 …………………………………………………………………… 59
  综合训练二 …………………………………………………………………… 61
  本章检测 ……………………………………………………………………… 64

第四章　向量代数与空间解析几何 ……………………………………………… 66
  第一节　向量及其运算 ……………………………………………………… 66

第二节　空间平面与直线 ………………………………………………………… 71
第三节　空间曲面及其方程 ……………………………………………………… 75
综合训练一 ………………………………………………………………………… 77
综合训练二 ………………………………………………………………………… 78
本章检测 …………………………………………………………………………… 80

第五章　多元函数微积分 …………………………………………………………… 82
第一节　多元函数的基本概念 …………………………………………………… 82
第二节　多元函数微分学 ………………………………………………………… 85
第三节　多元函数积分学 ………………………………………………………… 92
综合训练一 ………………………………………………………………………… 95
综合训练二 ………………………………………………………………………… 98
本章检测 ………………………………………………………………………… 100

第六章　无穷级数 …………………………………………………………………… 102
第一节　数项级数 ……………………………………………………………… 102
第二节　数项级数的判别法 …………………………………………………… 105
第三节　幂级数 ………………………………………………………………… 108
第四节　函数的幂级数展开 …………………………………………………… 111
综合训练一 ……………………………………………………………………… 113
综合训练二 ……………………………………………………………………… 115
本章检测 ………………………………………………………………………… 117

第七章　微分方程 …………………………………………………………………… 120
第一节　微分方程的基本概念 ………………………………………………… 120
第二节　一阶微分方程 ………………………………………………………… 122
第三节　二阶微分方程 ………………………………………………………… 124
综合训练一 ……………………………………………………………………… 127
综合训练二 ……………………………………………………………………… 129
本章检测 ………………………………………………………………………… 131

第八章　线性代数初步 ……………………………………………………………… 133
第一节　行列式 ………………………………………………………………… 133
第二节　矩阵 …………………………………………………………………… 139
第三节　矩阵的初等变换与线性方程组 ……………………………………… 143
综合训练一 ……………………………………………………………………… 146
综合训练二 ……………………………………………………………………… 151
本章检测 ………………………………………………………………………… 156

第九章　临床决策分析 ……………………………………………………………… 160
第一节　决策的基本概念 ……………………………………………………… 160
第二节　临床决策的基本思想 ………………………………………………… 162
第三节　矩阵决策法 …………………………………………………………… 163
第四节　决策树法 ……………………………………………………………… 164

第五节 检验诊断的决策分析 ………………………………………… 165
第六节 代价—效益分析 ……………………………………………… 168
本章检测 ……………………………………………………………… 170

第十章 数学文化 …………………………………………………………… 172

第一节 数学与文学 …………………………………………………… 172
第二节 数学之美 ……………………………………………………… 173
第三节 数学的特性 …………………………………………………… 175
第四节 数学素养 ……………………………………………………… 176

模拟试卷 …………………………………………………………………… 179

模拟试卷一 …………………………………………………………… 179
模拟试卷二 …………………………………………………………… 182
参考答案 ……………………………………………………………… 186

参考文献 …………………………………………………………………… 259

第一章

函数与极限

知识导图

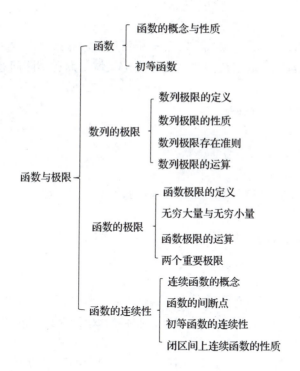

第一节　函数

学习要点

1. 函数的概念及性质、分段函数．
2. 基本初等函数、复合函数、初等函数的定义．

3. 函数在医学上的应用.

重点、难点

初等函数,复合函数的分解.

知识要点

一、函数的概念与性质

1. 函数的概念

(1) 函数的三个要素.

函数具有三个要素:对应法则、定义域和值域. 前两个要素很重要,是判断两个函数是否为同一个函数的依据.

(2) 求定义域.

若函数表达式中含有分式、根式、对数式、三角函数式或反三角函数式,则取使表达式中各部分有意义的自变量取值范围的交集作为定义域,而在实际问题中还需要结合具体问题来确定.

(3) 函数在医药上有广泛的应用.

(4) 反函数的求法.

① 由原函数 $y=f(x)$ 解出 $x=f^{-1}(y)$.

② 交换 x、y,得 $y=f^{-1}(x)$.

③ 最后将原函数的定义域和值域作为反函数的值域和定义域.

(5) 分段函数.

在自变量的不同范围内用不同解析式表示的函数称为分段函数.

2. 函数的性质

(1) 函数的有界性.

若存在一个正数 K,使得对于任意 $x(x \in A)$,总有 $|f(x)| \leq K$ 存在,则称函数 $y=f(x)$ 在区间 A 上是有界的,如果这样的 K 不存在,则称函数 $y=f(x)$ 在 A 中无界.

(2) 函数的单调性.

当 $x_1 < x_2$ 时,恒有 $f(x_1) < f(x_2)$,则称函数 $f(x)$ 在区间 I 上是单调增加的,为增函数;
当 $x_1 < x_2$ 时,恒有 $f(x_1) > f(x_2)$,则称函数 $f(x)$ 在区间 I 上是单调减少的,为减函数.

(3) 函数的奇偶性.

按照奇偶性,函数 $y=f(x)$ 可分为奇函数、偶函数和非奇非偶函数.

① 若 $f(-x)=f(x)$ 恒成立,则称 $f(x)$ 为偶函数;

② 若 $f(-x)=-f(x)$ 恒成立,则称 $f(x)$ 为奇函数;

③ 若 $f(-x) \neq f(x)$,$f(-x) \neq -f(x)$,则称 $f(x)$ 为非奇非偶函数.

(4) 函数的周期性.

若函数 $f(x+T)=f(x)$ 恒成立,则称 $y=f(x)$ 为周期函数,T 为该函数的周期,我们求函数的周期就是求该函数的最小正周期.

二、初等函数

1. 基本初等函数

基本初等函数共有六类：

（1）常函数　$y = C$（C 为任意常数）.

（2）幂函数　$y = x^a$（a 为实数且 a 为常数）.

（3）指数函数　$y = a^x$（$a > 0$ 且 $a \neq 1$，a 是常数）.

（4）对数函数　$y = \log_a x$（$a > 0$ 且 $a \neq 1$，a 是常数）.

（5）三角函数　$y = \sin x$；$y = \cos x$；$y = \tan x$；$y = \cot x$；$y = \sec x$；$y = \csc x$.

（6）反三角函数　$y = \arcsin x$；$y = \arccos x$；$y = \arctan x$；$y = \text{arccot}\, x$.

2. 复合函数

假设有两个函数 $y = f(u)$，$u = \varphi(x)$，如果对于每一个函数值 $u = \varphi(x)$，$f(u)$ 都有意义，则称 y 是 x 的复合函数，记作 $y = f[\varphi(x)]$，其中 u 称为中间变量.

分解复合函数的原则：由外到内，逐层分解.

分解复合函数的结果：分解成的每个简单函数都是基本初等函数，或由常数与基本初等函数经过有限次四则运算后形成的函数.

3. 初等函数

由基本初等函数经过有限次四则运算和有限次函数复合构成的，并且用一个解析式表示的函数.

同步训练 1–1

1. 判断下列各组函数是否表示同一函数，并说明理由.

　（1）$f(x) = x$，$g(x) = \sqrt{x^2}$；　　　　（2）$f(x) = x$，$g(x) = (\sqrt{x})^2$；

　（3）$f(x) = \lg x^2$，$g(x) = 2\lg |x|$；　　（4）$f(x) = \dfrac{x^2 - 1}{x + 1}$，$g(x) = x - 1$.

2. 求下列函数的定义域：

　（1）$y = \dfrac{1}{x^2 - 4x + 3} + \sqrt{2x + 1}$；　　（2）$y = \sqrt{x^2 - 3x + 2}$；

(3) $y = \dfrac{1}{\lg(x+3)}$;

(4) $y = \ln(2x+1) + \dfrac{1}{x^2-1}$.

3. 设函数 $f(x) = \begin{cases} 4x, & x < 0, \\ 1, & x = 0, \\ x^2, & 0 < x \leq 5 \end{cases}$,求函数的定义域及 $f(-1)$,$f(3)$ 的值.

4. 设 $f(x) = e^x$,$g(x) = \sin x$,求 $f(t^2+1)$,$g\left(\dfrac{1}{t}\right)$,$f[g(x)]$,$g[f(x)]$.

5. 指出下列函数的复合过程:

(1) $y = \sin(5x^2 - 6)$;

(2) $y = e^{1-x^2}$;

(3) $y = \cos^2 e^x$;

(4) $y = \tan\sqrt{2x^2+1}$;

(5) $y = 2^{\sin(2x^2+1)}$;

(6) $y = \log_2 \sin e^x$.

第二节 数列的极限

学习要点

1. 数列极限的定义.

2. 数列极限的性质.

3. 数列极限的存在准则.

4. 数列极限的运算.

重点、难点

数列极限的运算，数列极限的存在准则.

知识要点

一、数列极限的定义

当 $n \to \infty$ 时，a_n 无限地趋近于某一个确定的常数 A，则称数列 $\{a_n\}$ 以 A 为极限，记为 $\lim\limits_{n \to \infty} a_n = A$.

如果数列有极限，则称数列是收敛的；如果数列没有极限，则称数列是发散的.

二、数列极限的性质

(1) 数列 $\{a_n\}$ 不能收敛于两个不同的极限.

(2) 如果数列 $\{a_n\}$ 收敛，那么数列 $\{a_n\}$ 一定有界.

(3) 如果数列 $\{a_n\}$ 收敛于 A，那么它的任一子数列也收敛，并且极限也是 A.

三、数列极限存在准则

(1) 如果 $a_n \leqslant b_n \leqslant c_n$，$n = 1, 2, 3, \cdots$，且 $\lim\limits_{n \to \infty} a_n = \lim\limits_{n \to \infty} c_n = A$，则 $\lim\limits_{n \to \infty} b_n = A$.

(2) 单调有界数列必有极限.

四、数列极限的运算

当数列 $\{a_n\}$ 和 $\{b_n\}$ 的极限都存在，C、K 为常数时，下列公式成立：

(1) $\lim\limits_{n \to \infty} (a_n \pm b_n) = \lim\limits_{n \to \infty} a_n \pm \lim\limits_{n \to \infty} b_n$.

(2) $\lim\limits_{n \to \infty} (a_n \cdot b_n) = \lim\limits_{n \to \infty} a_n \cdot \lim\limits_{n \to \infty} b_n$.

(3) $\lim\limits_{n \to \infty} (C \cdot a_n) = C \cdot \lim\limits_{n \to \infty} a_n$.

(4) $\lim\limits_{n \to \infty} \dfrac{a_n}{b_n} = \dfrac{\lim\limits_{n \to \infty} a_n}{\lim\limits_{n \to \infty} b_n}$ ($\lim\limits_{x \to \infty} b_n \neq 0$).

(5) $\lim\limits_{n \to \infty} (a_n)^K = (\lim\limits_{n \to \infty} a_n)^K$.

同步训练 1-2

1. 判断下面的数列当 $n\to\infty$ 时是否有极限,如果有,求出它们的极限.

(1) $a_n = \dfrac{n}{n+1}$;

(2) $a_n = \dfrac{n-2}{n+3}$;

(3) $a_n = n+1$;

(4) $a_n = \dfrac{3}{4n-1}+1$.

2. 求下列极限:

(1) $\lim\limits_{n\to\infty}\dfrac{3n^3+2}{2n^3+n}$;

(2) $\lim\limits_{n\to\infty}\dfrac{n+1}{3n^2+n}$;

(3) $\lim\limits_{n\to\infty}\left(\dfrac{1}{2n}+1\right)^2$;

(4) $\lim\limits_{n\to\infty}\dfrac{6n-5}{2n^2+n+4}$;

(5) $\lim\limits_{n\to\infty}\dfrac{(-5)^n+3^{n+2}}{(-5)^{n+1}+3^n}$;

(6) $\lim\limits_{n\to\infty}\dfrac{4}{\sqrt{n^2+3n}-\sqrt{n^2+1}}$;

(7) $\lim\limits_{n\to\infty}\left(\dfrac{n^2-3}{n+2}-n\right)$;

(8) $\lim\limits_{n\to\infty}\dfrac{1-2+3-4+\cdots+(2n-1)-2n}{n-1}$.

第三节　函数的极限

学习要点

1. 函数极限的定义.
2. 无穷小量与无穷大量的概念及性质.
3. 函数极限的运算.
4. 两个重要极限.

重点、难点

函数极限的定义，函数极限的求解方法.

知识要点

一、函数极限的定义

当 x 无限地增大时，函数值 $f(x)$ 无限趋近于一个确定的常数 A，则称函数 $y=f(x)$ 当 $x\to +\infty$ 时以 A 为极限，记作 $\lim\limits_{x\to +\infty}f(x)=A$ 或 $f(x)\to A(x\to +\infty)$.

当 x 无限地变小（x 的绝对值无限地增大）时，函数值 $f(x)$ 无限趋近于一个确定的常数 A，则称函数 $y=f(x)$ 当 $x\to -\infty$ 时以 A 为极限，记作 $\lim\limits_{x\to -\infty}f(x)=A$ 或 $f(x)\to A(x\to -\infty)$.

当 x 的绝对值无限地增大时，函数值 $f(x)$ 无限趋近于一个确定的常数 A，则称函数 $y=f(x)$ 当 $x\to \infty$ 时以 A 为极限，记作 $\lim\limits_{x\to \infty}f(x)=A$ 或 $f(x)\to A(x\to \infty)$.

对于函数 $y=f(x)$ 在 x_0 附近有定义（在点 x_0 处可以没有定义），如果当 x 无限地趋近于 x_0（始终不等于 x_0）时，函数值 $f(x)$ 无限趋近于一个确定的常数 A，则称函数 $y=f(x)$ 当 $x\to x_0$ 时以 A 为极限，记作 $\lim\limits_{x\to x_0}f(x)=A$ 或 $f(x)\to A(x\to x_0)$.

对于函数 $y=f(x)$ 在 x_0 附近有定义（在点 x_0 处可以没有定义），如果当 x 从大于 x_0 的方向无限地趋近于 x_0（始终不等于 x_0）时，函数值 $f(x)$ 无限趋近于一个确定的常数 A，则称 A 是函数 $y=f(x)$ 当 $x\to x_0$ 时的右极限，记作 $\lim\limits_{x\to x_0^+}f(x)=A$ 或 $f(x)\to A(x\to x_0^+)$.

对于函数 $y=f(x)$ 在 x_0 附近有定义（在点 x_0 处可以没有定义），如果当 x 从小于 x_0 的方向无限地趋近于 x_0（始终不等于 x_0）时，函数值 $f(x)$ 无限趋近于一个确定的常数 A，则称 A 是函数 $y=f(x)$ 当 $x\to x_0$ 时的左极限，记为 $\lim\limits_{x\to x_0^-}f(x)=A$ 或 $f(x)\to A(x\to x_0^-)$.

二、无穷小量与无穷大量

1. 无穷小量的概念

在某一极限过程中，以零为极限的变量，称为无穷小量，简称无穷小.

2. 无穷大量的概念

在某一变化过程中，绝对值无限增大的变量，称为无穷大量，简称无穷大，记作 ∞.

在自变量的同一变化过程中，无穷大量的倒数是无穷小量，非零无穷小量的倒数是无穷大量.

3. 无穷小的阶

设 α、β 是自变量的同一变化过程中的两个无穷小，且 α≠0，则有

$$\lim \frac{\beta}{\alpha} = \begin{cases} 0, & \beta \text{ 是比 } \alpha \text{ 高阶的无穷小} \\ C, & \beta \text{ 是与 } \alpha \text{ 同阶的无穷小}(C=1 \text{ 时 } \alpha \text{ 与 } \beta \text{ 等价}) \\ \infty, & \beta \text{ 是比 } \alpha \text{ 低阶的无穷小} \end{cases}$$

4. 无穷小量的运算

有限个无穷小量的代数和是无穷小量.

有界函数与无穷小量的乘积是无穷小量.

有限个无穷小量的乘积是无穷小量.

三、函数极限的运算

设当 $x \to x_0$（或 $x \to \infty$）时，函数 $f(x)$ 的极限为 A，函数 $g(x)$ 的极限为 B，那么

(1) $\lim\limits_{x \to x_0}[f(x) \pm g(x)] = A \pm B.$

(2) $\lim\limits_{x \to x_0}[f(x) \cdot g(x)] = A \cdot B.$

(3) $\lim\limits_{x \to x_0}\dfrac{f(x)}{g(x)} = \dfrac{A}{B}$ $(B \neq 0).$

(4) $\lim\limits_{x \to x_0}[C \cdot f(x)] = C \cdot A$（$C$ 为常数）.

(5) $\lim\limits_{x \to x_0}[f(x)]^K = A^K$（$K$ 为常数，且 A^K 有意义）.

四、两个重要极限

1. $\lim\limits_{x \to 0} \dfrac{\sin x}{x} = 1.$

2. $\lim\limits_{x \to \infty} \left(1 + \dfrac{1}{x}\right)^x = e.$

同步训练 1－3

1. 观察下列函数的变化趋势，如果有极限，写出它们的极限.

(1) $\lim\limits_{x \to 1}(x^2 + 2);$ 　　　　　(2) $\lim\limits_{x \to -\infty} 2^x;$

(3) $\lim\limits_{x \to 0^+} 2^{\frac{1}{x}}$;

(4) $\lim\limits_{x \to 0} \cos x$;

(5) $\lim\limits_{x \to +\infty} \ln x$;

(6) $\lim\limits_{x \to 1} \ln x$.

2. 设函数 $f(x) = \begin{cases} x^2, & x < 0 \\ x+1, & x \geq 0 \end{cases}$,求 $\lim\limits_{x \to 0^-} f(x)$ 和 $\lim\limits_{x \to 0^+} f(x)$,并讨论 $\lim\limits_{x \to 0} f(x)$ 是否存在.

3. 指出下列各题中,哪些是无穷小,哪些是无穷大.

(1) $\dfrac{x+1}{x^2}$ (当 $x \to 0$ 时);

(2) e^{-x} (当 $x \to +\infty$ 时);

(3) $x\cos\dfrac{2}{x}$ (当 $x \to 0$ 时);

(4) 2^x (当 $x \to 0$ 时);

(5) $\dfrac{x+1}{x^2-4}$ (当 $x \to 2$ 时);

(6) $\dfrac{x-2}{x^2-4}$ (当 $x \to 2$ 时).

4. 下列函数在什么条件下是无穷小,在什么条件下是无穷大?

(1) $f(x) = \dfrac{x-1}{x+1}$;

(2) $f(x) = \lg x$;

(3) $f(x) = \dfrac{x+3}{x^2}$;

(4) $f(x) = 2^x - 1$.

5. 计算下列极限：

(1) $\lim\limits_{x \to -2} \dfrac{x^2 + x - 2}{x^2 - 3x - 10}$;

(2) $\lim\limits_{x \to -3} \dfrac{x^2 - 9}{x^2 + 5x + 6}$;

(3) $\lim\limits_{x \to 2} \dfrac{x^2 - x - 2}{x^2 - 3x + 2}$;

(4) $\lim\limits_{x \to 0} \dfrac{\sqrt{4-x} - 2}{x}$;

(5) $\lim\limits_{x \to \infty} \dfrac{3x^3 - 3x + 1}{4x^3 - x^2 + 2}$;

(6) $\lim\limits_{x \to \infty} \dfrac{x^2 - 3x + 1}{2x^2 - 3}$.

6. 计算下列极限：

(1) $\lim\limits_{x \to 0} \dfrac{\tan x}{x}$;

(2) $\lim\limits_{x \to 0} \dfrac{\tan 5x}{\sin 4x}$;

(3) $\lim\limits_{x \to 0} \left(x \sin \dfrac{1}{x} + \dfrac{\sin x}{2x} \right)$;

(4) $\lim\limits_{x \to 2} \dfrac{\sin(x-2)}{x^2 - 5x + 6}$;

(5) $\lim\limits_{x \to \infty} \left(1 + \dfrac{2}{x} \right)^{3x}$;

(6) $\lim\limits_{x \to 0} (1 + 4x)^{\frac{2}{x}}$;

(7) $\lim\limits_{x \to \infty} \left(\dfrac{x+3}{x}\right)^{x+6}$；

(8) $\lim\limits_{x \to 0} \left(1 - \dfrac{x}{2}\right)^{\frac{1}{x}}$；

(9) $\lim\limits_{x \to 0} \dfrac{\sqrt{1+x}-1}{\sin(7x)}$；

(10) $\lim\limits_{x \to +\infty} 2^x \sin \dfrac{1}{2^x}$.

第四节　函数的连续性

学习要点

1. 连续函数的概念.
2. 函数的间断点.
3. 初等函数的连续性.
4. 连续函数的性质.

重点、难点

连续函数的概念，函数的间断点.

知识要点

一、连续函数的概念

1. 函数在点 x_0 处连续的三个条件.
（1） $y = f(x)$ 在点 x_0 的某个邻域内有定义；
（2） $\lim\limits_{x \to x_0} f(x)$ 存在；
（3） $\lim\limits_{x \to x_0} f(x) = f(x_0)$.

2. 函数在闭区间上连续

如果函数 $y = f(x)$ 在开区间 (a, b) 内每点处都连续，则称函数在开区间 (a, b) 内连续；如果函数 $y = f(x)$ 在开区间 (a, b) 内连续，并且在区间的左端点 a 处右连续，在区间的右端点 b 处左连续，则称函数 $y = f(x)$ 在闭区间 $[a, b]$ 上连续.

二、函数的间断点

1. 间断点的概念

若函数在点 x_0 处连续的三个条件有一个不满足，则该点就是函数的间断点.

2. 间断点的分类

（1）第一类间断点.

在点 x_0 处的左右极限都存在.

（2）可去间断点.

在点 x_0 处的左右极限相等.

（3）第二类间断点.

除第一类间断点之外的间断点.

三、初等函数的连续性

初等函数在其定义区间内都是连续的.

四、闭区间上连续函数的性质

1. 最值定理

如果函数 $y=f(x)$ 在闭区间 $[a,b]$ 上连续，则函数 $y=f(x)$ 在闭区间 $[a,b]$ 上必有最大值与最小值.

2. 介值定理

如果函数 $y=f(x)$ 在闭区间 $[a,b]$ 上连续，则对于 $f(a)$ 与 $f(b)$ 之间的任意一个数 η，在闭区间 $[a,b]$ 上至少存在一点 ξ，使得 $f(\xi)=\eta$.

3. 零点定理

如果函数 $y=f(x)$ 在闭区间 $[a,b]$ 上连续，并且 $f(a)$ 与 $f(b)$ 异号，则在闭区间 $[a,b]$ 上至少存在一点 ξ，使得 $f(\xi)=0$.

同步训练 1-4

1. 设函数 $f(x)=\begin{cases} 2x, & x \leqslant 1 \\ x^2+1, & x>1 \end{cases}$，讨论 $f(x)$ 在 $x=1$ 处的连续性.

2. 设函数 $f(x) = \begin{cases} 1+e^x, & x \leq 0 \\ x+a, & x > 0 \end{cases}$，若要使 $f(x)$ 在其定义域内连续，常数 a 应为何值？

3. 讨论下列函数的连续性，如有间断点，指出其类型.

(1) $f(x) = \begin{cases} x+1, & x<0 \\ 0, & x=0 \\ x^2+1, & x>0 \end{cases}$；

(2) $f(x) = \begin{cases} 0, & x<0 \\ x, & 0 \leq x<1 \\ 1, & x \geq 1 \end{cases}$；

(3) $f(x) = \dfrac{\sin x}{x}$；

(4) $f(x) = \dfrac{x}{x+2}$.

4. 证明方程 $x^3 - 4x^2 + 1 = 0$ 在 $(0,1)$ 内至少有一个实根.

综合训练一

1. 选择题.

(1) 下列说法正确的是（   ）.

A. 无穷小的倒数是无穷大　　　　　　　B. 两个无穷小的商是无穷小

C. 无穷小的极限是 0　　　　　　　　　D. 无穷小是负无穷大

(2) 设函数 $f(x) = \begin{cases} \dfrac{1}{x}\sin 3x, & x \neq 0 \\ a, & x = 0 \end{cases}$，若使 $f(x)$ 在 $(-\infty, +\infty)$ 内连续，则 $a = $ （   ）.

A. 1　　　　　　B. 0　　　　　　C. $\dfrac{1}{3}$　　　　　　D. 3

(3) $\lim\limits_{x \to 0} \dfrac{\sin \dfrac{1}{x}}{\sin x} = $（   ）.

A. 1　　　　　　B. 0　　　　　　C. ∞　　　　　　D. 不存在

(4) 当 $x \to 0$ 时,下列(　　)为无穷小.

A. $\dfrac{\sin x}{x}$　　B. $x\sin\dfrac{1}{x}$　　C. $\dfrac{\ln(1+x)}{x}$　　D. $\sin\dfrac{1}{2x}$

(5) 当函数 $f(x)=$(　　)时,$\lim\limits_{x\to 0}f(x)$ 存在.

A. $\begin{cases}\dfrac{|x|}{x}, & x\neq 0\\ 0, & x=0\end{cases}$　　B. $\begin{cases}\dfrac{\sin x}{|x|}, & x\neq 0\\ 0, & x=0\end{cases}$

C. $\begin{cases}x^2+2, & x<0\\ 3, & x=0\\ 2^x, & x>0\end{cases}$　　D. $\begin{cases}\dfrac{1}{2-x}, & x<0\\ 0, & x=0\\ x+\dfrac{1}{2}, & x>0\end{cases}$

2. 填空题.

(1) 若函数 $f(x)$ 的定义域为 $[0,1]$,那么 $f(x^2)$ 的定义域为_____.

(2) 当_____时,$f(x)=\dfrac{2x(x-1)}{x-2}$ 是无穷大.

(3) 若 $\lim\limits_{x\to 2}\dfrac{x^2-x+a}{x-2}=3$,则常数 $a=$_____.

(4) 设函数 $f(x)=\dfrac{2^{\frac{1}{x}}-1}{2^{\frac{1}{x}}+1}$,则 $\lim\limits_{x\to 0^-}f(x)=$_____;$\lim\limits_{x\to 0^+}f(x)=$_____.

(5) 设函数 $f(x)=\begin{cases}\dfrac{1}{x}\sin x, & x<0\\ k, & x=0\\ x\sin\dfrac{1}{x}+1, & x>0\end{cases}$,在点 $x=0$ 处连续,则常数 $k=$_____.

3. 指出下列函数的复合过程:

(1) $y=3^{\cos^2 x}$;　　(2) $y=e^{\cos(x^2+1)}$;

(3) $y=\sqrt{\ln\tan(x^2-1)}$;　　(4) $y=\sin(2x^2-3)^{15}$;

(5) $y=(\log_2\sin x)^2$;　　(6) $y=\arcsin[\log_3(2x^3-1)]$.

4. 设 $f(x) = (x+1)^2$, $g(x) = \dfrac{1}{x-1}$, 求 $f(x^2)$, $g(x-1)$, $f[g(x)]$, $g[f(x)]$.

5. 求下列函数的定义域：

(1) $y = \lg \sin x$;

(2) $y = e^x \tan 2x$;

(3) $y = \ln \dfrac{x-3}{4-x}$;

(4) $y = \sqrt{4-x^2} + \dfrac{1}{|x|-1}$.

6. 求下列各极限：

(1) $\lim\limits_{x \to -2} \dfrac{x^3 + 3x^2 + 2x}{x^2 - x - 6}$;

(2) $\lim\limits_{x \to 1} \dfrac{x-1}{\sqrt{x+2} - \sqrt{3}}$;

(3) $\lim\limits_{n \to \infty} \left(\dfrac{3}{n^3} + \dfrac{2}{n^2} + 1 \right)$;

(4) $\lim\limits_{n \to \infty} \dfrac{3n^2 - 4}{2n^2 + n}$;

(5) $\lim\limits_{n \to \infty} \left(\dfrac{2}{n^2} + \dfrac{4}{n^2} + \cdots + \dfrac{2n}{n^2} \right)$;

(6) $\lim\limits_{x \to 1} \dfrac{\sin(x-1)}{x^2 + x - 2}$;

(7) $\lim\limits_{x \to \infty} \left(\dfrac{x}{1+x} \right)^x$;

(8) $\lim\limits_{x \to \infty} \left(\dfrac{2x-1}{2x+1} \right)^x$.

7. 设有容积为 10 m³ 的无盖圆柱形桶，其底用铜制，侧壁用铁制．已知铜价为铁价的 5 倍，试建立制作此桶所需费用与桶的底面半径 r 之间的函数关系．

8. 在稳定的理想状态下，细菌的繁殖是按指数模型增长的，即 t min 后细菌数量可表示为 $Q(t) = ae^{kt}$，假设开始（$t=0$）时有细菌 2 000 个，在上述条件下，若 20 min 后细菌数量为 6 000 个，试问：1 h 后将有多少个细菌？

9. 证明方程 $x^3 - 5x^2 + 7x - 2 = 0$ 在区间（0,1）内至少有一个实根．

综合训练二

1. 选择题．

(1) 设 $\lim\limits_{x \to x_0^-} f(x) = \lim\limits_{x \to x_0^+} f(x) = A$，则函数 $f(x)$ 在点 x_0 处（   ）．

A. 有定义 B. $\lim\limits_{x \to x_0} f(x) = A$ C. 连续 D. 不连续

(2) 函数 $f(x)$ 在点 x_0 处的极限存在是 $f(x)$ 在点 x_0 处连续的（   ）．

A. 充分条件 B. 必要条件 C. 充要条件 D. 无关条件

(3) 函数 $f(x) = \dfrac{x^2 - 4}{x - 1}$ 的间断点为（   ）．

A. $x = 1$ B. $x = -1$ C. $x = -2$ D. $x = 2$

(4) 设函数 $f(x) = \begin{cases} \dfrac{1}{x}\sin x, & x < 0 \\ a, & x = 0 \\ x\sin\dfrac{1}{x} + b, & x > 0 \end{cases}$，在点 $x = 0$ 处连续，则（   ）．

A. $a = 0, b = 0$ B. $a = 0, b = 1$ C. $a = 1, b = 0$ D. $a = 1, b = 1$

2. 讨论函数 $f(x) = \begin{cases} x - 1, & x \leqslant 0 \\ x^2, & x > 0 \end{cases}$，在点 $x = 0$ 处的连续性．

3. 已知函数 $f(x)=\begin{cases} e^x+2, & x<0 \\ a+x, & x\geq 0 \end{cases}$，在 $(-\infty,+\infty)$ 内连续，求 a 的值.

4. 讨论下列函数在分界点处的连续性：

(1) $f(x)=\begin{cases} \dfrac{x^2-1}{x-1}, & x<1 \\ 1, & x=1 \\ x+1, & x>1 \end{cases}$；

(2) $f(x)=\begin{cases} x^2\sin\dfrac{1}{x}, & x\neq 0 \\ 0, & x=0 \end{cases}$；

(3) $f(x)=\begin{cases} x+1, & x<0 \\ \cos x, & x>0 \end{cases}$；

(4) $f(x)=\begin{cases} x+1, & x\leq 0 \\ \cos x, & x>0 \end{cases}$.

5. 求下列各极限：

(1) $\lim\limits_{x\to 0}\sin\sqrt{e^x-1}$；

(2) $\lim\limits_{x\to 0}\ln\dfrac{\sin x}{x}$；

(3) $\lim\limits_{n\to\infty}\dfrac{3n^3+n^2+n+1}{1-n^3}$；

(4) $\lim\limits_{n\to\infty}(\sqrt{n+3}-\sqrt{n})$；

(5) $\lim\limits_{x\to -2}\dfrac{x^2-2x+1}{x+1}$；

(6) $\lim\limits_{x\to 0}\dfrac{e^{x^2}\cos x}{\arcsin(1+x)}$；

(7) $\lim\limits_{n\to\infty}\dfrac{3n-1}{5n+3}$;

(8) $\lim\limits_{n\to\infty}\left(\dfrac{4}{5}\right)^n$;

(9) $\lim\limits_{x\to 0}\dfrac{\ln(1+x)}{x}$;

(10) $\lim\limits_{x\to\infty}x[\ln(1+x)-\ln x]$.

本章检测

（总分 100 分，60 分钟）

专业：_____ 年级：_____ 班级：_____

姓名：_____ 学号：_____ 成绩：_____

一、选择题（每小题 5 分，共 30 分）

1. 当（　　）时，变量 $\dfrac{x-3}{x-4}$ 是无穷小量.

   A. $x \to 0$　　　　B. $x \to 3$　　　　C. $x \to 4$　　　　D. $x \to \infty$

2. $\lim\limits_{x \to \infty}\left(1 - \dfrac{1}{x}\right)^x =$（　　）.

   A. 1　　　　B. ∞　　　　C. e^{-1}　　　　D. e

3. 设函数 $f(x) = \begin{cases} x+1, & x<0 \\ 1, & x=0 \\ 2x-1, & x>0 \end{cases}$，则 $\lim\limits_{x \to 0} f(x) =$（　　）.

   A. 0　　　　B. 1　　　　C. -1　　　　D. 不存在

4. 设函数 $f(x) = \begin{cases} \dfrac{x-3}{x^2-9}, & x \neq 3 \\ a, & x=3 \end{cases}$，在 $x=3$ 处连续，则 $a =$（　　）.

   A. 0　　　　B. $\dfrac{1}{6}$　　　　C. 3　　　　D. 6

5. 若 $\lim\limits_{x \to 0} \dfrac{\sin ax}{\sin 3x} = \dfrac{3}{2}$，则 $a =$（　　）.

   A. $\dfrac{3}{2}$　　　　B. $\dfrac{2}{3}$　　　　C. $\dfrac{2}{9}$　　　　D. $\dfrac{9}{2}$

6. 当 $x \to 0$ 时，与 x 等价的无穷小量是（　　）.

   A. $x^2 + \sin x$　　　　B. $\sin^2 x$　　　　C. $1 - \cos x$　　　　D. $\tan 2x$

二、填空题（每小题 5 分，共 30 分）

1. 设函数 $f(x) = \dfrac{\ln(1-x)}{\sqrt{9-x^2}}$，则 $f(x)$ 的定义域为_____.

2. 设函数 $f(x) = \dfrac{1}{x}$，则 $f[f(x)] =$_____.

3. $\lim\limits_{x \to \infty} \dfrac{3x^3 + x + 4}{x^3 + 2x - 1} =$_____.

4. 复合函数 $y = \sin^{10}(2x^2 - 3)$ 可分解为_____.

5. 函数 $f(x) = \dfrac{x^2 - x}{x - 1}$ 的间断点是_____，且为第_____类间断点.

6. 已知 $f(x) = x^x$，则 $f[f(1)] = $ _____.

三、计算题（每小题 5 分，共 30 分）

1. $\lim\limits_{x \to -1} \dfrac{x^2 - 2x - 3}{2x^2 - x - 3}$；

2. $\lim\limits_{x \to 0} \dfrac{3 - \sqrt{x+9}}{x}$；

3. $\lim\limits_{x \to \infty} \dfrac{\sin x^2}{x^2}$；

4. $\lim\limits_{x \to 1} \dfrac{\sin x - x^2}{e^x(1+x^2)}$；

5. $\lim\limits_{n \to \infty} \left(\dfrac{1}{n^2} + \dfrac{3}{n^2} + \cdots + \dfrac{2n-1}{n^2} \right)$；

6. $\lim\limits_{n \to \infty} \dfrac{3n^3 + n + 1}{n - n^3}$.

四、应用题（共 10 分）

一放射性材料的衰减模型为 $N = 100 e^{-0.026t}$（N 的单位为 mg，t 的单位为 s）.

1. 它最初有多少？
2. 衰减 10% 需要多长时间？
3. 分析 $t \to +\infty$ 时的衰减规律.

第二章

导数与微分

知识导图

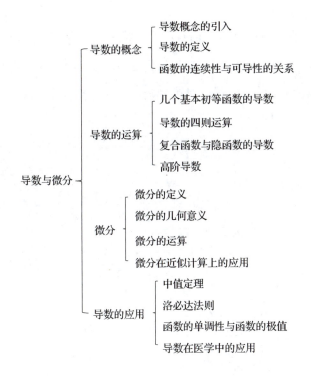

第一节　导数的概念

学习要点

1. 导数的概念、左右导数、开（闭）区间内的导数.
2. 导数的几何意义.
3. 函数连续性和可导性的关系.

重点、难点

导数的概念，分段函数分段点处的导数.

知识要点

一、导数概念的引入

（1）变速直线运动的瞬时速度；
（2）曲线切线的斜率.

二、导数的定义

1. $f(x)$ 在点 x_0 的导数

若函数 $y=f(x)$ 在点 x_0 的某个邻域内有定义，当自变量 x 在点 x_0 处取得增量 Δx（点 $x_0+\Delta x$ 仍在该邻域内）时，相应地，函数 y 取得增量 $\Delta y=f(x_0+\Delta x)-f(x_0)$；如果 $\Delta x\to 0$，$\dfrac{\Delta y}{\Delta x}$ 的极限存在，则称函数 $y=f(x)$ 在点 x_0 处的导数存在，并称这个极限为函数 $y=f(x)$ 在点 x_0 处的导数，记作 $y'\big|_{x=x_0}$，即

$$y'\big|_{x=x_0}=\lim_{\Delta x\to 0}\frac{\Delta y}{\Delta x}=\lim_{\Delta x\to 0}\frac{f(x_0+\Delta x)-f(x_0)}{\Delta x}$$

有时也记作

$$f'(x_0),\ \frac{\mathrm{d}y}{\mathrm{d}x}\bigg|_{x=x_0}\ \text{或}\ \frac{\mathrm{d}f(x)}{\mathrm{d}x}\bigg|_{x=x_0}$$

否则，就说函数 $f(x)$ 在点 x_0 处的导数不存在.

在上式中，令 $\Delta x=x-x_0$，得 $f'(x_0)=\lim\limits_{x\to x_0}\dfrac{f(x)-f(x_0)}{\Delta x}$.

2. 左导数与右导数

左导数：$f'_-(x_0)=\lim\limits_{x\to x_0^-}\dfrac{f(x)-f(x_0)}{\Delta x}$；

右导数：$f'_+(x_0)=\lim\limits_{x\to x_0^+}\dfrac{f(x)-f(x_0)}{\Delta x}$.

3. 函数在开区间内的导数

如果函数 $f(x)$ 在某个开区间 (a,b) 内的任意一点都存在导数，则称函数 $f(x)$ 在开区间 (a,b) 内可导.

4. 函数在闭区间上可导

如果函数 $f(x)$ 在开区间 (a,b) 内可导，且 $f'_+(a)$ 及 $f'_-(b)$ 都存在，就说函数 $f(x)$ 在闭区间 $[a,b]$ 上可导.

5. 导函数的一般求解步骤

（1）求函数增量：$\Delta y=f(x+\Delta x)-f(x)$.

(2) 算比值：$\dfrac{\Delta y}{\Delta x} = \dfrac{f(x+\Delta x) - f(x)}{\Delta x}$.

(3) 取极限：$\lim\limits_{\Delta x \to 0} \dfrac{\Delta y}{\Delta x}$.

6. 导数的几何意义

函数 $y=f(x)$ 在点 x_0 处的导数表示曲线 $y=f(x)$ 在点 $(x_0, f(x_0))$ 的切线的斜率．因此曲线 $y=f(x)$ 在点 $(x_0, f(x_0))$ 的切线方程为
$$y - y_0 = f'(x_0)(x - x_0)$$
法线方程为
$$y - y_0 = -\dfrac{1}{f'(x_0)}(x - x_0)$$

三、函数的连续性与可导性的关系

(1) 函数 $f(x)$ 在点 x_0 存在导数是 $f(x)$ 在点 x_0 连续的充分条件；

(2) 函数 $f(x)$ 在点 x_0 连续时，有可能 $f(x)$ 在点 x_0 处的导数不存在．

同步训练 2－1

1. 按定义求函数 $f(x) = \dfrac{1}{x}$ 在点 $x_0 = 2$ 处的导数值．

2. 根据导数的定义求下列函数的导数：

(1) $y = \sqrt{x}$；　　　　　　　　(2) $y = x^2 - 2x + 2$；

(3) $y = \dfrac{1}{x-1}$；　　　　　　　(4) $y = \log_a x$ （$a > 0$，$a \neq 1$）．

3. 求函数 $f(x) = -x^2 + 3x + 1$ 在点 $(1, 3)$ 处的切线方程和法线方程．

4. 设函数 $f(x) = \begin{cases} x^2, & x \leq 1 \\ ax+b, & x > 1 \end{cases}$，为了使得函数 $f(x)$ 在 $x=1$ 处连续且可导，a，b 应该取何值？

第二节　导数的运算

学习要点

1. 几个基本初等函数的导数.
2. 导数的四则运算法则.
3. 复合函数和隐函数的导数.
4. 高阶导数.

重点、难点

导数的乘法和除法运算法则，复合函数的链式求导、对数求导法.

知识要点

一、几个基本初等函数的导数

(1) 常函数的导数：$(C)' = 0$，C 为常数.
(2) 幂函数的导数：$(x^\mu)' = \mu x^{\mu-1}$，μ 为常数.
(3) 三角函数的导数：

$(\sin x)' = \cos x$；　　　　$(\cos x)' = -\sin x$；　　　　$(\tan x)' = \sec^2 x$；

$(\cot x)' = -\csc^2 x$；　　$(\sec x)' = \sec x \tan x$；　　$(\csc x)' = -\csc x \cot x$.

(4) 指数函数的导数：$(e^x)' = e^x$.
(5) 对数函数的导数：$(\ln x)' = \dfrac{1}{x}$.

二、导数的四则运算

(1) 两个可导函数和的导数：$[\mu(x) + v(x)]' = \mu'(x) + v'(x)$；
同理，有 $[\mu(x) - v(x)]' = \mu'(x) - v'(x)$；

$$[\mu_1(x) \pm \mu_2(x) \pm \cdots \pm \mu_n(x)]' = \mu_1'(x) \pm \mu_2'(x) \pm \cdots \pm \mu_n'(x).$$

(2) 两个可导函数积的导数：$[\mu(x) \cdot v(x)]' = \mu'(x)v(x) + \mu(x)v'(x)$；

同理，有 $[Cv(x)]' = C[v(x)]'$，其中 C 为常数；

$$\left[\frac{\mu(x)}{v(x)}\right]' = \frac{\mu'(x)v(x) - \mu(x)v'(x)}{v^2(x)};$$

$$\left[\frac{1}{v(x)}\right]' = -\frac{v'(x)}{v^2(x)}.$$

三、复合函数与隐函数的导数

1. 复合函数的导数

复合函数的求导法则（链式法则）：如果函数 $\mu = \varphi(x)$ 在 x 处有导数 $\frac{d\mu}{dx} = \varphi'(x)$，函数 $y = f(\mu)$ 在 x 的对应点 $\mu = \varphi(x)$ 处可导，即 $\frac{dy}{d\mu} = f'(\mu)$，则复合函数 $y = f[\varphi(x)]$ 在点 x 处也可导，且

$$\frac{dy}{dx} = \frac{dy}{d\mu} \cdot \frac{d\mu}{dx} \text{ 或 } f'[\varphi(x)] = f'(\mu) \cdot \varphi'(x)$$

推广：如果 $v = \varphi(x)$，$\mu = g(v)$，$y = f(\mu)$ 这三个函数的导数都存在，则

$$\frac{dy}{dx} = \frac{dy}{d\mu} \cdot \frac{d\mu}{dv} \cdot \frac{dv}{dx}$$

2. 隐函数的导数

求隐函数的导数时，可以把 y 看成中间变量，应用复合函数的求导法则求出 y 对 x 的导数.

3. 对数求导法

对幂指函数 $y = u(x)^{v(x)}$，我们可以在函数的两边取对数，然后在等式两边同时对 x 求导，最后求出所求导数.

四、高阶导数

$y = f(x)$ 的二阶及二阶以上的导数统称为 y 的高阶导数.

(1) 二阶导数的定义：若函数 $y = f(x)$ 的导数 $y' = f'(x)$ 的导数也存在，则称其为函数 $y = f(x)$ 的二阶导数，记为 y'' 或 $\frac{d^2y}{dx^2}$ 或 $\frac{d^2f(x)}{dx^2}$.

类似的，把 $f''(x)$ 对 x 的导数称为 $y = f(x)$ 的三阶导数，记为 $f'''(x)$ 或 y''' 或 $\frac{d^3y}{dx^3}$.

(2) n 阶导数的定义：如果 $y = f(x)$ 的 $n-1$ 阶导数对 x 的导数仍存在，则称该导数为 $y = f(x)$ 的 n 阶导数，记作 $f^{(n)}(x)$ 或 $\frac{d^n y}{dx^n}$ 或 $\frac{d^n f(x)}{dx^n}$.

同步训练 2-2

1. 求下列函数的导数：

(1) $y = x^2 + \dfrac{1}{x} + \sin 5$;

(2) $y = 2x^3 - 2^x + e^x$;

(3) $y = \sin x \cdot \cos x$;

(4) $y = \dfrac{e^x}{x^2} + \ln 5$;

(5) $y = (x^2 + 1)^3$;

(6) $y = e^{-2x}$;

(7) $y = \ln \cos x$;

(8) $y = \sin^2 x$;

(9) $y = \ln(1 + x^2)$;

(10) $y = \tan x^2$.

2. 求下列方程所确定的隐函数 y 的导数 y'.

(1) $y^2 + 3xy - 4 = 0$;

(2) $y = 1 - xe^y$;

(3) $x^2 - y^2 = 1$;

(4) $y = \tan(x + y)$.

3. 求圆 $x^2+y^2=25$ 上一点 (3,4) 处的切线方程和法线方程.

第三节 微 分

学习要点

1. 微分的定义及微分与可导的等价关系.
2. 微分的几何意义.
3. 微分的运算.
4. 微分在近似计算上的应用.

重点、难点

微分的概念及运算,微分的近似计算.

知识要点

一、微分的定义

(1) 在一点处的微分:函数 $y=f(x)$ 在点 x_0 处可导,则 $y=f(x)$ 在点 x_0 处的导数 $f'(x_0)$ 与自变量的改变量 Δx 的积 $f'(x_0)\Delta x$ 叫作 $y=f(x)$ 在点 x_0 处的微分,记作 $\mathrm{d}y$,即
$$\mathrm{d}y=f'(x_0)\Delta x$$
(2) 函数的微分:函数 $y=f(x)$ 在任意点 x 的微分,叫作函数的微分,记作 $\mathrm{d}y$ 或 $\mathrm{d}f(x)$,即
$$\mathrm{d}y=f'(x)\Delta x \text{ 或 } \mathrm{d}f(x)=f'(x)\Delta x$$
同时 $\mathrm{d}x=\Delta x$,于是函数的微分又可记作
$$\mathrm{d}y=f'(x)\mathrm{d}x$$
(3) 微商:如果将微分表达式进一步改写成 $\dfrac{\mathrm{d}y}{\mathrm{d}x}=f'(x)$,即函数的微分 $\mathrm{d}y$ 与自变量的微分 $\mathrm{d}x$ 之商等于该函数的导数. 因此,导数也叫微商.

注:在一元函数里,可导和可微等价.

二、微分的几何意义

微分 $\mathrm{d}y$ 实际上就是该点切线纵坐标的改变量.

三、微分的运算

1. 基本初等函数的微分公式（如下表）

函数 y	导数 y'	微分 $\mathrm{d}y$
$y = C$	$y' = 0$	$\mathrm{d}y = 0$
$y = x$	$y' = 1$	$\mathrm{d}y = \mathrm{d}x$
$y = x^n$	$y' = nx^{n-1}$	$\mathrm{d}y = nx^{n-1}\mathrm{d}x$
$y = \sin x$	$y' = \cos x$	$\mathrm{d}y = \cos x \mathrm{d}x$
$y = \cos x$	$y' = -\sin x$	$\mathrm{d}y = -\sin x \mathrm{d}x$
$y = \tan x$	$y' = \sec^2 x$	$\mathrm{d}y = \sec^2 x \mathrm{d}x$
$y = \cot x$	$y' = -\csc^2 x$	$\mathrm{d}y = -\csc^2 x \mathrm{d}x$
$y = \sec x$	$y' = \sec x \tan x$	$\mathrm{d}y = \sec x \tan x \mathrm{d}x$
$y = \csc x$	$y' = -\csc x \cot x$	$\mathrm{d}y = -\csc x \cot x \mathrm{d}x$
$y = \ln x$	$y' = \dfrac{1}{x}$	$\mathrm{d}y = \dfrac{1}{x}\mathrm{d}x$
$y = \log_a x$	$y' = \dfrac{1}{x \ln a}$	$\mathrm{d}y = \dfrac{1}{x \ln a}\mathrm{d}x$
$y = \mathrm{e}^x$	$y' = \mathrm{e}^x$	$\mathrm{d}y = \mathrm{e}^x \mathrm{d}x$
$y = a^x$	$y' = a^x \ln a$	$\mathrm{d}y = a^x \ln a \mathrm{d}x$
$y = \arcsin x$	$y' = \dfrac{1}{\sqrt{1-x^2}}$	$\mathrm{d}y = \dfrac{1}{\sqrt{1-x^2}}\mathrm{d}x$
$y = \arccos x$	$y' = -\dfrac{1}{\sqrt{1-x^2}}$	$\mathrm{d}y = -\dfrac{1}{\sqrt{1-x^2}}\mathrm{d}x$
$y = \arctan x$	$y' = \dfrac{1}{1+x^2}$	$\mathrm{d}y = \dfrac{1}{1+x^2}\mathrm{d}x$
$y = \text{arccot}\, x$	$y' = -\dfrac{1}{1+x^2}$	$\mathrm{d}y = -\dfrac{1}{1+x^2}\mathrm{d}x$

2. 函数和、差、积、商的微分法则

$$\mathrm{d}(\mu \pm v) = \mathrm{d}\mu \pm \mathrm{d}v, \qquad \mathrm{d}(\mu v) = \mu \mathrm{d}v + v \mathrm{d}\mu,$$

$$\mathrm{d}(C\mu) = C\mathrm{d}\mu, \qquad \mathrm{d}\left(\frac{\mu}{v}\right) = \frac{v\mathrm{d}\mu - \mu\mathrm{d}v}{v^2}.$$

3. 复合函数的微分法则

由函数 $u = \varphi(x)$ 和函数 $y = f(u)$ 复合而成的函数 $y = f[\varphi(x)]$ 的微分为

$$\mathrm{d}y = y'_u \mathrm{d}u = y'_u \cdot u'_x \mathrm{d}x = f'(u) u'_x \mathrm{d}x$$

四、微分在近似计算上的应用

1. 利用微分近似代替函数增量

当函数 $y = f(x)$ 的自变量增量 $|\Delta x|$ 很小时，函数值的增量 Δy 的近似值为
$$\Delta y \approx f'(x) \Delta x$$

2. 用微分计算函数的近似值

当函数 $y = f(x)$ 的自变量增量 $|\Delta x|$ 很小时，在点 x_0 附近的 $x_0 + \Delta x$ 处的函数值的近似值为
$$f(x_0 + \Delta x) \approx f(x_0) + f'(x_0) \Delta x$$

同步训练 2–3

1. 已知函数 $y = x^3 + x$，计算在 $x = 2$ 处当 Δx 分别等于 1，0.1，0.01 时的 Δy 和 dy.

2. 求下列函数的微分：

(1) $y = x\cos 2x$；

(2) $y = \dfrac{1}{x} + \sqrt{x}$；

(3) $y = \ln^2(1 + x)$；

(4) $y = x^2 e^{2x}$；

(5) $y = \tan(1 + 2x^2)$；

(6) $y = e^{2x} \ln x$；

(7) $y = \sqrt{x^2 + 1} + x$；

(8) $y = \dfrac{x}{\sqrt{x^2 + 1}}$；

(9) $y = (2x + 1)(1 - x)$；

(10) $y = \sqrt{(1 - 2x^2)(x^2 + 2)}$.

3. 将适当的函数填入下列括号中，使等式成立：

(1) d(　　) = 3dx；　　　　　　　　(2) d(　　) = 2xdx；

(3) d(　　) = cos xdx；　　　　　　 (4) d(　　) = sin axdx；

(5) d(　　) = $\dfrac{1}{2x+1}$dx；　　　　　　(6) d(　　) = e^{-x}dx；

(7) d(　　) = $\dfrac{1}{2\sqrt{x}}$dx；　　　　　　(8) d(　　) = $\sec^2 3x$dx.

4. 计算下列函数的近似值：

(1) $\cos 29°$；($\pi \approx 3.14$，$\sqrt{3} \approx 1.732$)；　　(2) $\sqrt[3]{996}$.

第四节　导数的应用

学习要点

1. 中值定理.
2. 洛必达法则.
3. 函数的单调性与函数的极值.
4. 导数在医学上的应用.

重点、难点

洛必达法则，求函数的极值点.

知识要点

一、中值定理

1. 拉格朗日（Lagrange）中值定理

如果函数 $y = f(x)$ 在闭区间 $[a,b]$ 上连续，在开区间 (a,b) 上可导，则在开区间 (a,b) 上至少存在一点 ξ，使得

$$f'(\xi) = \dfrac{f(b) - f(a)}{b - a}$$

如果函数 $y = f(x)$ 在开区间 (a,b) 上恒有 $f'(\xi) = 0$，则 $f(x)$ 在开区间 (a,b) 上是一个常数.

设两函数 $f(x)$ 和 $g(x)$ 在开区间 (a,b) 上恒有 $f'(x) = g'(x)$，那么在开区间 (a,b) 上有

$$f(x) = g(x) + c \ (c \text{ 为常数})$$

2. 柯西（Cauchy）中值定理

如果函数 $f(x)$ 与 $g(x)$ 在闭区间 $[a,b]$ 上连续，在开区间 (a,b) 上可导，且 $g'(x) \neq 0$，则在开区间 (a,b) 上至少存在一点 ξ，使得

$$\frac{f'(\xi)}{g'(\xi)} = \frac{f(b) - f(a)}{g(b) - g(a)}$$

二、洛必达法则

1. $\dfrac{0}{0}$ 型未定式的极限

如果函数 $f(x)$ 与 $g(x)$ 在 $x = a$ 的某空心邻域内有定义，且满足如下条件：

(1) $\lim\limits_{x \to a} f(x) = \lim\limits_{x \to a} g(x) = 0$；

(2) $f'(x)$，$g'(x)$ 在邻域内都存在，且 $g'(x) \neq 0$；

(3) $\lim\limits_{x \to a} \dfrac{f'(x)}{g'(x)}$ 存在（或为 ∞）. 则

$$\lim_{x \to a} \frac{f(x)}{g(x)} = \lim_{x \to a} \frac{f'(x)}{g'(x)}$$

2. $\dfrac{\infty}{\infty}$ 型未定式的极限

如果函数 $f(x)$ 与 $g(x)$ 在 $x = a$ 的某空心邻域内有定义，且满足如下条件：

(1) $\lim\limits_{x \to a} f(x) = \lim\limits_{x \to a} g(x) = \infty$；

(2) $f'(x)$，$g'(x)$ 在邻域内都存在，且 $g'(x) \neq 0$；

(3) $\lim\limits_{x \to a} \dfrac{f'(x)}{g'(x)}$ 存在（或为 ∞）. 则

$$\lim_{x \to a} \frac{f(x)}{g(x)} = \lim_{x \to a} \frac{f'(x)}{g'(x)}$$

3. 其他未定式的极限

未定式除 $\dfrac{0}{0}$ 型或 $\dfrac{\infty}{\infty}$ 型外，还有 $0 \cdot \infty$、$\infty - \infty$、1^{∞}、0^0、∞^0 等五种类型，这些未定式都可以转化为 $\dfrac{0}{0}$ 型或 $\dfrac{\infty}{\infty}$ 型未定式，再用洛必达法则求其极限.

三、函数的单调性与函数的极值

1. 函数单调性的判别法

设函数 $y = f(x)$ 在闭区间 $[a,b]$ 上连续，在开区间 (a,b) 内可导，则

(1) 如果在 (a,b) 内 $f'(x) > 0$，那么函数 $y = f(x)$ 在 $[a,b]$ 上单调增加；

(2) 如果在 (a,b) 内 $f'(x) < 0$，那么函数 $y = f(x)$ 在 $[a,b]$ 上单调减少.

2. 函数的极值及其求法

函数极值的定义：设函数 $f(x)$ 在点 x_0 的某个邻域内有定义，若对点 x_0 的邻域内任意一

点 $x(x \neq x_0)$，恒有 $f(x) < f(x_0)$，则称 $f(x_0)$ 为函数的一个极大值，点 x_0 是一个极大值点；若对点 x_0 的邻域内任意一点 $x(x \neq x_0)$，恒有 $f(x) > f(x_0)$，则称 $f(x_0)$ 为函数的一个极小值，点 x_0 是一个极小值点.

极大值与极小值统称为极值，极大值点和极小值点统称为极值点.

驻点的定义：设函数 $f(x)$ 在点 x_0 处可导，且 $f'(x_0) = 0$，则点 x_0 称为函数的驻点.

极值点存在的必要条件：如果函数 $f(x)$ 在点 x_0 处有极值 $f(x_0)$，且 $f'(x_0)$ 存在，则有 $f'(x_0) = 0$，即极值点一定是驻点.

极值点存在的第一充分条件：设函数 $f(x)$ 在点 x_0 的一个邻域内连续，且点 x_0 为 $f(x)$ 的驻点或不可导点，则

(1) 当 $x < x_0$ 时，$f'(x_0) > 0$；当 $x > x_0$ 时，$f'(x_0) < 0$，则函数 $f(x)$ 在点 x_0 处取得极大值.

(2) 当 $x < x_0$ 时，$f'(x_0) < 0$；当 $x > x_0$ 时，$f'(x_0) > 0$，则函数 $f(x)$ 在点 x_0 处取得极小值.

(3) 如果 $f'(x)$ 在点 x_0 的左右两边不变号，则函数 $f(x)$ 在点 x_0 处无极值.

极值点存在的第二充分条件：设函数 $f(x)$ 在驻点 x_0 处具有二阶导数，且 $f'(x_0) = 0$，$f''(x_0) \neq 0$，则

(1) 当 $f''(x_0) < 0$ 时，函数 $f(x)$ 在点 x_0 处取得极大值；

(2) 当 $f''(x_0) > 0$ 时，函数 $f(x)$ 在点 x_0 处取得极小值.

3. 函数的最大值和最小值

连续函数在闭区间上的最大值与最小值可通过比较以下几类点的函数值得到：

(1) 区间 $[a,b]$ 端点处的函数值；

(2) 区间 (a,b) 内，使 $f'(x) = 0$ 的点处的函数值；

(3) 区间 (a,b) 内，使 $f'(x)$ 不存在的点处的函数值.

这些值中最大的就是函数在 $[a,b]$ 上的最大值，最小的就是函数在 $[a,b]$ 上的最小值.

四、导数在医学上的应用

导数（变化率）在医学上有广泛的应用.

同步训练 2−4

1. 用洛必达法则求下列函数的极限：

(1) $\lim\limits_{x \to 0} \dfrac{\ln(1+x)}{x}$；

(2) $\lim\limits_{x \to a} \dfrac{\sin x - \sin a}{x - a}$；

(3) $\lim\limits_{x \to \pi} \dfrac{\sin 2x}{\tan 3x}$;

(4) $\lim\limits_{x \to \frac{\pi}{2}} \dfrac{\tan x}{\tan 3x}$;

(5) $\lim\limits_{x \to 1} \left(\dfrac{2}{x^2 - 1} - \dfrac{1}{x - 1} \right)$;

(6) $\lim\limits_{x \to 0} \dfrac{a^x - b^x}{x}$;

(7) $\lim\limits_{x \to \infty} x \ln \dfrac{x + a}{x - a}$;

(8) $\lim\limits_{x \to 0^+} x^{\sin x}$;

(9) $\lim\limits_{x \to 0^+} x^2 \ln x$;

(10) $\lim\limits_{x \to 0^+} \left(\dfrac{1}{x} \right)^{\tan x}$.

2. 求下列函数的单调区间：

(1) $y = x^3 - 2x^2 - 4x + 5$；

(2) $y = 2x + \dfrac{8}{x}$；

(3) $y = x + \sin 2x$；

(4) $y = x^2 e^x$.

3. 求下列函数的极值：

(1) $f(x) = x^3 - 2x^2 - 4x + 1$；

(2) $f(x) = x - \ln(1 + x)$；

(3) $f(x) = 2x^2 + 3x - 4$；

(4) $f(x) = e^x + e^{-x}$.

4. 求下列函数的最大值和最小值：

（1） $f(x) = x^4 - 8x^2 - 2$，$x \in [-1, 3]$；

（2） $f(x) = x + \sqrt{1-x}$，$x \in [-3, 1]$．

5. 一房地产公司有 50 套公寓要出租，当月租金定为 1 000 元时，公寓会全部租出去，当月租金每增加 50 元，就会多一套公寓租不出去，而租出去的公寓每月需花费 100 元的维修费，试问：房租定为多少可获得最大收入？

综合训练一

1. 选择题．

（1） 设 $f'(x_0) = 0$，则曲线 $y = f(x)$ 在点 $(x_0, f(x_0))$ 处的切线（　　）．

A. 不存在　　　　　　　　　　　B. 与 x 轴平行或重合

C. 与 x 轴垂直　　　　　　　　D. 与 x 轴斜交

（2） 函数 $y = x^n$ 在 $x = 2$ 处的导数为 12，则 n 的值为（　　）．

A. 1　　　　B. 2　　　　C. 3　　　　D. 4

（3） 设 $f(x) = x(x-1)(x-2)(x-3)$，则 $f'(0) = $（　　）．

A. -6　　　B. 1　　　　C. 3　　　　D. 0

（4） 函数 $y = f(x)$ 在点 x_0 处可导是连续的（　　）条件．

A. 充分　　　　　　　　　　　　B. 必要

C. 充要　　　　　　　　　　　　D. 既不充分也不必要

（5） 若函数 $f(x) = \begin{cases} 2x^2, & x \leq 1 \\ ax+b, & x > 1 \end{cases}$ 在 $x = 1$ 处可导，则 a, b 的值为（　　）．

A. $a = 4$，$b = 2$　　　　　　B. $a = 2$，$b = 4$

C. $a = 4$，$b = -2$　　　　　D. $a = -2$，$b = 4$

2. 填空题．

（1） $(\sin 2x + \cos 2x)' = $ ＿＿＿＿＿．

（2） $y = x^e + e^x + \ln x + e^e$，则 $y' = $ ＿＿＿＿＿．

（3） 曲线 $y = x - e^{2x}$ 上点 ＿＿＿＿＿ 处的切线与直线 $y = x + 1$ 垂直．

（4） $d\ln(2x+1) = \dfrac{1}{2x+1} d$ ＿＿＿＿＿ = ＿＿＿＿＿ dx．

（5） 曲线 $y = \sqrt{x}$ 在点 $(4, 2)$ 处的切线方程为 ＿＿＿＿＿．

3. 求下列函数的导数：

(1) $y = 2x^4 - 3x^3 + 4x^2 - 5$;

(2) $y = (\arccos x)^2$;

(3) $y = \dfrac{x}{\ln x}$;

(4) $y = \sqrt{x\sqrt{x\sqrt{x}}}$;

(5) $y = e^{3x}\cos 2x$;

(6) $x^2 - y^2 - \ln(xy) - 2 = 0$.

4. 求下列函数的二阶导数：

(1) $y = x^4 - 2x^3 + 3x^2 - 2x + 1$;

(2) $y = \sin ax + \cos bx$;

(3) $y = (1 + x^2)\arctan x$;

(4) $y = xe^{x^2}$.

5. 求下列函数的微分：

(1) $y = \sqrt{x + \sqrt{x}}$;

(2) $y = \arctan(2^x)$;

(3) $y = xe^{-x}$;

(4) $y = \cos^2 x^2$.

6. 设函数 $f(x) = \dfrac{1 + x}{x}$, 则 $f(x)$ 在 $[1, 2]$ 上满足拉格朗日中值定理的 ξ 等于多少？

7. 用洛必达法则求下列函数的极限：

(1) $\lim\limits_{x\to\infty}\dfrac{x^3+2x-1}{2x^3-3x^2+x+1}$；

(2) $\lim\limits_{x\to a}\dfrac{\sin x-\sin a}{x-a}$；

(3) $\lim\limits_{x\to 1}\left[\dfrac{1}{\sin(x-1)}-\dfrac{1}{x-1}\right]$；

(4) $\lim\limits_{x\to 0^+}x^\alpha\ln x\,(\alpha>0)$.

8. 判断函数 $f(x)=\arctan x-x$ 的单调性.

9. 求下列函数的极值及最值：

(1) $f(x)=x^4-8x^2+2$，$x\in[-1,3]$；

(2) $f(x)=\sin x+\cos x$，$x\in[0,2\pi]$.

综合训练二

1. 选择题.

(1) 函数 $y=\begin{cases}x^2\sin\dfrac{1}{x}, & x\neq 0\\ 0, & x=0\end{cases}$ 在 $x=0$ 处的连续性与可导性为（　　）.

A. 连续但不可导　　　　　　　　　　B. 可导但不连续

C. 连续且可导　　　　　　　　　　　D. 既不连续也不可导

(2) 下列初等函数的求导公式中正确的是（　　）.

A. $(x^n)' = x^{n-1}$ 　　　　　　　　　　B. $(a^x)' = a^{x-1}\ln a$

C. $(\arcsin x)' = \dfrac{1}{\sqrt{1+x^2}}$ 　　　　　　D. $(\arctan x)' = \dfrac{1}{1+x^2}$

(3) 函数 $y = e^{2x}$ 在 $x = 0$ 处的 2 阶导数 $y^{(2)}(0)$ 为（　　）.

A. 1 　　　　　B. 2 　　　　　C. 0 　　　　　D. 4

(4) $\dfrac{9^{10}}{e^9}$，$\dfrac{10^{10}}{e^{10}}$，$\dfrac{11^{10}}{e^{11}}$，$\dfrac{12^{10}}{e^{12}}$ 四个数中最大的是（　　）.

A. $\dfrac{9^{10}}{e^9}$ 　　　　B. $\dfrac{10^{10}}{e^{10}}$ 　　　　C. $\dfrac{11^{10}}{e^{11}}$ 　　　　D. $\dfrac{12^{10}}{e^{12}}$

2. 求下列函数的导数：

(1) $y = \arcsin(\sin x)$; 　　　　　　(2) $y = x^x$;

(3) $y = \ln(e^x + \sqrt{1 + e^{2x}})$; 　　　　(4) $y = (\ln x)^x$;

(5) $y = \sqrt{x + \cos x}$; 　　　　　　(6) $y = \ln(\ln x)$.

3. 用洛必达法则求下列极限：

(1) $\lim\limits_{x \to 0} \dfrac{\sqrt{1+x} - \sqrt{1-x} - 2}{x^2}$; 　　　(2) $\lim\limits_{x \to \infty} \left(1 + \dfrac{1}{x^2}\right)^x$.

4. 有一批半径为 1 cm 的装饰铜球，为了提高其观赏性，现需在铜球的表面镀上一层厚度为 0.01 cm 的金粉. 问：每只铜球大约需要金粉多少克？（金的密度为 19.32 g/cm³，π ≈ 3.14）

5. 设函数 $f(x) = a\ln x + bx^2 + x$ 在 $x=1$ 及 $x=2$ 处取得极值,试求 a,b 的值,并判断 $x=1$,$x=2$ 是极大值点还是极小值点.

6. 按照既往经验,假设 1~12 个月婴儿体重 $y(g)$ 的增长与月龄 t 的关系为
$$\ln y - \ln(341.5 - y) = k(t - 1.66), \quad k \text{ 为比例系数}$$
问:当婴儿月龄为多少时,婴儿的体重增长率最大?

本章检测

（总分 100 分，60 分钟）

专业：_____ 年级：_____ 班级：_____

姓名：_____ 学号：_____ 成绩：_____

一、选择题（每小题 5 分，共 30 分）

1. 设函数 $y = x\ln x$，则其导函数 $y' = ($　　$)$.

   A. $\dfrac{1}{x}$　　　　B. 1　　　　C. $\ln x$　　　　D. $\ln x + 1$

2. 函数 $y = f(x)$ 在点 x_0 处的导数 $f'(x_0)$ 存在，则 $\lim\limits_{\Delta x \to 0} \dfrac{f(x_0 + 2\Delta x) - f(x_0)}{\Delta x} = ($　　$)$.

   A. $f'(x_0)$　　　　B. $2f'(x_0)$　　　　C. $f'(2x_0)$　　　　D. $\dfrac{1}{2}f'(x_0)$

3. 过曲线 $y = \dfrac{1}{3}x^3$ 上点 $(3,9)$ 的法线的斜率为（　　）.

   A. $-1/9$　　　　B. 1　　　　C. 9　　　　D. $1/9$

4. 设函数 $f(x) = xe^x$，则 $f''(0) = ($　　$)$.

   A. 0　　　　B. 1　　　　C. 2　　　　D. e

5. 若函数 $y = f(x)$ 在区间 $[-5,5]$ 上为奇函数，且当 $0 < x < 5$，$f'(x) > 0$，则 $f(-4)$，$f(-0.5)$，$f(1)$ 三个数的大小关系为（　　）.

   A. $f(-4) < f(1) < f(-0.5)$　　　　B. $f(-0.5) < f(1) < f(-4)$
   C. $f(-4) < f(-0.5) < f(1)$　　　　D. $f(1) < f(-0.5) < f(-4)$

6. 由方程 $y - xe^y = 1$ 所确定的隐函数为 $y = f(x)$，则 $f'(0) = ($　　$)$.

   A. 0　　　　B. 1　　　　C. e　　　　D. e^{-1}

二、填空题（每小题 5 分，共 30 分）

1. $[(x^2+1)^6]' = $ _____ .

2. $\lim\limits_{x \to 0} \dfrac{e^{2x} - 1}{\sin x} = $ _____ .

3. 若函数 $y = \sin 2x$，则 $y^{(4)}(x) = $ _____ .

4. 设 $y = e^{-3x}\cos 2x$，则 $\mathrm{d}y = $ _____ $\mathrm{d}x$.

5. 函数 $y = x - e^x$ 在区间 $(0, +\infty)$ 上是_____函数（填"增"或"减"）.

6. 设函数 $f(x) = (x^2 - 1)^2 + 1$，则其极大值为_____ .

三、求下列函数的导数（每小题 5 分，共 20 分）

1. $y = a^x + x^a + a^b$；

2. $y = \tan(x^2 + 1)$；

3. $y = \sqrt{1+\ln^2 x}$;

4. $y = \ln\sin(e^x)$.

四、求下列极限（每小题5分，共10分）

1. $\lim\limits_{x \to 0} \dfrac{\tan x - \sin x}{x - \sin x}$;

2. $\lim\limits_{x \to +\infty} \dfrac{x^3}{e^x}$.

五、应用题（共10分）

某医疗器械的制作成本为50元，若每件的售价为 x 元，则售出的该医疗器械数 n 与售价 x 之间的关系为

$$n = \dfrac{a}{x-50} + b(100-x), \quad a,b \text{ 均为大于 0 的常数}$$

问：当售价 x 为多少时，该医疗器械的利润最大？

第三章

一元函数积分学

知识导图

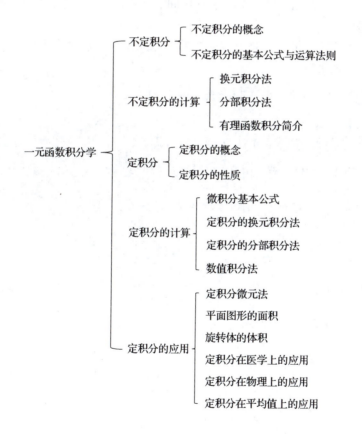

第一节　不定积分

学习要点

1. 不定积分的概念.

2. 不定积分的性质.
3. 不定积分的基本公式.
4. 不定积分的运算法则.

重点、难点

不定积分的基本公式,不定积分的概念.

知识要点

一、不定积分的概念

1. 原函数与不定积分的概念

若 $F'(x) = f(x)$ 或者 $dF(x) = f(x)dx$ 在区间 I 上成立,则函数 $F(x)$ 就称为 $f(x)$ 在区间 I 上的一个原函数.

求一个函数的不定积分,就是求该函数的全体原函数,通常先求出一个原函数,再加一个积分常数 C,表示为

$$\int f(x)dx = F(x) + C$$

2. 不定积分的性质

求不定积分与求导(或求微)互为逆运算,即

(1) $\left[\int f(x)dx\right]' = f(x)$ 或 $d\left[\int f(x)dx\right] = f(x)dx$;

(2) $\int F'(x)dx = F(x) + C$ 或 $\int dF(x) = F(x) + C$.

二、不定积分的基本公式与运算法则

1. 不定积分的基本公式

(1) $\int kdx = kx + C$ (k 是常数);

(2) $\int x^{\mu}dx = \dfrac{x^{\mu+1}}{\mu+1} + C$ ($\mu \neq -1$);

(3) $\int \dfrac{1}{x}dx = \ln|x| + C$;

(4) $\int \dfrac{1}{1+x^2}dx = \arctan x + C$;

(5) $\int \dfrac{1}{\sqrt{1-x^2}}dx = \arcsin x + C$;

(6) $\int \cos xdx = \sin x + C$;

(7) $\int \sin xdx = -\cos x + C$;

(8) $\int \dfrac{1}{\cos^2 x} dx = \int \sec^2 x dx = \tan x + C$;

(9) $\int \dfrac{1}{\sin^2 x} dx = \int \csc^2 x dx = -\cot x + C$;

(10) $\int \sec x \tan x dx = \sec x + C$;

(11) $\int \csc x \cot x dx = -\csc x + C$;

(12) $\int e^x dx = e^x + C$;

(13) $\int a^x dx = \dfrac{a^x}{\ln a} + C$;

(14) $\int \sh x dx = \ch x + C$;

(15) $\int \ch x dx = \sh x + C$.

2. 不定积分的运算法则

(1) 两个函数代数和的不定积分等于各个函数不定积分的代数和,即

$$\int [f(x) \pm g(x)] dx = \int f(x) dx \pm \int g(x) dx$$

(2) 求不定积分时,被积函数中不为零的常数因子可以提到积分号外面来,即

$$\int k f(x) dx = k \int f(x) dx \quad (k \text{ 是常数}, k \neq 0)$$

同步训练 3-1

1. 填空题.

(1) $x^2 + \sin x$ 的一个原函数是_____,而_____的一个原函数是 $x^2 + \sin x$.

(2) $\int F'(x) dx = $_____, $d\left[\int f(x) dx\right] = $_____.

(3) 函数 $f(x) = x\sqrt{x} + e^x$ 的全体原函数是_____.

2. 选择题.

(1) 在切线斜率为 $2x$ 的积分曲线族中,通过点 $(1,2)$ 的曲线为 (　　).

A. $y = x^2$ B. $y = x^2 + 1$
C. $y = 2x$ D. $y = 4x - 2$

(2) 下列函数中,(　　) 不是 $\sin 2x$ 的原函数.

A. $\sin 2x$ B. $-\dfrac{1}{2}\cos 2x$
C. $\sin^2 x$ D. $-\cos^2 x$

(3) 设 $f(x)$ 是可导函数,则 $\left[\int f(x) dx\right]' = $ (　　).

A. $f(x)$ B. $f(x) + C$

C. $f'(x)$ D. $f'(x) + C$

(4) 若 $\int f(x) dx = 2\sin\frac{x}{2} + C$, 则 $f(x) = ($ $)$.

A. $\cos\frac{x}{2} + C$ B. $\cos\frac{x}{2}$

C. $2\cos\frac{x}{2} + C$ D. 以上都不对

3. 计算题.

计算下列不定积分:

(1) $\int (2x+1) dx$;   (2) $\int \frac{dx}{x^2}$;

(3) $\int \frac{(x-1)^2}{x} dx$;   (4) $\int x^2 \cdot \sqrt[3]{x} dx$;

(5) $\int \frac{dx}{x^2(x^2+1)}$;   (6) $\int \sin^2\frac{x}{2} dx$;

(7) $\int \frac{x^2}{x^2+1} dx$;   (8) $\int \frac{dx}{1+\cos 2x}$;

(9) $\int \frac{\cos 2x}{\sin x - \cos x} dx$;   (10) $\int \frac{\cos 2x}{\sin^2 x \cos^2 x} dx$.

第二节　不定积分的计算

学习要点

1. 第一类换元法.
2. 第二类换元法.

3. 分部积分法.
4. 有理函数积分简介.

重点、难点

第一类换元法, 第二类换元法, 分部积分法.

知识要点

一、换元积分法

1. 第一类换元法（凑微分法）

$$\int f[\varphi(x)]\varphi'(x)\mathrm{d}x = \left[\int f(u)\mathrm{d}u\right]_{u=\varphi(x)} = G(u) + C = G[\varphi(x)] + C$$

熟悉以下 15 个常用的"凑微分"公式, 有利于形成解题思路:

(1) $k\mathrm{d}x = \mathrm{d}(kx+c)$;

(2) $x^{\mu}\mathrm{d}x = \mathrm{d}\left(\dfrac{x^{\mu+1}}{\mu+1}\right)$ $(\mu \neq -1)$;

(3) $\dfrac{1}{x}\mathrm{d}x = \mathrm{d}(\ln|x|)$;

(4) $\dfrac{1}{1+x^2}\mathrm{d}x = \mathrm{d}(\arctan x)$;

(5) $\dfrac{1}{\sqrt{1-x^2}}\mathrm{d}x = \mathrm{d}(\arcsin x)$;

(6) $\cos x\mathrm{d}x = \mathrm{d}(\sin x)$;

(7) $\sin x\mathrm{d}x = \mathrm{d}(-\cos x)$;

(8) $\dfrac{1}{\cos^2 x}\mathrm{d}x = \sec^2 x\mathrm{d}x = \mathrm{d}(\tan x)$;

(9) $\dfrac{1}{\sin^2 x}\mathrm{d}x = \csc^2 x\mathrm{d}x = \mathrm{d}(-\cot x)$;

(10) $\sec x\tan x\mathrm{d}x = \mathrm{d}(\sec x)$;

(11) $\csc x\cot x\mathrm{d}x = \mathrm{d}(-\csc x)$;

(12) $\mathrm{e}^x\mathrm{d}x = \mathrm{d}(\mathrm{e}^x)$;

(13) $a^x\mathrm{d}x = \mathrm{d}\left(\dfrac{a^x}{\ln a}\right)$;

(14) $\mathrm{sh}\, x\mathrm{d}x = \mathrm{d}(\mathrm{ch}\, x)$;

(15) $\mathrm{ch}\, x\mathrm{d}x = \mathrm{d}(\mathrm{sh}\, x)$ $\left(\mathrm{sh}\, x = \dfrac{\mathrm{e}^x - \mathrm{e}^{-x}}{2},\ \mathrm{ch}\, x = \dfrac{\mathrm{e}^x + \mathrm{e}^{-x}}{2}\right)$.

2. 第二类换元法

$$\int f(x)\mathrm{d}x = \left[\int f[\varphi(t)]\varphi'(t)\mathrm{d}t\right]_{t=\varphi^{-1}(x)} = G[\varphi^{-1}(x)] + C$$

式中, $t = \varphi^{-1}(x)$ 是 $x = \varphi(t)$ 的反函数.

二、分部积分法

$$\int uv'\mathrm{d}x = uv - \int u'v\mathrm{d}x \text{ 或 } \int u\mathrm{d}v = uv - \int v\mathrm{d}u$$

求不定积分一般先考虑是否可以直接积分, 再次考虑能否"凑微分", 最后再考虑第二类换元法或分部积分法.

三、有理函数积分简介

有理函数是指由两个多项式的商所表示的函数，即具有如下形式的函数：

$$\frac{P(x)}{Q(x)} = \frac{a_0 x^n + a_1 x^{n-1} + \cdots + a_{n-1} x + a_n}{b_0 x^m + b_1 x^{m-1} + \cdots + b_{m-1} x + b_m}$$

式中，m 和 n 都是非负整数；$a_0, a_1, a_2, \cdots, a_n$ 及 $b_0, b_1, b_2, \cdots, b_m$ 都是实数，并且 $a_0 \neq 0$，$b_0 \neq 0$。

我们可以利用多项式的除法，把它进行拆项、配方，通过待定系数、特殊值代入等方法，将有理函数化为便于积分的简单分式之和.

同步训练 3-2

1. 填空题.

(1) $dx = $ _____ $d(2-3x)$，$\dfrac{1}{x}dx = d$ _____，$\dfrac{1}{\sqrt{x}}dx = d$ _____.

(2) $\sin 2x\, dx = $ _____ $d(\cos 2x)$，$\dfrac{x\,dx}{\sqrt{1-x^2}} = $ _____ $d\sqrt{1-x^2}$.

(3) 设 $f(x) = x^2 + e^x$，则 $\int f'(x)\,dx = $ _____，$\int f(x)\,dx = $ _____.

(4) 若 $\int f(x)\,dx = F(x) + C$，则 $\int f(\operatorname{ch} x)\operatorname{sh} x\,dx = $ _____.

2. 选择题.

(1) 下列等式中不成立的是（　　）.

A. $e^x dx = d(e^x)$
B. $-\sin x\, dx = d(\cos x)$
C. $x e^x dx = d(e^{x^2})$
D. $\dfrac{1}{\sqrt{1-x^2}} dx = d(\arcsin x)$

(2) 下列计算中正确的是（　　）.

A. $\sqrt{x}\, dx = d(\sqrt{x})$
B. $\ln x\, dx = d\left(\dfrac{1}{x}\right)$
C. $\operatorname{ch} x\, dx = d(\operatorname{sh} x)$
D. $\dfrac{x^2}{x^2+1} dx = d(\arctan x)$

(3) 若 $\int f(x) e^{-\frac{1}{x}} dx = -e^{-\frac{1}{x}} + C$，则 $f(x) = $（　　）.

A. $-\dfrac{1}{x}$
B. $-\dfrac{1}{x^2}$
C. $\dfrac{1}{x}$
D. $\dfrac{1}{x^2}$

(4) $\int x f(x^2) f'(x^2)\,dx = $（　　）.

A. $\dfrac{1}{2} f^2(x) + C$
B. $\dfrac{1}{2} f^2(x^2) + C$

C. $\dfrac{1}{4}f^2(x^2) + C$ D. $\dfrac{1}{4}f^2(x) + C$

(5) $\int \left(\dfrac{1}{\sin^2 x} + 1\right) d(\sin x) = ($ $)$.

A. $-\dfrac{1}{\sin x} + \sin x + C$ B. $\dfrac{1}{\sin x} + \sin x + C$

C. $-\cot x + \sin x + C$ D. $\cot x + \sin x + C$

3. 计算题.

计算下列不定积分.

(1) $\int 2\cos 2x\, dx$; (2) $\int x\sqrt{1-x^2}\, dx$;

(3) $\int \dfrac{\sqrt{x}}{1+x}\, dx$; (4) $\int \dfrac{\cos x}{1+\sin x}\, dx$;

(5) $\int \dfrac{dx}{\sin x \cos x}$; (6) $\int \dfrac{dx}{x\ln x \ln \ln x}$;

(7) $\int \dfrac{1}{\sqrt{x^2-2x+3}}\, dx$; (8) $\int \dfrac{e^x}{1+e^{2x}}\, dx$;

(9) $\int \cos^4 x\, dx$; (10) $\int \dfrac{1}{x^2\sqrt{1+x^2}}\, dx$;

(11) $\int \arcsin x\, dx$; (12) $\int x\sin x\, dx$;

(13) $\int x^2 \sin x \, \mathrm{d}x$;

(14) $\int x^3 \ln x \, \mathrm{d}x$;

(15) $\int \mathrm{e}^{\sqrt{x}} \, \mathrm{d}x$;

(16) $\int \mathrm{e}^{\sqrt{3x+9}} \, \mathrm{d}x$;

(17) $\int \dfrac{x+1}{x^2 - 5x + 6} \, \mathrm{d}x$;

(18) $\int \dfrac{1}{x^4 - 1} \, \mathrm{d}x$;

(19) $\int \dfrac{\mathrm{d}x}{3 + \cos x}$;

(20) $\int \dfrac{\sqrt{x-1}}{x} \, \mathrm{d}x$.

第三节 定积分

学习要点

1. 定积分的概念.
2. 定积分的几何意义.
3. 定积分的性质.

重点、难点

定积分的性质,定积分的概念.

知识要点

一、定积分的概念

1. 定积分的定义

设函数 $f(x)$ 在区间 $[a,b]$ 上有界,在区间 $[a,b]$ 中任意插入 $n-1$ 个分点,即 $a = x_0 < x_1 < x_2 < \cdots < x_{n-1} < x_n = b$,将区间 $[a,b]$ 分成 n 个小区间 $[x_{i-1}, x_i]$ ($i = 1, 2, \cdots, n$),

其长度为 $\Delta x_i = x_i - x_{i-1}$ ($i = 1, 2, \cdots, n$)，在每个小区间 $[x_{i-1}, x_i]$ 上任意取 ξ_i，作积 $f(\xi_i)\Delta x_i$ ($i = 1, 2, \cdots, n$) 及和式 $S = \sum\limits_{i=1}^{n} f(\xi_i)\Delta x_i$.

如果当 $\Delta x = \max\limits_{1 \leq i \leq n}\{\Delta x_i\} \to 0$ 时，不论对 $[a, b]$ 怎样分法，也不论 $\xi_i \in [x_{i-1}, x_i]$ 怎样选取，和式 S 总趋近一个确定的值，我们将该极限值叫作函数 $f(x)$ 在区间 $[a, b]$ 上的定积分，记作 $\int_a^b f(x)dx$，即

$$\int_a^b f(x)dx = \lim_{\Delta x \to 0} \sum_{i=1}^{n} f(\xi_i)\Delta x_i$$

式中，$f(x)$ 称为被积函数；$f(x)dx$ 称为被积表达式；x 称为积分变量；a 称为积分下限；b 称为积分上限；$[a, b]$ 称为积分区间.

2. 定积分的几何意义

当 $f(x) \geq 0$ 时，定积分 $\int_a^b f(x)dx$ 在几何上表示由曲线 $y = f(x)$，直线 $x = a$，$x = b$ 及 Ox 轴所围成的曲边梯形的面积；当 $f(x) \leq 0$ 时，曲线在轴 Ox 的下方，定积分 $\int_a^b f(x)dx \leq 0$，表示曲边梯形面积的相反数；当 $f(x)$ 在区间 $[a, b]$ 上有正有负时，它的图形有部分在 Ox 轴的上方，也有部分在轴 Ox 的下方，如图 3-1 所示. 定积分 $\int_a^b f(x)dx$ 表示由曲线 $f(x)$，直线 $x = a$，$x = b$ 及 Ox 轴所围图形各部分面积的代数和.

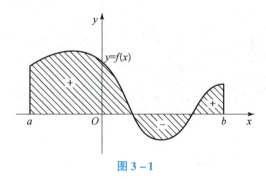

图 3-1

二、定积分的性质

（1）被积函数的常数因子可以提到积分号外面，即

$$\int_a^b kf(x)dx = k\int_a^b f(x)dx \quad (k \text{ 为常数})$$

（2）两个可积函数代数和的积分等于各个函数积分的代数和，即

$$\int_a^b [f(x) \pm g(x)]dx = \int_a^b f(x)dx \pm \int_a^b g(x)dx$$

（3）如果 $a < c < b$，那么

$$\int_a^b f(x)dx = \int_a^c f(x)dx + \int_c^b f(x)dx$$

（4）如果在区间 $[a, b]$ 上，恒有 $f(x) = 1$，那么

$$\int_a^b dx = b - a$$

(5) 如果在区间 $[a,b]$ 上有 $f(x) \leq g(x)$，那么

$$\int_a^b f(x)dx \leq \int_a^b g(x)dx$$

在特别情况下，$f(x) \geq 0$，则有

$$\int_a^b f(x)dx \geq 0$$

(6) 如果函数 $f(x)$ 在区间 $[a,b]$ 上的最大值为 M，最小值为 m，那么

$$m(b-a) \leq \int_a^b f(x)dx \leq M(b-a)$$

(7)（定积分中值定理）如果函数 $f(x)$ 在区间 $[a,b]$ 上连续，那么在此区间上至少有一点 ξ，使得

$$\int_a^b f(x)dx = f(\xi)(b-a) \quad (a \leq \xi \leq b)$$

成立，再将其变形得 $f(\xi) = \dfrac{1}{b-a}\int_a^b f(x)dx$，称为函数 $f(x)$ 在区间 $[a,b]$ 上的平均值。

同步训练 3-3

1. 填空题.

(1) $\int_a^b 2x\,dx = $ _____ $\int_a^b x\,dx$，$\dfrac{d}{dx}\left[\int_a^b f(x)dx\right] = $ _____ .

(2) $\int_a^b 2\,dx = $ _____ .

(3) 曲线 $y = e^x$ 与直线 $x = 0$，$x = 1$，x 轴所围成的曲边梯形的面积用定积分表示为 _____ .

2. 选择题.

根据图 3-2 选出下列各题答案：

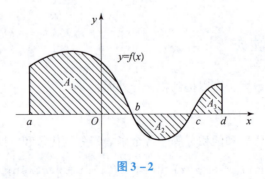

图 3-2

(1) $\int_a^c f(x)dx = ($).

A. $A_1 + A_2$ B. $A_2 - A_1$ C. $A_1 - A_2$ D. $A_1 - A_2 + A_3$

(2) $\int_d^b f(x)\,dx = ($).

A. $A_2 + A_3$ B. $A_3 - A_2$ C. $A_2 - A_3$ D. $A_1 - A_2 + A_3$

(3) $\int_a^d f(x)\,dx = ($).

A. $A_1 + A_2 + A_3$ B. $A_1 - A_2 - A_3$ C. $A_1 + A_2 - A_3$ D. $A_1 - A_2 + A_3$

3. 计算题.

利用定积分的几何意义，求下列定积分：

(1) $\int_0^1 2x\,dx$;   (2) $\int_{-2}^2 \sqrt{4-x^2}\,dx$.

(3) 根据定积分的性质比较下列定积分的大小：

① $\int_0^1 x^2\,dx$ 与 $\int_0^1 x^3\,dx$;   ② $\int_0^1 (1+x)\,dx$ 与 $\int_0^1 e^x\,dx$.

(4) 设 $\int_{-1}^1 3f(x)\,dx = 18$，$\int_{-1}^3 f(x)\,dx = 4$，$\int_{-1}^3 g(x)\,dx = 3$. 求：

① $\int_{-1}^1 f(x)\,dx$;   ② $\int_1^3 f(x)\,dx$;

③ $\int_3^{-1} g(x)\,dx$;   ④ $\int_{-1}^3 \dfrac{1}{5}[4f(x) + 3g(x)]\,dx$.

第四节　定积分的计算

学习要点

1. 微积分基本公式.
2. 定积分的换元积分法.

3. 定积分的分部积分法.
4. 数值积分法.

重点、难点

微积分基本公式，定积分的分部积分法.

知识要点

一、微积分基本公式

(1) 设函数 $f(x)$ 在 $[a,b]$ 上连续，x 为 $[a,b]$ 上任意一点，则由 $\Phi(x) = \int_a^x f(t)dt$ 所定义的函数称为积分上限函数.

如果函数 $f(x)$ 在区间 $[a,b]$ 上连续，那么积分上限函数 $\Phi(x) = \int_a^x f(t)dt$ 是函数 $f(x)$ 在区间 $[a,b]$ 上的一个原函数. 即 $\Phi'(x) = f(x)$.

(2) 如果函数 $F(x)$ 是连续函数 $f(x)$ 在区间 $[a,b]$ 上的一个原函数，那么

$$\int_a^b f(x)dx = F(b) - F(a)$$

此公式称为微积分基本公式，也称为牛顿-莱布尼茨公式，此公式有时记作

$$\int_a^b f(x)dx = F(x)\big|_a^b = F(b) - F(a) \text{ 或 } \int_a^b f(x)dx = [F(x)]_a^b = F(b) - F(a)$$

计算定积分可分为两步：

(1) 求出 $f(x)$ 的一个原函数 $F(x)$（运用不定积分知识求解）；
(2) 再求出原函数 $F(x)$ 在积分区间上的增量 $F(b) - F(a)$.

二、定积分的换元积分法

设函数 $f(x)$ 在区间 $[a,b]$ 上连续，令 $x = \varphi(t)$，如果
(1) $\varphi(t)$ 在区间 $[\alpha,\beta]$ 上是具有连续导数的单值函数；
(2) 当 t 在区间 $[\alpha,\beta]$ 上变化时，x 在区间 $[a,b]$ 上变化，且 $\varphi(\alpha) = a$，$\varphi(\beta) = b$，那么有换元积分公式

$$\int_a^b f(x)dx = \int_\alpha^\beta f[\varphi(t)]\varphi'(t)dt$$

上式被称为定积分的换元积分公式.

三、定积分的分部积分法

设函数 $u = u(x)$，$v = v(x)$ 在区间 $[a,b]$ 上具有连续导数，则

$$\int_a^b udv = u \cdot v\big|_a^b - \int_a^b vdu$$

上式被称为定积分的分部积分公式.

四、数值积分法

所谓数值积分法，就是利用被积函数在一些点的函数值来近似计算定积分的方法. 数值积分法有梯形法和抛物线法两种.

1. 梯形法

设函数 $y=f(x)$，如果把区间 $[a,b]$ n 等分，各分点的坐标依次为 $a=x_0$，x_1，x_2，$\cdots$，$x_n=b$，每个小区间的长度 $\Delta x = \dfrac{b-a}{n}$，那么有

$$\int_a^b f(x)\,\mathrm{d}x \approx \frac{b-a}{n}\left[\frac{f(a)+f(b)}{2} + f(x_1) + f(x_2) + \cdots + f(x_{n-1})\right]$$

上式称为定积分的梯形法求积公式.

2. 抛物线法

设函数 $y=f(x)$，将区间 $[a,b]$ 分为 $2n$ 等份，即偶数等份，分点依次为 $a=x_0$，x_1，x_2，$\cdots$，x_{2n-1}，$x_{2n}=b$，各分点对应的函数值依次为 y_0，y_1，y_2，$\cdots$，y_{2n-1}，y_{2n}. 在每个小区间 $[x_0, x_2]$，$[x_2, x_4]$，$\cdots$，$[x_{2i-2}, x_{2i}]$，$\cdots$，$[x_{2n-2}, x_{2n}]$ 上，都可以根据曲线 $y=f(x)$ 上的对应的三个点 $P_{2i-2}(x_{2i-2}, y_{2i-2})$，$P_{2i-1}(x_{2i-1}, y_{2i-1})$，$P_{2i}(x_{2i}, y_{2i})$（$i=1, 2, \cdots, n$）唯一地确定抛物线 $y=A_ix^2+B_ix+C_i$，由此推出

$$\int_a^b f(x)\,\mathrm{d}x \approx \frac{b-a}{6n}\left[y_0 + y_{2n} + 4(y_1+y_3+\cdots+y_{2n-1}) + 2(y_2+y_4+\cdots+y_{2n-2})\right]$$

上式称为定积分的抛物线法求积公式，也称为辛普森公式.

同步训练 3−4

1. 填空题.

（1）$\int_4^9 \sqrt{x}(1+\sqrt{x})\,\mathrm{d}x = $ _____ .

（2）$\int_{-\frac{\pi}{4}}^{\frac{\pi}{4}} \cos 2x\,\mathrm{d}x = $ _____ .

（3）$\int_0^1 x\mathrm{e}^{-x}\,\mathrm{d}x = $ _____ .

（4）若定积分 $\int_0^a \mathrm{e}^{\sqrt{x}}\,\mathrm{d}x = 2$，则 $a = $ _____ .

2. 选择题.

（1）若 $\int_{-a}^a (2x-1+\sin x)\,\mathrm{d}x = -4$，则 $a = ($ ____).

A. 4 B. −2

C. $\dfrac{3}{2}$ D. 2

(2) 已知 $f(x) = \int_x^2 \sqrt{2+t^2}\,dt$,则 $f'(1) = ($ $)$.

A. $\sqrt{3}$ B. $-\sqrt{3}$ C. $\sqrt{6}-\sqrt{3}$ D. $\sqrt{3}-\sqrt{6}$

(3) $\int_a^b f'(2x)\,dx = ($ $)$.

A. $f'(2b) - f'(2a)$ B. $f(2a) - f(2b)$

C. $f(2b) - f(2a)$ D. $\dfrac{1}{2}[f(2b) - f(2a)]$

(4) 以下各选项中成立的有（   ）.

A. $\int_a^b f(x)\,dx = f(\xi)$ B. $\int_a^b 0\,dx = b-a$

C. $\int_{-2}^2 \dfrac{x\,dx}{1+\sin^2 x} = 0$ D. 以上都不对

3. 计算题.

运用合适的方法，求下列定积分：

(1) $\int_{\frac{1}{\sqrt{3}}}^{\sqrt{3}} \dfrac{dx}{1+x^2}$；

(2) $\int_{-e-1}^{-2} \dfrac{dx}{1+x}$；

(3) $\int_{\frac{\pi}{3}}^{\pi} \sin\left(x + \dfrac{\pi}{3}\right)dx$；

(4) $\int_0^{\sqrt{2}} \sqrt{2-x^2}\,dx$；

(5) $\int_0^{\pi} \sqrt{1+\cos 2x}\,dx$；

(6) $\int_0^2 \dfrac{4}{4-e^x}\,dx$；

(7) $\int_1^{\sqrt{3}} \dfrac{1}{x^2\sqrt{1+x^2}}\,dx$；

(8) $\int_1^4 \dfrac{dx}{1+\sqrt{x}}$；

(9) $\int_0^1 \dfrac{dx}{\sqrt{4-x^2}}$；

(10) $\int_{-1}^0 \dfrac{3x^4+3x^2+1}{x^2+1}\,dx$；

(11) $\int_0^{\frac{1}{2}} \arcsin x \, dx$;

(12) $\int_0^1 t e^{-\frac{t^2}{2}} dt$;

(13) $\int_0^{\pi} x \cos x \, dx$;

(14) $\int_2^{\sqrt{2}} \dfrac{dx}{x\sqrt{x^2-1}}$.

第五节　定积分的应用

学习要点

1. 定积分的微元法.
2. 平面图形的面积.
3. 旋转体的体积.
4. 定积分在医学上的应用.
5. 定积分在物理上的应用.
6. 定积分在平均值上的应用.

重点、难点

定积分的微元法，旋转体的体积.

知识要点

一、定积分微元法

我们把计算在区间 $[a,b]$ 上的某个总量采用以下三个步骤来解决：

(1) 选取积分变量：根据实际问题，适当选取坐标系，确定积分变量及其变化区间 $[a,b]$.

(2) 确定被积表达式：在区间 $[a,b]$ 内任取一个小区间 $[x,x+dx]$，"以不变代变"求得整体量 A 相应于该区间 $[x,x+dx]$ 上的部分量 ΔA 的近似值：

$$\Delta A \approx f(x) dx$$

式中，$f(x) dx$ 称为量 A 的微元，记为 dA，即 $dA = f(x) dx$.

（3）求定积分：以所求量 A 的微元 $f(x)\mathrm{d}x$ 为被积表达式，在区间 $[a,b]$ 上直接取定积分（即把求和与取极限两步合并），得

$$A = \int_a^b f(x)\mathrm{d}x$$

计算出定积分就得所求量 A 的值．

以上这种方法叫作微元分析法，简称微元法，又称元素法．

二、平面图形的面积

（1）在直角坐标系里，由曲线 $y=f(x)$，$y=g(x)$（$f(x)>g(x)$）和直线 $x=a$，$x=b$ 围成的平面图形的面积 A 为

$$A = \int_a^b [f(x) - g(x)]\mathrm{d}x$$

（2）同理，可得由曲线 $x=\phi(y)$，$x=\varphi(y)$（$\phi(y)>\varphi(y)$）及 $y=c$，$y=d$ 围成的平面图形的面积 A 为

$$A = \int_c^d [\phi(y) - \varphi(y)]\mathrm{d}y$$

三、旋转体的体积

求由曲线 $y=f(x)$ 和直线 $x=a$，$x=b$ 及 x 轴围成的曲边梯形绕 x 轴旋转一周而成的旋转体的体积 V，如图 3-3 所示．以横坐标 x 为积分变量，并在区间 $[a,b]$ 内任取一个小区间 $(x,x+\mathrm{d}x)$ 来分析，与这个区间相应的旋转体的体积，可近似地用 $y=f(x)$ 为底半径，$\mathrm{d}x$ 为高的小圆柱体的体积来代替，从而体积微元为 $\mathrm{d}V = \pi[f(x)]^2\mathrm{d}x$，于是所求旋转体的体积为

$$V = \int_a^b \pi[f(x)]^2\mathrm{d}x$$

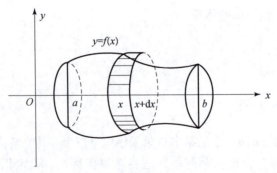

图 3-3

类似的，可导出由平面曲线 $x=\varphi(y)$，直线 $y=c$，$y=d$ 及 y 轴围成的图形绕 y 轴旋转一周而成的旋转体体积

$$V = \int_c^d \pi[\varphi(y)]^2\mathrm{d}y$$

四、定积分在医学上的应用

（1）基础代谢：动物（包括人）的代谢速度随着外界环境变化（温度、湿度、空气质量）和生理活动变化而相应地变化，因为在日周期内气温是波动的，所以在日周期内动物的基础代谢率（BMR）也是波动的，在夜间 BMR 增加以补偿温度的降低，而白天则减少.

在一段时间内的总数的基础代谢可通过对基础代谢率在这段时间内的积分得到

$$BM = \int_{t_1}^{t_2} BMR(t)\,dt$$

（2）药物的有效度：病人口服药物后，必须被血液系统吸收，然后才能在人体各部分发生效应，并非口服的全部剂量都能吸收而发挥作用. 为了测量被血液系统利用的药物的总量，就必须监测药物在尿中的排泄速度，临床上已有标准测定法. 如果排泄速度为 $f(t)$，则在时间区间 $[0,T]$ 进入人体各部分的药物总量为 $D = \int_0^T f(t)\,dt$.

时间上限 T 是直到药物检测不到的时刻，在理论上，T 应该是 $+\infty$，在这里，考虑 T 为有限值. 有效剂量就是曲线 $f(t)$ 下的面积. 自变量区间为 $[0,T]$，典型的排泄速度函数为 $f(t) = te^{-kt}(k > 0)$.

五、定积分在物理上的应用

设质点 m 受力 F 的作用沿 x 轴由点 a 移动至点 b，并设 F 的方向处处平行于 x 轴. 如果 F 是常量，则它对质点所做的功为

$$W = \int_a^b dW = \int_a^b f(x)\,dx$$

六、定积分在平均值上的应用

连续函数 $y = f(x)$ 在区间 $[a,b]$ 上的平均值，等于函数 $f(x)$ 在区间 $[a,b]$ 上的定积分除以区间 $[a,b]$ 的长度 $b-a$，即

$$\bar{y} = \frac{1}{b-a}\int_a^b f(x)\,dx$$

同步训练 3-5

1. 填空题.

（1）抛物线 $y^2 = x$ 与 $y = x^2$ 所围成图形的面积为 _____.

（2）抛物线 $y^2 = 2x$ 与直线 $y = x - 4$ 所围成图形的面积为 _____.

（3）半径为 r 的球沉入水中，球的上部与水面相切，球的密度和水的密度相同，现将球从水中取出，需要做 _____ 焦耳的功.

（4）函数 $y = xe^{-x}$ 在区间 $[0,1]$ 上的平均值为 _____.

2. 应用题.

（1）求直线 $y=2x$ 与直线 $y=x-1$，$y=1$ 所围成的平面图形的面积.

（2）若导线在时刻 t（单位：s）的电流为 $i=\dfrac{3}{500}t\sqrt{t^2+1}$，求在 $[1,4]$ 内流过导线横截面的电量 Q（单位：A）.

（3）现有一设备底座，它在第一象限的图形由 $y=8-x^3$，$y=2$ 及 x 轴绕 y 轴旋转一周而成，如图 3-4 所示，求该底座的体积.

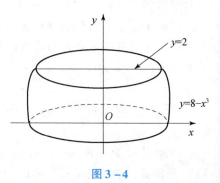

图 3-4

（4）在某医学实验中，先让病人禁食（以降低病人体内血糖水平），然后注射给以大量葡萄糖. 假设实验测得血液中胰岛素的浓度 $c(t)$（单位：mL）符合函数：

$$c(t)=\begin{cases} t(10-t), & 0\leqslant t\leqslant 5 \\ 25e^{-k(t-5)}, & t>5 \end{cases}$$

式中，$k=\dfrac{1}{20}\ln 2$，时间 t 的单位为 min，求 1 h 内血液中胰岛素的平均浓度.

（5）设有一段长为 L，截面半径为 R 的血管，其左端动脉端的血压为 p_1，右端相对静脉的血压为 $p_2(p_1>p_2)$，血液粘滞系数为 η. 若血管中的血液流动是稳定的，由实验可知血管在横截面上离血管中心 r 处的血液流速为

$$V(r)=\dfrac{p_1-p_2}{4\eta L}(R^2-r^2)$$

取血管的一个横截面求单位时间内的血流量 Q.

综合训练一

1. 填空题.

(1) $\int F'(x)\mathrm{d}x = $ _____ , $\int \mathrm{d}f(x) = $ _____ .

(2) $\mathrm{d}x = $ _____ $\mathrm{d}(3x-2)$, $\dfrac{\mathrm{d}x}{x} = \mathrm{d}$ _____ , $\dfrac{\mathrm{d}x}{x^2} = \mathrm{d}$ _____ .

(3) 已知 $I_1 = \int_0^1 x^2 \mathrm{d}x$, $I_2 = \int_0^1 x^3 \mathrm{d}x$, 则 I_1 _____ I_2 . (填 " > " " < " 或 " = ")

(4) $\int_0^2 \dfrac{1}{1+\sqrt{x}} \mathrm{d}x = $ _____ .

(5) 一物体以速度 $v = \dfrac{1}{2}t + 2$ 做直线运动, 则该物体在时间间隔 $[0,3]$ 内走过的路程为_____.

2. 选择题.

(1) 下列等式中不成立的是 ( ).

A. $\operatorname{sh} x \mathrm{d}x = \mathrm{d}(\operatorname{ch} x)$
B. $\ln x \mathrm{d}x = \mathrm{d}\left(\dfrac{1}{x}\right)$

C. $\dfrac{1}{1+x^2}\mathrm{d}x = \mathrm{d}(\arctan x)$
D. $\dfrac{x\mathrm{d}x}{\sqrt{1-x^2}} = \mathrm{d}\sqrt{1-x^2}$

(2) 下列函数中, 不是 $\mathrm{e}^{2x} - \mathrm{e}^{-2x}$ 的原函数的是 ( ).

A. $\dfrac{1}{2}(\mathrm{e}^x + \mathrm{e}^{-x})^2$
B. $\dfrac{1}{2}(\mathrm{e}^{2x} + \mathrm{e}^{-2x})$

C. $\dfrac{1}{2}(\mathrm{e}^x - \mathrm{e}^{-x})^2$
D. $2(\mathrm{e}^{2x} - \mathrm{e}^{-2x})$

(3) 定积分 $\int_a^b f(x)\mathrm{d}x$ 是 ( ).

A. $f(x)$ 的一个原函数
B. $f(x)$ 的全体原函数

C. 确定的常数
D. 任意常数

(4) 已知 $\int_{-a}^{a} (2x - 1 + \sin x)\mathrm{d}x = -4$, 则 $a = $ ( ).

A. 2
B. -2

C. 4
D. 1.5

(5) $\lim\limits_{x \to 0} \dfrac{\int_0^x \cos t^2 \mathrm{d}t}{x} = $ ( ).

A. ∞
B. -1

C. 0
D. 1

3. 计算题.

(1) $\int \dfrac{x^2 dx}{1+x^2}$;

(2) $\int \dfrac{x dx}{\sqrt{2+x^2}}$;

(3) $\int x\sqrt{x-1}\, dx$;

(4) $\int e^x \sin x\, dx$;

(5) $\int x^2 \sin x\, dx$;

(6) $\int \dfrac{dx}{1+\sqrt[3]{x+2}}$;

(7) $\int_0^3 |2-x|\, dx$;

(8) $\int_1^4 \sqrt{x}(1+\sqrt{x})\, dx$;

(9) $\int_0^\pi \sqrt{1+\cos 2x}\, dx$;

(10) $\int_0^1 x e^{-x}\, dx$;

(11) $\int_0^a \dfrac{1}{x+\sqrt{a^2-x^2}}\, dx$;

(12) $\int_{-\frac{1}{2}}^{\frac{1}{2}} \dfrac{x \arcsin x}{\sqrt{1-x^2}}\, dx$.

4. 解答题.

(1) 已知 xe^x 为 $f(x)$ 的一个原函数,求 $\int_0^1 x f'(x)\, dx$.

（2）求抛物线 $y = -x^2 + 4x - 3$ 与其在 $x = 0$ 和 $x = 3$ 处的切线所围成的平面图形的面积.

（3）有一等腰梯形的闸门，它的两条底边各长 10 m 和 6 m，高为 20 m，较长的底边与水面相齐，计算闸门的一侧所受的水压力.

综合训练二

1. 填空题.

（1）通过点 $\left(\dfrac{\pi}{6}, 1\right)$ 的积分曲线 $y = \int \sin x \, dx$ 的方程是 _____.

（2）已知 $\int f(x) \, dx = x^2 + C$，则 $\int f(1-x) \, dx =$ _____.

（3）定积分 $\int_2^0 e^{x^2 - x} \, dx$ 的取值范围是 _____.

（4）设 $f''(x)$ 在 $[0, 2]$ 上连续，且 $f(0) = 1$，$f(2) = 3$，$f'(2) = 5$，则 $\int_0^2 x f''(x) \, dx =$ _____.

（5）设 $\Phi(x) = \int_x^0 \dfrac{dt}{\sqrt{1 + t^3}}$，则 $\Phi'(x) =$ _____.

2. 选择题.

（1）下列式子中成立的是（　　）.

A. $\int_0^1 e^x \, dx > \int_0^1 e^{x^2} \, dx$ 　　　　　B. $\int_0^1 e^x \, dx < \int_0^1 e^{x^2} \, dx$

C. $\int_0^1 e^x \, dx = \int_0^1 e^{x^2} \, dx$ 　　　　　D. 不确定

（2）下列命题中错误的是（　　）.

A. 若函数 $f(x)$ 在区间 $[a, b]$ 上连续，则 $f(x)$ 在区间 $[a, b]$ 上可积

B. 若函数 $f(x)$ 在区间 $[a, b]$ 上单调，则 $f(x)$ 在区间 $[a, b]$ 上可积

C. 若函数 $f(x)$ 在区间 $[a, b]$ 上有界，则 $f(x)$ 在区间 $[a, b]$ 上可积

D. 若函数 $f(x)$ 在区间 $[a, b]$ 上有界，且只有有限个第一类间断点，则 $f(x)$ 在区间 $[a, b]$ 上可积

(3) 已知 $f(x) = \int_x^2 \sqrt{2+t^2}\,dt$，则 $f'(1) = ($ 　 $)$.

A. $\sqrt{3}$ 　　　　 B. $-\sqrt{3}$ 　　　　 C. $\sqrt{6}-\sqrt{3}$ 　　　　 D. $\sqrt{3}-\sqrt{6}$

(4) 已知 $\int_{-1}^2 f(x)\,dx = -2$，$\int_2^5 f(x)\,dx = 3$，则 $\int_{-1}^5 f(x)\,dx = ($ 　 $)$.

A. -1 　　　　 B. 0 　　　　 C. 1 　　　　 D. 5

(5) 函数 $y = x^2$ 在区间 $[0,1]$ 上满足微分中值定理的 ξ 值为 (　).

A. $\dfrac{1}{3}$ 　　　　 B. $\dfrac{\sqrt{3}}{3}$ 　　　　 C. 1 　　　　 D. 0

3. 计算题.

(1) $\int \sqrt{x\sqrt{x\sqrt{x}}}\,dx$；

(2) $\int \dfrac{du}{\sqrt{u}+\sqrt[3]{u}}$；

(3) $\int x^3 \ln x\,dx$；

(4) $\int x^3 e^{-x^2}\,dx$；

(5) $\int x \sin x^2\,dx$；

(6) $\int \dfrac{e^{\sqrt{x}}}{\sqrt{x}}\,dx$；

(7) $\int_0^1 \dfrac{e^x - e^{-x}}{2}$

(8) $\int_{-2}^0 \dfrac{dx}{x^2+2x+2}$；

(9) $\int_0^1 (2x-1)^{100}\,dx$；

(10) $\int_0^{\frac{\pi}{2}} \cos x \sin^4 x\,dx$；

(11) $\int_2^{\sqrt{2}} \dfrac{dx}{x\sqrt{x^2-1}}$；

(12) $\int_1^e \sin(\ln x)\,dx$.

4. 解答题.

(1) 设函数 $f(x) = \begin{cases} x+1, & x \geq 0, \\ e^{-x}, & x < 0, \end{cases}$ 求 $\int_{-1}^{2} f(x) \, dx$.

(2) 一喇叭可视为由曲线 $y = x^2$, 直线 $x = 1$ 以及 x 轴所围成的图形绕 x 轴旋转而成的旋转体, 如图 3-5 所示, 求旋转体的体积.

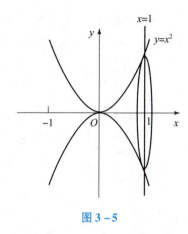

图 3-5

(3) 在传染病流行期间人们被传染而染病的速度可以近似地表示为 $r = 1\,000 t e^{-0.5t}$ (r 的单位: 人/天), t 为传染病流行的天数, 问: 传染病流行 10 天后约有多少人染病? (e^5 取近似值 148)

本章检测

(总分100分，60分钟)

专业：_____ 年级：_____ 班级：_____

姓名：_____ 学号：_____ 成绩：_____

一、选择题 (每小题5分，共30分)

1. 下列等式中成立的是（　　）.

   A. $d\left[\int f(x)dx\right] = f(x)$
   B. $\dfrac{d}{dx}\int f(x)dx = f(x)dx$
   C. $\dfrac{d}{dx}\int f(x)dx = f(x) + C$
   D. $d\left[\int f(x)dx\right] = f(x)dx$

2. 下列积分不为零的是（　　）.

   A. $\int_{-\pi}^{\pi} \sin x\,dx$
   B. $\int_{-\pi}^{\pi} x^2 \sin x\,dx$
   C. $\int_{-\pi}^{\pi} e^x\,dx$
   D. $\int_{-\pi}^{\pi} \sin x \cos x\,dx$

3. 若函数 $f(x) = \begin{cases} x^2, & x \leq 1 \\ x - 1, & x > 1 \end{cases}$，则定积分 $\int_0^2 f(x)dx = $（　　）.

   A. $-\dfrac{1}{2}$ B. $\dfrac{1}{3}$ C. $\dfrac{5}{6}$ D. $-\dfrac{5}{6}$

4. 下列哪一项不是函数 $f(x) = \dfrac{1}{\sqrt{x - x^2}}$ 的原函数？（　　）

   A. $f(x) = \arcsin(2x - 1)$
   B. $f(x) = \arccos(1 - 2x)$
   C. $f(x) = 2\arctan\sqrt{\dfrac{x}{1-x}}$
   D. $f(x) = \sqrt{x - x^2}$

5. 通过点 (e,2) 且在任意一点处的切线斜率都等于该点横坐标的倒数，符合该条件的曲线方程为（　　）.

   A. $y = \ln|x| + 2$
   B. $y = \dfrac{1}{x} + 2 - e^{-1}$
   C. $y = x + 1$
   D. $y = \ln|x| + 1$

6. 曲线 $y = \sqrt{x}$ 与 $y = x$ 围成的封闭平面图形的面积为（　　）.

   A. $\dfrac{2}{3}$ B. $\dfrac{1}{6}$ C. $\dfrac{7}{6}$ D. $\dfrac{1}{2}$

二、填空题 (每小题5分，共30分)

1. 函数 $f(x) = e^{-x} + \cos x$ 的全体原函数是_____.

2. 若函数 $f(x) = \dfrac{1}{1 + e^x}$，则 $\int f(x)dx = $_____.

3. $\int_0^{\frac{\pi}{2}} \sin\left(x + \frac{\pi}{2}\right) dx = $ _____ .

4. 已知 $\int_0^1 (3x^2 + ax) dx = 3$，则 $a = $ _____ .

5. 抛物线 $y^2 = 4ax$（$a > 0$）与过其焦点的弦所围成的平面图形面积的最小值为 _____ .

6. $\int \dfrac{dx}{x^4 - 1} = $ _____ .

三、计算题（每小题 5 分，共 30 分）

1. $\int \dfrac{1}{x^2(1+x^2)} dx$;

2. $\int \sin^3 x \cos^5 x\, dx$;

3. $\int \dfrac{\sqrt{x^2 - 2x}}{x - 1} dx$;

4. $\int_0^\pi \sqrt{1 + \cos 2x}\, dx$;

5. $\int_0^\pi 5e^x \cos 2x\, dx$;

6. $\int_1^e \sin(\ln x)\, dx$.

四、应用题（共 10 分）

用铁锤将一铁钉击入木板，设木板对铁钉的阻力与铁钉击入木板的深度成正比. 在锤击第一次时，铁钉击入木板 1 cm，如果铁锤每次锤击铁钉所做的功相等，问：锤击第二次时，铁钉又击入木板多少厘米？

第四章

向量代数与空间解析几何

知识导图

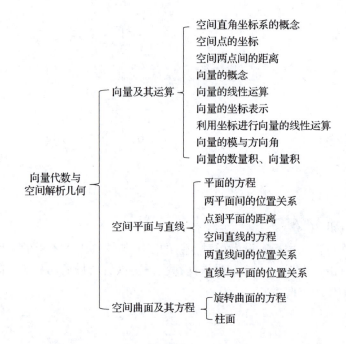

第一节 向量及其运算

学习要点

1. 空间两点间的距离公式.
2. 向量的基本概念、线性运算及坐标表示.
3. 利用坐标进行向量的线性运算.
4. 向量的模与方向角.

5. 数量积的定义、性质及坐标运算.
6. 向量积的定义、性质及坐标运算.
7. 向量平行、垂直.

重点、难点

向量的数量积与向量积，向量运算的理解与应用.

知识要点

一、空间直角坐标系的概念

过空间一点 O，作三条两两互相垂直的数轴 Ox、Oy、Oz，就构成了空间直角坐标系，其符合右手规则. 即以右手握住 z 轴，当右手的四个手指从正向 x 轴以 $\frac{\pi}{2}$ 角度转向正向 y 轴时，大拇指的指向就是 z 轴的正向.

空间直角坐标系共有八个卦限，各轴名称分别为 x 轴、y 轴、z 轴，坐标面分别为 xOy 面、yOz 面、zOx 面.

二、空间点的坐标

空间点 $M(x,y,z)$ 的坐标表示方法. 通过坐标把空间的点与一个有序数组一一对应起来.

三、空间两点间的距离

若 $M_1(x_1,y_1,z_1)$、$M_2(x_2,y_2,z_2)$ 为空间任意两点，则 M_1M_2 的距离
$$d = |M_1M_2| = \sqrt{(x_2-x_1)^2 + (y_2-y_1)^2 + (z_2-z_1)^2}$$

四、向量的概念

向量：既有大小，又有方向的量. 在数学上用有向线段来表示向量，其长度表示向量的大小，其方向表示向量的方向.

向量相等 $a = b$：如果两个向量大小相等，方向相同，则称两个向量相等（即经过平移后能完全重合的向量）.

向量的模：向量的大小，记为 $|a|$、$|\overrightarrow{OM}|$.

模为 1 的向量叫单位向量、模为零的向量叫零向量. 零向量的方向是任意的.

向量平行 $a // b$：两个非零向量的方向相同或相反. 零向量与任何向量都平行.

负向量：大小相等但方向相反的向量，记为 $-a$.

五、向量的线性运算

(1) 加法运算 $a + b = c$；
可用平行四边形法则或三角形法则求两个向量的和.
加法运算规律：加法运算满足交换律和结合律.
(2) 减法运算 $a - b = c$ 即 $a + (-b) = c$.
(3) 向量与数的乘法 λa：设 λ 是一个数，向量 a 与 λ 的乘积 λa 规定为
① $\lambda > 0$ 时，λa 与 a 同向，$|\lambda a| = \lambda |a|$；
② $\lambda = 0$ 时，$\lambda a = \mathbf{0}$；
③ $\lambda < 0$ 时，λa 与 a 反向，$|\lambda a| = |\lambda||a|$.
其满足的运算规律有结合律、分配律.
向量 a 与非零向量 b 平行的充要条件是存在唯一的实数 λ，使得 $a = \lambda b$.

六、向量的坐标表示

向量 $a = xi + yj + zk$ 的坐标表示为 $a = (x, y, z)$ 或 $a(x, y, z)$.

七、利用坐标进行向量的线性运算

设在空间直角坐标系 $Oxyz$ 中，向量 $a = (x_1, y_1, z_1)$，$b = (x_2, y_2, z_2)$，则
$$a \pm b = (x_1 \pm x_2, y_1 \pm y_2, z_1 \pm z_2), \quad \lambda a = (\lambda x_1, \lambda y_1, \lambda z_1)$$
向量 $a = (x_1, y_1, z_1)$ 与 $b = (x_2, y_2, z_2)$ 平行的充要条件是其对应坐标成比例：
$$\frac{x_1}{x_2} = \frac{y_1}{y_2} = \frac{z_1}{z_2}$$

八、向量的模与方向角

(1) 向量 $r = (x, y, z)$ 的模的坐标表达式为 $|r| = \sqrt{x^2 + y^2 + z^2}$.
(2) 当把两个非零向量 a 与 b 的起点放到同一点时，两个向量之间不超过 π 的夹角称为向量 a 与 b 的夹角，记作 $<a, b>$ 或 $<b, a>$，两个向量夹角的取值范围为 $[0, \pi]$.
(3) 非零向量 r 与三个坐标轴的夹角 α，β，γ 称为向量 r 的方向角.
(4) 设 $r = (x, y, z)$，则 $\cos\alpha = \dfrac{x}{|r|}$，$\cos\beta = \dfrac{y}{|r|}$，$\cos\gamma = \dfrac{z}{|r|}$，称为向量 r 的方向余弦.
(5) 任意向量的方向余弦有性质：$\cos^2\alpha + \cos^2\beta + \cos^2\gamma = 1$.
(6) 与非零向量 $a = (x, y, z)$ 同方向的单位向量为
$$a_0 = \frac{a}{|a|} = \frac{1}{|a|}(x, y, z) = (\cos\alpha, \cos\beta, \cos\gamma)$$

九、数量积（结果是一个数量）

（1）$a \cdot b = |a||b|\cos\theta$，式中，$\theta$ 为向量 a 与 b 的夹角.
（2）运算性质：
① $a \cdot b = b \cdot a$；
② $(a+b) \cdot c = a \cdot c + b \cdot c$；
③ $(\lambda a) \cdot b = \lambda(a \cdot b)$（$\lambda$ 为实数）.
（3）几个结论：
①坐标表示式：设 $a = (x_1, y_1, z_1)$，$b = (x_2, y_2, z_2)$，则
$$a \cdot b = x_1 x_2 + y_1 y_2 + z_1 z_2$$

②两向量夹角可以由 $\cos\theta = \dfrac{a \cdot b}{|a||b|}$ 式求解；

③对于两个非零向量 a，b，它们垂直的充要条件是它们的数量积为零，即 $a \perp b \Leftrightarrow a \cdot b = 0$.

十、向量积（结果是一个向量）

（1）设 a，b 为空间中的两个向量，若由 a，b 所决定的向量 c，其模为 $|c| = |a||b|\sin\langle a, b\rangle$，其方向与 a，b 均垂直且 a，b，c 符合右手定则，则向量 c 称为向量 a 与 b 的向量积，记作 $a \times b$，读作 "a 叉乘 b".

两向量 a 与 b 的向量积 $a \times b$ 是一个向量，其模 $|a \times b|$ 的几何意义是以 a，b 为邻边的平行四边形的面积.
（2）运算性质
反交换律：$a \times b = -b \times a$；
分配律：$a \times (b+c) = a \times b + a \times c, (a+b) \times c = a \times c + b \times c$；
数乘结合律：$(\lambda a) \times b = \lambda(a \times b) = a \times (\lambda b)$.
（3）几个结论：
①两个非零向量 a 与 b 平行 $a /\!/ b$ 的充分必要条件为 $a \times b = 0$；
②坐标表示式：设向量 $a = (x_1, y_1, z_1)$，$b = (x_2, y_2, z_2)$，则
$$a \times b = (y_1 z_2 - z_1 y_2)i + (z_1 x_2 - x_1 z_2)j + (x_1 y_2 - y_1 x_2)k$$

同步训练 4-1

1. 选择题
（1）在空间直角坐标系中，已知点 $P(x, y, z)$，给出下列 4 条叙述：
①点 P 关于 x 轴的对称点的坐标是 $(x, -y, z)$；
②点 P 关于 yOz 平面的对称点的坐标是 $(x, -y, -z)$；
③点 P 关于 y 轴的对称点的坐标是 $(x, -y, z)$；

④点 P 关于原点的对称点的坐标是 $(-x, -y, -z)$.

其中正确的个数是（　　）.

A. 3　　　　B. 2　　　　C. 1　　　　D. 0

(2) 在空间直角坐标系中，一定点到三个坐标轴的距离都是 1，则该点到原点的距离是（　　）.

A. $\dfrac{\sqrt{6}}{2}$　　　B. $\sqrt{3}$　　　C. $\dfrac{\sqrt{3}}{2}$　　　D. $\dfrac{\sqrt{6}}{3}$

(3) 已知点 $A(-3,1,-4)$，点 A 关于 x 轴的对称点的坐标为（　　）.

A. $(-3,-1,4)$　　B. $(-3,-1,-4)$　　C. $(3,1,4)$　　D. $(3,-1,-4)$

(4) 若 $|\vec{AB}|=8$，$|\vec{AC}|=5$，则 $|\vec{BC}|$ 的取值范围是（　　）.

A. $[3,8]$　　B. $(3,8)$　　C. $[3,13]$　　D. $(3,13)$

(5) 已知空间三点 $A(-2,0,2)$，$B(-1,1,2)$，$C(-3,0,4)$. 设 $\boldsymbol{a}=\vec{AB}$，$\boldsymbol{b}=\vec{AC}$，则 $\boldsymbol{a}$ 与 $\boldsymbol{b}$ 夹角的余弦值为（　　）.

A. $\dfrac{\sqrt{10}}{10}$　　B. $-\dfrac{\sqrt{5}}{10}$　　C. $\dfrac{\sqrt{10}}{5}$　　D. $-\dfrac{\sqrt{10}}{10}$

2. 填空题.

(1) 已知点 $A(1,2,3)$，$B(0,2,3)$，$C(2,3,4)$，则 $\triangle ABC$ 的面积为_____.

(2) 已知向量 $\boldsymbol{a}=(2,1,1)$，$\boldsymbol{b}=(1,-1,1)$，则与 $\boldsymbol{a}$，$\boldsymbol{b}$ 均垂直的单位向量为_____.

(3) 设 $ABCDEF$ 为一正六边形，$\vec{AB}=\boldsymbol{m}$，$\vec{AE}=\boldsymbol{n}$，则 $\vec{AD}=$ _____.

(4) 化简：$(\vec{AB}-\vec{CD})-(\vec{AC}-\vec{BD})=$ _____.

(5) 在四面体 $O-ABC$ 中如图 4-1 所示，$\vec{OA}=\boldsymbol{a}$，$\vec{OB}=\boldsymbol{b}$，$\vec{OC}=\boldsymbol{c}$，D 为 BC 的中点，E 为 AD 的中点，则 $\vec{OE}=$ _____（用 $\boldsymbol{a}$，$\boldsymbol{b}$，$\boldsymbol{c}$ 表示）.

3. 已知三角形顶点为 $A(1,1,1)$，$B(2,3,4)$，$C(4,3,2)$，求 $\triangle ABC$ 的面积.

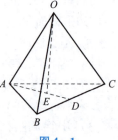

图 4-1

4. 在空间直角坐标系中，已知 $A(3,0,1)$ 和 $B(1,0,-3)$，试问：

(1) 在 y 轴上是否存在点 M，满足 $|MA|=|MB|$？

(2) 在 y 轴上是否存在点 M，使 $\triangle MAB$ 为等边三角形. 若存在，试求出点 M 坐标.

5. 如图 4-2 所示，已知在矩形 $ABCD$ 中，$|\overrightarrow{AD}| = 4\sqrt{3}$，设 $\overrightarrow{AB} = \boldsymbol{a}$，$\overrightarrow{BC} = \boldsymbol{b}$，$\overrightarrow{BD} = \boldsymbol{c}$. 试求 $|\boldsymbol{a} + \boldsymbol{b} + \boldsymbol{c}|$.

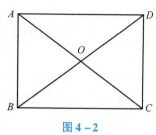

图 4-2

6. 已知 $\boldsymbol{a} = (2, -1, 3)$，$\boldsymbol{b} = (0, -1, 2)$. 求：
(1) $\boldsymbol{a} + \boldsymbol{b}$；(2) $2\boldsymbol{a} - 3\boldsymbol{b}$；(3) $\boldsymbol{a} \times \boldsymbol{b}$.

7. 如图 4-3 所示，在长方体 $ABCD - A_1B_1C_1D_1$ 中，设 $AD = AA_1 = 1$，$AB = 2$，求 $\overrightarrow{BD_1} \cdot \overrightarrow{AD}$.

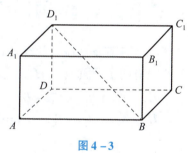

图 4-3

第二节　空间平面与直线

学习要点

1. 平面的点法式方程、截距式方程、一般式方程.
2. 两平面的位置关系、两平面的夹角.
3. 点到平面的距离.
4. 直线的点向式方程、一般式方程、参数方程.
5. 直线与平面、直线与直线的位置关系.
6. 直线与平面的夹角.

重点、难点

平面、空间直线的方程；空间直线与平面在解析几何中的综合应用.

知识要点

一、平面的方程

1. 平面的点法式方程

垂直于一平面的非零向量叫作平面的法向量.

已知平面上的一点 $M_0(x_0, y_0, z_0)$ 和它的一个法向量 $\boldsymbol{n} = (A, B, C)$，$M(x, y, z)$ 是平面上的任一点，则 $A(x - x_0) + B(y - y_0) + C(z - z_0) = 0$ 为平面的点法式方程.

2. 平面的截距式方程

A，B，C 三点为所求平面与三个坐标轴的交点，这三个点中的坐标分量 a，b，c 分别称为该平面在 x 轴，y 轴和 z 轴上的截距，$\dfrac{x}{a} + \dfrac{y}{b} + \dfrac{z}{c} = 1$ 称为平面的截距式方程.

3. 平面的一般式方程

任一平面都可以用三元一次方程来表示. $Ax + By + Cz + D = 0$（A，B，C 不全为零）称为平面的一般式方程. 其中 $\boldsymbol{n} = (A, B, C)$ 为该平面的一个法向量.

二、两平面间的位置关系

1. 两平面间的位置关系判定

设有两个平面 Π_1、Π_2，它们的方程分别为

Π_1：$A_1 x + B_1 y + C_1 z + D_1 = 0$（$A_1$，$B_1$，$C_1$ 不同时为零）

Π_2：$A_2 x + B_2 y + C_2 z + D_2 = 0$（$A_2$，$B_2$，$C_2$ 不同时为零）

（1）两平面平行 $\Leftrightarrow \boldsymbol{n}_1 /\!/ \boldsymbol{n}_2 \Leftrightarrow \dfrac{A_1}{A_2} = \dfrac{B_1}{B_2} = \dfrac{C_1}{C_2} \neq \dfrac{D_1}{D_2}$.

（2）两平面重合 $\Leftrightarrow \dfrac{A_1}{A_2} = \dfrac{B_1}{B_2} = \dfrac{C_1}{C_2} = \dfrac{D_1}{D_2}$.

（3）两平面相交 $\Leftrightarrow A_1$，B_1，C_1 与 A_2，B_2，C_2 不成比例.

（4）两平面垂直 $\Leftrightarrow A_1 A_2 + B_1 B_2 + C_1 C_2 = 0$.

2. 两平面的夹角

当两平面相交时，它们的不大于 $\dfrac{\pi}{2}$ 的夹角 θ 称为两平面的夹角.

若两平面的法向量分别为 $\boldsymbol{n}_1$，$\boldsymbol{n}_2$，显然有

$$\cos \theta = |\cos \langle \boldsymbol{n}_1, \boldsymbol{n}_2 \rangle| = \dfrac{|\boldsymbol{n}_1 \cdot \boldsymbol{n}_2|}{|\boldsymbol{n}_1||\boldsymbol{n}_2|} = \dfrac{|A_1 A_2 + B_1 B_2 + C_1 C_2|}{\sqrt{A_1^2 + B_1^2 + C_1^2} \sqrt{A_2^2 + B_2^2 + C_2^2}}$$

三、点到平面的距离

在空间直角坐标系中，设点 $M_0(x_0, y_0, z_0)$，平面 Π：$Ax + By + Cz + D = 0$（A，B，C 不

全为零），点到平面的距离为

$$d = \frac{|Ax_0 + By_0 + Cz_0 + D|}{\sqrt{A^2 + B^2 + C^2}}$$

四、空间直线的方程

（1）直线的点向式方程：在空间直角坐标系中，设 $M_0(x_0, y_0, z_0)$ 是直线 l 上的一个点，$s = (m, n, p)$ 为 l 的一个方向向量，直线的点向式方程为

$$\frac{x - x_0}{m} = \frac{y - y_0}{n} = \frac{z - z_0}{p}$$

（2）直线的参数方程：如设点向式方程 $\frac{x - x_0}{m} = \frac{y - y_0}{n} = \frac{z - z_0}{p} = t$，就可将点向式方程变成**参数方程**（$t$ 为参数）$\begin{cases} x = x_0 + mt \\ y = y_0 + nt \\ z = z_0 + pt \end{cases}$；

（3）直线的一般式方程：空间两个相交平面确定一条直线，故其一般方程为

$$\begin{cases} A_1 x + B_1 y + C_1 z + D_1 = 0 \\ A_2 x + B_2 y + C_2 z + D_2 = 0 \end{cases}$$

五、两直线间的位置关系

（1）两直线的方向向量的夹角（通常指锐角）叫作两直线的夹角．

（2）设两直线 L_1 和 L_2 的方向向量依次为 $s_1 = (m_1, n_1, p_1)$ 和 $s_2 = (m_2, n_2, p_2)$，两直线的夹角可以按两向量夹角公式来计算

$$\cos \varphi = \frac{|m_1 m_2 + n_1 n_2 + p_1 p_2|}{\sqrt{m_1^2 + n_1^2 + p_1^2} \cdot \sqrt{m_2^2 + n_2^2 + p_2^2}}$$

（3）两直线间的位置关系

两直线 L_1 和 L_2 垂直 $\Leftrightarrow m_1 m_2 + n_1 n_2 + p_1 p_2 = 0$；

两直线 L_1 和 L_2 平行 $\Leftrightarrow \frac{m_1}{m_2} = \frac{n_1}{n_2} = \frac{p_1}{p_2}$．

六、直线与平面的位置关系

（1）直线与平面位置关系的判定：

设直线 $l: \frac{x - x_0}{m} = \frac{y - y_0}{n} = \frac{z - z_0}{p}$，平面 $\Pi: Ax + By + Cz + D = 0$，将两个方程联立起来得到的方程组为 $\begin{cases} \frac{x - x_0}{m} = \frac{y - y_0}{n} = \frac{z - z_0}{p} \\ Ax + By + Cz + D = 0 \end{cases}$，对方程组求解，有以下几种情况：

①若方程组有无穷组解,则 l 在 Π 内;

②若方程组无解,则 $l // \Pi$;

③若方程组只有一组解,则 l 与 Π 相交,方程组的解即为 l 与 Π 的交点坐标.

(2) 直线与平面的夹角:设直线 L 的方向向量为 $\boldsymbol{s} = (m, n, p)$,平面的法线向量为 $\boldsymbol{n} = (A, B, C)$,直线与平面的夹角为 φ,那么

$$\sin \varphi = \frac{|Am + Bn + Cp|}{\sqrt{A^2 + B^2 + C^2} \cdot \sqrt{m^2 + n^2 + p^2}}$$

同步训练 4 – 2

1. 选择题.

(1) 平行于 z 轴,且过点 $M_1(1, 0, 1)$ 和 $M_2(2, -1, 1)$ 的平面方程是（　　）.

A. $2x + 3y - 5 = 0$　　B. $x - y + 1 = 0$　　C. $x + y + 1 = 0$　　D. $x + y - 1 = 0$

(2) 直线 $\dfrac{x-1}{-1} = \dfrac{y-1}{0} = \dfrac{z-1}{1}$ 与平面 $2x + y - z + 4 = 0$ 的夹角为（　　）.

A. $\dfrac{\pi}{6}$　　B. $\dfrac{\pi}{3}$　　C. $\dfrac{\pi}{4}$　　D. $\dfrac{\pi}{2}$

(3) 设空间直线的点向式方程为 $\dfrac{x}{0} = \dfrac{y}{1} = \dfrac{z}{2}$,则该直线必（　　）.

A. 过原点且垂直于 x 轴　　　　　　　B. 过原点且垂直于 y 轴

C. 过原点且垂直于 z 轴　　　　　　　D. 过原点且平行于 x 轴

(4) 设空间三直线的方程分别为

$L_1: \dfrac{x+3}{-2} = \dfrac{y+4}{-5} = \dfrac{z}{3}$; $L_2: \begin{cases} x = 3t \\ y = -1 + 3t \\ z = 2 + 7t \end{cases}$; $L_3: \begin{cases} x + 2y - z + 1 = 0 \\ 2x + y - z = 0 \end{cases}$,则必有（　　）.

A. $L_1 // L_2$　　B. $L_1 // L_3$　　C. $L_2 \perp L_3$　　D. $L_1 \perp L_2$

(5) 直线 $\dfrac{x+3}{-2} = \dfrac{y+4}{-7} = \dfrac{z}{3}$ 与平面 $4x - 2y - 2z = 3$ 的关系为（　　）.

A. 平行但直线不在平面上　　　　　　B. 直线在平面上

C. 垂直相交　　　　　　　　　　　　D. 相交但不垂直

2. 填空题.

(1) 过三点 $A(0, 0, 1)$,$B(1, 1, 0)$,$C(2, 3, 1)$ 的平面方程为_____.

(2) 过点 $(-1, 2, 3)$,垂直于直线 $\dfrac{x}{4} = \dfrac{y}{5} = \dfrac{z}{6}$ 且平行于平面 $7x + 8y + 9z + 10 = 0$ 的直线方程为_____.

(3) 点 $M(2, -1, 10)$ 到平面 $3x + 4y - z + 7 = 0$ 的距离是_____.

(4) 直线:$\dfrac{x+2}{1} = \dfrac{y-3}{2} = \dfrac{z+6}{-3}$ 与平面 $x - y - z = 0$ 的夹角正弦值为_____.

(5) 直线 $\begin{cases} 5x - 3y + 3z - 9 = 0 \\ 3x - 2y + z - 1 = 0 \end{cases}$ 与直线 $\begin{cases} 2x + 2y - z + 23 = 0 \\ 3x + 8y + z - 18 = 0 \end{cases}$ 的夹角余弦值为_____.

3. 设平面过原点及点 $(6,-3,2)$，且与平面 $4x-y+2z=8$ 垂直，求此平面方程.

4. 研究以下各组里两平面的位置关系：
（1） $-x+2y-z+1=0$， $y+3z-1=0$；

（2） $2x-y+z-1=0$， $-4x+2y-2z-1=0$；

（3） $2x-y-z+1=0$， $-4x+2y+2z-2=0$.

5. 将直线的一般方程 $\begin{cases} 2x-3y+z-5=0 \\ 3x+y-2z-4=0 \end{cases}$ 化为标准方程（点向式方程）.

6. 求：（1）点 $P(0,-1,1)$ 到直线 $L:\begin{cases} y+2=0 \\ x+2z-7=0 \end{cases}$ 的距离；
（2）过点 $P(0,-1,1)$ 并与直线 L 垂直的直线方程.

第三节　空间曲面及其方程

学习要点

1. 旋转曲面的概念及求法.
2. 常见的二次曲面及方程.
3. 柱面的概念、常见的柱面.

重点、难点

几种常见的二次曲面及其方程，旋转曲面的概念及求法.

知识要点

一、旋转曲面的方程

1. 常见的旋转曲面的方程

以 z 轴为旋转轴的旋转曲面的方程为 $f(\pm\sqrt{x^2+y^2},z)=0$.

旋转曲面图绕哪个轴旋转，该变量不变，另一个变量替换成两个变量（除旋转轴对应的变量外）的平方和的平方根的形式即可.

2. 几种常见的二次曲面及其方程

二次曲面的名称	二次曲面的方程
椭球面	$\dfrac{x^2}{a^2}+\dfrac{y^2}{b^2}+\dfrac{z^2}{c^2}=1$
单叶双曲面	$\dfrac{x^2}{a^2}+\dfrac{y^2}{b^2}-\dfrac{z^2}{c^2}=1$
双叶双曲面	$\dfrac{x^2}{a^2}+\dfrac{y^2}{b^2}-\dfrac{z^2}{c^2}=-1$
椭圆抛物面	$\dfrac{x^2}{a^2}+\dfrac{y^2}{b^2}=z$
双曲抛物面	$\dfrac{x^2}{a^2}-\dfrac{y^2}{b^2}=z$

二、柱面

（1）直线 L 沿定曲线 C（不与直线 L 在同一平面内）平行移动形成的轨迹称为柱面，定曲线 C 称为准线，动直线 L 称为母线.

（2）特征：x,y,z 三个变量中若缺其中之一（例如 y），则表示母线平行于 y 轴的柱面.

（3）常见的柱面：

圆柱面：$x^2+y^2=R^2$（母线平行于 z 轴）；

抛物柱面：$y^2=2x$（母线平行于 z 轴）.

同步训练 4 – 3

1. 下列方程在平面解析几何中和空间解析几何中分别表示什么图形？
(1) $x^2 + y^2 = 4$；
(2) $y^2 = 2x$.

2. 说明下列旋转曲面是怎样形成的：
(1) $\dfrac{x^2}{4} + \dfrac{y^2}{9} + \dfrac{z^2}{9} = 1$；　　　　　(2) $x^2 - \dfrac{y^2}{4} + z^2 = 1$.

综合训练一

1. 选择题.
(1) 向量 $\boldsymbol{a} = (1, 2, x)$，$\boldsymbol{b} = (2, y, -1)$，若 $|\boldsymbol{a}| = \sqrt{5}$，且 $\boldsymbol{a} \perp \boldsymbol{b}$，则 $x + y = ($ 　　 $)$.
A. -2　　　　B. 2　　　　C. -1　　　　D. 1
(2) 设 $M(5, -1, 2)$，$A(4, 2, -1)$，若 $\overrightarrow{OM} = \overrightarrow{AB}$，则点 B 应为（　　）.
A. $(-1, 3, -3)$　　　　　　　B. $(9, 1, 1)$
C. $(1, -3, 3)$　　　　　　　D. $(-9, -1, -1)$
(3) 已知空间三点 $A(0, 2, 3)$，$B(-2, 1, 6)$，$C(1, -1, 5)$，向量 $\boldsymbol{a} = (x, y, 1)$，若向量 $\boldsymbol{a}$ 分别与 $\overrightarrow{AB}$，$\overrightarrow{AC}$ 垂直，则向量 $\boldsymbol{a}$ 的坐标为（　　）.
A. $(1, 1, 1)$　　　　　　　B. $(-2, -1, 1)$
C. $(1, -3, 1)$　　　　　　　D. $(1, -1, 1)$
(4) 平面 $2x + 2y - 4z + 2 = 0$ 与平面 $x + y + kz + 1 = 0$ 平行，则 $k = ($ 　　 $)$.
A. 2　　　　B. -2　　　　C. 1　　　　D. -1
(5) 过点 $M(1, -2, 1)$ 且与直线 $x = y - 1 = z - 1$ 垂直的平面方程是（　　）.
A. $x - y + z = 0$　　　　　　B. $x + y - z = 0$
C. $x - y - z = 0$　　　　　　D. $x + y + z = 0$

2. 填空题.
(1) 到两定点 $A(2, 3, 0)$，$B(5, 1, 0)$ 距离相等的点 P 的坐标满足的条件是_____.
(2) 已知点 $A(2, 3, 5)$，$B(-2, 1, a)$，则 $|\overrightarrow{AB}|$ 的最小值为_____.

(3) 过点 $M(1,2,-1)$ 且与直线 $L: \begin{cases} x = -t+2 \\ y = 3t-4 \\ z = t-1 \end{cases}$ 垂直的平面是_____.

(4) 向量 d 垂直于向量 $a = (2,3,-1)$ 和 $b = (1,-2,3)$，且与 $c = (2,-1,1)$ 的数量积为 -6，则向量 $d = $_____.

(5) 方程 $\dfrac{x^2}{a^2} + \dfrac{y^2}{b^2} - \dfrac{z^2}{c^2} = 1$ 的图像是_____.

3. 设点 $A(x_1,y_1,z_1)$，$B(x_2,y_2,z_2)$，$C(x_3,y_3,z_3)$ 不在同一直线上，求点 A 到 BC 之间的距离.

4. 设向量 m，n，p 两两垂直，符合右手规则，且 $|m| = 4$，$|n| = 2$，$|p| = 4$，计算 $(m \times n) \cdot p$.

5. 求过三点 $M_1(2,-1,4)$、$M_2(-1,3,-2)$ 和 $M_3(0,2,3)$ 的平面方程.

综合训练二

1. 选择题.
(1) $\overrightarrow{AO} + \overrightarrow{OB} + \overrightarrow{OC} + \overrightarrow{CA} + \overrightarrow{BO} = ($ 　　$)$.
A. $\overrightarrow{AB}$ 　　　　B. 0 　　　　C. $\overrightarrow{BC}$ 　　　　D. $\overrightarrow{AC}$

(2) 如图 4-4 所示，在四边形 $ABCD$ 中，设 $\overrightarrow{AB} = a$，$\overrightarrow{AD} = b$，$\overrightarrow{BC} = c$，则 $\overrightarrow{DC} = ($ 　　$)$.
A. $a - b + c$ 　　　　B. $b - (a + c)$
C. $a + b + c$ 　　　　D. $b - a + c$

(3) 下列选项中正确的是（　　）.
A. 若 $a \cdot b = b \cdot c$ 且 $b \neq 0$，则 $a = c$
B. 若 $a \times b = b \times c$ 且 $b \neq 0$，则 $a = c$
C. 若 $a \cdot c = 0$，则 $a = 0$ 或 $c = 0$
D. $a \times b = -b \times a$

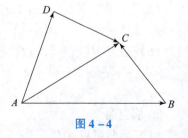

图 4-4

(4) 如图 4-5 所示，直三棱柱 $ABC-A_1B_1C_1$ 中，$AA_1=AB=AC$，$AB\perp AC$，M 是 CC_1 的中点，Q 是 BC 的中点，P 是 A_1B_1 的中点，则直线 PQ 与 AM 所成的角为（　　）．

A. $\dfrac{\pi}{6}$　　　　B. $\dfrac{\pi}{4}$

C. $\dfrac{\pi}{3}$　　　　D. $\dfrac{\pi}{2}$

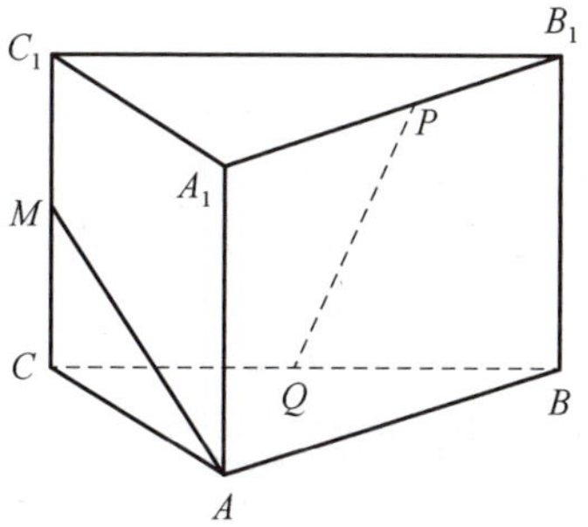

(5) 将 zOx 坐标面上的圆 $x^2+z^2=9$ 绕 z 轴旋转一周，则所生成的旋转曲面的方程为（　　）．

A. $x^2+y^2+z^2=9$　　B. $x^2+y^2+z^2=0$　　C. $x^2+y^2=9$　　D. $x^2+z^2=9$

图 4-5

2. 填空题．

(1) 设一向量与各坐标轴间的夹角为 α、β、γ，若已知 $\alpha=\dfrac{\pi}{3}$，$\beta=\dfrac{2\pi}{3}$，那么 $\gamma=$ _____．

(2) 已知 $\boldsymbol{a}$，$\boldsymbol{b}$，$\boldsymbol{c}$ 是两两垂直的单位向量，则 $|\boldsymbol{a}-2\boldsymbol{b}+3\boldsymbol{c}|=$ _____．

(3) 已知 $\boldsymbol{a}=(3,-2,-3)$，$\boldsymbol{b}=(-1,x-1,1)$，且 $\boldsymbol{a}$ 与 $\boldsymbol{b}$ 的夹角为钝角，则 x 的取值范围是 _____．

(4) 已知平面 α 经过点 $O(0,0,0)$，且 $\boldsymbol{e}=(1,1,1)$ 是 α 的一个法向量，$M(x,y,z)$ 是平面 α 内任意一点，则 x，y，z 满足的关系是 _____．

(5) 如图 4-6 所示，在棱长为 4 的正方体 $ABCD-A_1B_1C_1D_1$ 中，点 E 是棱 CC_1 的中点，则异面直线 D_1E 与 AC 所成角的余弦值是 _____．

3. 若向量 $\boldsymbol{a}=(2,\lambda,1)$，$\boldsymbol{b}=(1,-2,2)$，且 $\boldsymbol{a}$ 与 $\boldsymbol{b}$ 夹角的余弦值为 $\dfrac{2}{3}$，求 λ．

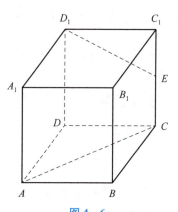

图 4-6

4. 试用向量证明不等式：$\sqrt{a_1^2+a_2^2+a_3^2}\sqrt{b_1^2+b_2^2+b_3^2}\geqslant |a_1b_1+a_2b_2+a_3b_3|$，其中 a_1，a_2，a_3，b_1，b_2，b_3 为任意实数，并指出等号成立的条件．

5. 已知平面方程 $x-2y+2z-21=0$，求：

(1) 点 $(3,2,1)$ 到平面的距离；

(2) 此平面与 xOy 平面的夹角 θ．

本章检测

(总分100分，60分钟)

专业：_____ 年级：_____ 班级：_____

姓名：_____ 学号：_____ 成绩：_____

一、选择题（每小题 5 分，共 30 分）

1. 当 a 与 b 满足（　　）时，有 $|a+b|=|a|+|b|$.

  A. $a \perp b$ B. $a = \lambda b$（λ 为常数）

  C. $a /\!/ b$ D. $a \cdot b = |a||b|$

2. 下列平面方程中，方程（　　）过 y 轴.

  A. $x+y+z=1$ B. $x+y+z=0$

  C. $x+z=0$ D. $x+z=1$

3. 既与两平面 $\pi_1:x-4z=3$ 和 $\pi_2:2x-y-5z=1$ 的交线平行，又过点 $(-3,2,5)$ 的直线点向式方程为（　　）.

  A. $\dfrac{x+3}{4}=\dfrac{y-2}{3}=\dfrac{z-5}{1}$ B. $\dfrac{x-3}{4}=\dfrac{y+2}{3}=\dfrac{z+5}{1}$

  C. $\dfrac{x-3}{1}=\dfrac{y+2}{3}=\dfrac{z+5}{4}$ D. $\dfrac{x+3}{1}=\dfrac{y-2}{3}=\dfrac{z-5}{4}$

4. 若 $a=(1,-2,-1)$，$b=(2,0,1)$，下列与 $a \times b$ 平行的向量是（　　）.

  A. $(2,3,-4)$ B. $(2,3,4)$ C. $(3,-2,0)$ D. $(2,0,-1)$

5. 直线 $\dfrac{x-1}{2}=\dfrac{y}{1}=\dfrac{z+1}{-1}$ 与平面 $x-y+z=1$ 的位置关系是（　　）.

  A. 垂直   B. 平行

  C. 夹角为 $\dfrac{\pi}{4}$ D. 夹角为 $-\dfrac{\pi}{4}$

6. 若非零向量 a，b 满足关系式 $|a-b|=|a+b|$，则必有（　　）.

  A. $a-b=a+b$ B. $a=b$ C. $a \cdot b = 0$ D. $a \times b = 0$

二、填空题（每小题 5 分，共 30 分）

1. 若 $|a||b|=\sqrt{2}$，$|a \times b|=\sqrt{2}$，则 $a \cdot b =$ _____.

2. 与平面 $x-y+2z-6=0$ 垂直的单位向量为_____.

3. 过点 $(-3,1,-2)$ 和 $(3,0,5)$ 且平行于 x 轴的平面方程为_____.

4. 过原点且垂直于平面 $2y-z+2=0$ 的直线为_____.

5. 曲面 $\dfrac{x^2}{a^2}-\dfrac{y^2}{b^2}=z$ 的图像是_____.

6. 已知 $a=(1,0,-2)$，$b=(1,1,0)$，存在 c，使 $c \perp a$，$c \perp b$ 且 $|c|=6$. 则 $c=$ _____.

三、应用题（1~4每小题3分，共7题，共40分）

已知向量$\overrightarrow{P_1P_2}$的始点为$P_1(2,-2,5)$，终点为$P_2(-1,4,7)$，试求：

1. 向量$\overrightarrow{P_1P_2}$的坐标；

2. 向量$\overrightarrow{P_1P_2}$的模；

3. 向量$\overrightarrow{P_1P_2}$的方向余弦；

4. 与向量$\overrightarrow{P_1P_2}$方向一致的单位向量.

5. （10分）求过x轴且与平面$\sqrt{5}x+2y+z=0$的夹角为$\dfrac{\pi}{3}$的平面方程.

6. （10分）一直线通过点$A(1,2,1)$，且垂直于直线$L: \dfrac{x-1}{3}=\dfrac{y}{2}=\dfrac{z+1}{1}$，又和直线$x=y=z$相交，求该直线方程.

7. （8分）求点$M_0(2,-1,1)$到直线$l:\begin{cases}x-2y+z-1=0\\x+2y-z+3=0\end{cases}$的距离$d$.

第五章

多元函数微积分

知识导图

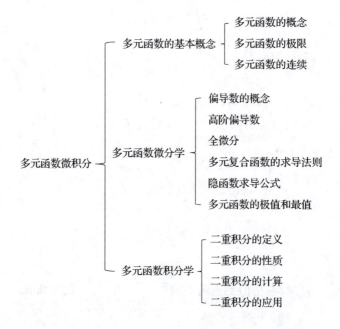

第一节 多元函数的基本概念

学习要点

1. 多元函数的概念.
2. 多元函数的极限.
3. 多元函数的连续性.

重点、难点

多元函数的连续，多元函数的极限.

知识要点

一、多元函数的概念

设有三个变量 x，y，z，当变量 x，y 在某一范围 D 内任取一对值 (x,y) 时，按照一定对应法则 f，变量 z 总有唯一确定的值与之对应，则称变量 z 是变量 x，y 的**二元函数**，记作 $z=f(x,y)$. 其中 x，y 称为**自变量**，z 称为**因变量**，自变量 x，y 的取值范围 D 称为该函数的**定义域**.

当自变量 x，y 分别取 x_0，y_0 时，对应的因变量 z 的值称为函数 $z=f(x,y)$ 在点 (x_0,y_0) 处的**函数值**，记作

$$f(x_0,y_0) \text{ 或 } z\big|_{(x_0,y_0)}, z\big|_{\substack{x=x_0 \\ y=y_0}}$$

当自变量取遍定义域 D 内的一切点时，对应函数值的全体所构成的集合称为函数 $z=f(x,y)$ 的**值域**，记作 $f(D)$，即

$$f(D)=\{z|z=f(x,y),(x,y)\in D\}$$

类似的，我们可以定义三元函数、四元函数及四元以上的函数. 二元及二元以上的函数统称为**多元函数**.

二元函数的定义域 D 是 xOy 面上的平面区域. 二元函数的图形通常是一张曲面，定义域就是此曲面在平面上的投影.

二、多元函数的极限

设函数 $z=f(x,y)$ 在 $P_0(x_0,y_0)$ 的某去心邻域内有定义，点 $P(x,y)$ 是该邻域内异于点 $P_0(x_0,y_0)$ 的任意一点，如果当点 $P(x,y)$ 以任意方式无限地趋于点 $P_0(x_0,y_0)$ 时，函数 $f(x,y)$ 总趋于一个确定的常数 A，则称常数 A 为函数 $f(x,y)$ 当 $(x,y)\to(x_0,y_0)$ 时的极限，记作

$$\lim_{(x,y)\to(x_0,y_0)}f(x,y)=A \text{ 或 } f(x,y)\to A((x,y)\to(x_0,y_0))$$

也记作

$$\lim_{P\to P_0}f(P)=A \text{ 或 } f(P)\to A(P\to P_0)$$

二元函数的极限定义可相应地推广到三元及三元以上的函数.

当点 P 以任意方式趋于点 P_0 时，函数 $z=f(x,y)$ 都无限趋于同一个常数，这样二重极限才存在，否则不存在. 当点 P 仅以一种或多种特殊的方式趋于点 P_0（如沿着一条直线或多条直线趋于点 P_0）时，即使函数 $z=f(x,y)$ 都无限趋于同一常数，也不能断定函数的极限存在.

三、多元函数的连续

设函数 $z=f(x,y)$ 在点 $P_0(x_0,y_0)$ 的某邻域内有定义，如果

$$\lim_{(x,y)\to(x_0,y_0)} f(x,y) = f(x_0,y_0)$$

则称函数 $f(x,y)$ 在点 $P_0(x_0,y_0)$ 处**连续**. 如果函数 $f(x,y)$ 在点 $P_0(x_0,y_0)$ 处**不连续**，则称函数在点 $P_0(x_0,y_0)$ 处**间断**，称点 $P_0(x_0,y_0)$ 为函数 $z=f(x,y)$ 的**不连续点或间断点**.

设二元函数 $z=f(x,y)$ 在 $P_0(x_0,y_0)$ 邻域内有定义，若

$$\lim_{\substack{\Delta x\to 0\\ \Delta y\to 0}} \Delta z = \lim_{\substack{\Delta x\to 0\\ \Delta y\to 0}} [f(x_0+\Delta x, y_0+\Delta y) - f(x_0,y_0)] = 0$$

则称函数 $f(x,y)$ 在点 $P_0(x_0,y_0)$ 处**连续**，点 $P_0(x_0,y_0)$ 为函数 $z=f(x,y)$ 的**连续点**. 如果函数 $f(x,y)$ 在点 $P_0(x_0,y_0)$ 处**不连续**，则称函数在点 $P_0(x_0,y_0)$ 处**间断**.

二元函数的间断性与一元函数有所不同，有时可能是间断点，有时可能是间断线.

如果函数 $f(x,y)$ 在区域 D 内的每一点处都连续，则称 $z=f(x,y)$ 在区域 D 上连续，或称 $z=f(x,y)$ 是 D 上的**连续函数**.

同步训练 5–1

1. 根据已知条件，写出下列函数的表达式：

(1) $f(x,y) = \dfrac{xy^2}{x+y^2}$，求 $f\left(xy, \dfrac{y}{x}\right)$.

(2) $f\left(\dfrac{x}{y}\right) = \sqrt{\dfrac{xy}{x^2+y^2}}$，求 $f(x+y)$.

(3) $f(x,y) = 2x - 3y + 1$，求 $f[f(x^2,y), x-y]$.

(4) $f(x-y, \ln x) = \left(1 - \dfrac{y}{x}\right)\dfrac{e^x}{e^y \ln(x^x)}$，求 $f(x,y)$.

2. 求下列函数的定义域：

(1) $f(x,y) = \ln \sin x$;

(2) $f(x,y) = \ln(2x^2 + y^2 - 4)$;

(3) $f(x,y) = \dfrac{xy}{\sqrt{2-|x|-|y|}}$;

(4) $f(x,y) = \dfrac{2x+y^2}{y^2-2x}$.

3. 求下列各极限：

(1) $\lim\limits_{(x,y)\to(0,1)} \dfrac{x-x^2y+3}{x^2y^3+3xy-y^2}$;

(2) $\lim\limits_{(x,y)\to(2,2)} \dfrac{x+y-4}{\sqrt{x+y}-2}$;

(3) $\lim\limits_{(x,y)\to(0,0)} \dfrac{e^x\sin(x+2y)}{x+2y}$;

(4) $\lim\limits_{(x,y)\to(0,0)} (x+y)\sin\dfrac{1}{x^2+y^2}$.

4. 讨论函数 $f(x,y) = \begin{cases}(x^2+y^2)\ln(x^2+y^2), & x^2+y^2\neq 0\\ 0, & x^2+y^2=0\end{cases}$ 在点 (0,0) 处的连续性.

第二节　多元函数微分学

学习要点

1. 偏导数的概念及其计算.
2. 高阶偏导数的概念及其计算.
3. 全微分的概念及在近似中的应用.
4. 多元复合函数的求导法则.
5. 隐函数的求导公式.
6. 多元函数的极值及最值.

重点、难点

偏导数的概念及其计算，多元函数的极值.

知识要点

一、偏导数的概念

设函数 $z=f(x,y)$ 在点 (x_0, y_0) 的某一邻域内有定义，当 y 固定在 y_0，而 x 在 x_0 处有增量 Δx 时，相应的函数有增量 $f(x_0+\Delta x, y_0) - f(x_0, y_0)$，如果

$$\lim_{\Delta x \to 0}\frac{\Delta z_x}{\Delta x} = \lim_{\Delta x \to 0}\frac{f(x_0+\Delta x, y_0) - f(x_0, y_0)}{\Delta x}$$

存在，则称此极限为函数 $z=f(x,y)$ 在点 (x_0, y_0) 处对 x 的偏导数，记作

$$\left.\frac{\partial z}{\partial x}\right|_{\substack{x=x_0 \\ y=y_0}}, \quad \left.\frac{\partial f}{\partial x}\right|_{\substack{x=x_0 \\ y=y_0}}, \quad \left.z'_x\right|_{\substack{x=x_0 \\ y=y_0}} \text{ 或 } f'_x(x_0, y_0)$$

类似的，函数 $z=f(x,y)$ 在点 (x_0, y_0) 处对 y 的偏导数定义为

$$\lim_{\Delta y \to 0}\frac{\Delta z_y}{\Delta x} = \lim_{\Delta y \to 0}\frac{f(x_0, y_0+\Delta y) - f(x_0, y_0)}{\Delta y}$$

记作

$$\left.\frac{\partial z}{\partial y}\right|_{\substack{x=x_0 \\ y=y_0}}, \quad \left.\frac{\partial f}{\partial y}\right|_{\substack{x=x_0 \\ y=y_0}}, \quad \left.z'_y\right|_{\substack{x=x_0 \\ y=y_0}} \text{ 或 } f'_y(x_0, y_0)$$

如果函数 $z=f(x,y)$ 在区域 D 内每一点 (x, y) 处对 x 的偏导数都存在，则这个偏导数就是 x，y 的函数，称它为函数 $z=f(x,y)$ 对自变量 x 的偏导函数，记作

$$\frac{\partial z}{\partial x}, \quad \frac{\partial f}{\partial x}, \quad z'_x \text{ 或 } f'_x(x, y)$$

如果函数 $z=f(x,y)$ 在区域 D 内每一点 (x, y) 处对 y 的偏导数都存在，则这个偏导数就是 x，y 的函数，称它为函数 $z=f(x,y)$ 对自变量 y 的偏导函数，记作

$$\frac{\partial z}{\partial y}, \quad \frac{\partial f}{\partial y}, \quad z'_y \text{ 或 } f'_y(x, y)$$

求多元函数对某个自变量的偏导数时，只需把其他自变量看作常量，按照一元函数的求导公式和求导法则进行求导即可.

二、高阶偏导数

设函数 $z=f(x,y)$ 在区域 D 内具有偏导数

$$\frac{\partial z}{\partial x} = f'_x(x,y), \quad \frac{\partial z}{\partial y} = f'_y(x,y)$$

则在 D 内 $f'_x(x,y)$，$f'_y(x,y)$ 都是 x，y 的函数. 如果这两个函数的偏导数都存在，则称它们为函数 $z=f(x,y)$ 的**二阶偏导数**，按照对变量求导次序的不同，有下列四个二阶偏导数：

(1) $\dfrac{\partial}{\partial x}\left(\dfrac{\partial z}{\partial x}\right) = \dfrac{\partial^2 z}{\partial x^2} = f''_{xx}(x,y)$， (2) $\dfrac{\partial}{\partial y}\left(\dfrac{\partial z}{\partial x}\right) = \dfrac{\partial^2 z}{\partial x \partial y} = f''_{xy}(x,y)$

(3) $\dfrac{\partial}{\partial x}\left(\dfrac{\partial z}{\partial y}\right) = \dfrac{\partial^2 z}{\partial y \partial x} = f''_{yx}(x,y)$， (4) $\dfrac{\partial}{\partial y}\left(\dfrac{\partial z}{\partial y}\right) = \dfrac{\partial^2 z}{\partial^2 y} = f''_{yy}(x,y)$

其中第（2）、(3) 两个偏导数称为 **二阶混合偏导数**. 二阶混合偏导数在连续的情况下与求导次序无关.

类似的，可以定义三阶及三阶以上的偏导数. 二阶及二阶以上的偏导数统称为 **高阶偏导数**.

三、全微分

设函数 $z=f(x,y)$ 在点 (x,y) 的某邻域内有定义，如果函数在点 (x,y) 处的全增量 $\Delta z=f(x+\Delta x,y+\Delta y)-f(x,y)$ 可以表示为

$$\Delta z=A\Delta x+B\Delta y+o(\rho)$$

式中，A，B 不依赖于 Δx，Δy 而仅与 x，y 有关，$\rho=\sqrt{(\Delta x)^2+(\Delta y)^2}$，则称函数 $z=f(x,y)$ 在点 (x,y) 处**可微分**（简称**可微**），称 $A\Delta x+B\Delta y$ 为函数 $z=f(x,y)$ 在点 (x,y) 处的全微分，记作 $\mathrm{d}z$，即

$$\mathrm{d}z=A\Delta x+B\Delta y$$

若函数 $z=f(x,y)$ 在点 (x,y) 处可微，则函数 $z=f(x,y)$ 在点 (x,y) 处的两个偏导数 $\frac{\partial z}{\partial x}$，$\frac{\partial z}{\partial y}$ 必定存在，且函数 $z=f(x,y)$ 在点 (x,y) 处的全微分为

$$\mathrm{d}z=\frac{\partial z}{\partial x}\Delta x+\frac{\partial z}{\partial y}\Delta y$$

规定 $\Delta x=\mathrm{d}x$，$\Delta y=\mathrm{d}y$，则函数 $z=f(x,y)$ 在点 (x,y) 处的全微分可写成

$$\mathrm{d}z=\frac{\partial z}{\partial x}\mathrm{d}x+\frac{\partial z}{\partial y}\mathrm{d}y$$

若函数 $z=f(x,y)$ 的偏导数 $\frac{\partial z}{\partial x}$，$\frac{\partial z}{\partial y}$ 在点 (x,y) 处连续，则函数在该点处一定可微.

四、多元复合函数的求导法则

1. 一元函数与多元函数复合的情形

如果函数 $u=\varphi(t)$ 及 $v=\psi(t)$ 都在 t 处可导，函数 $z=f(u,v)$ 在对应点 (u,v) 处具有连续偏导数，则复合函数 $z=f[\varphi(t),\psi(t)]$ 在点 t 处可导，且有

$$\frac{\mathrm{d}z}{\mathrm{d}t}=\frac{\partial z}{\partial u}\frac{\mathrm{d}u}{\mathrm{d}t}+\frac{\partial z}{\partial v}\frac{\mathrm{d}v}{\mathrm{d}t}$$

2. 多元函数与多元函数复合的情形

设 $u=\varphi(x,y)$，$v=\psi(x,y)$ 都在点 (x,y) 处具有对 x 及对 y 的偏导数，函数 $z=f(u,v)$ 在对应点 (u,v) 处具有连续偏导数，则复合函数 $z=f[\varphi(x,y),\psi(x,y)]$ 在点 (x,y) 处的两个偏导数均存在，且有

$$\frac{\partial z}{\partial x}=\frac{\partial z}{\partial u}\frac{\partial u}{\partial x}+\frac{\partial z}{\partial v}\frac{\partial v}{\partial x}$$

$$\frac{\partial z}{\partial y}=\frac{\partial z}{\partial u}\frac{\partial u}{\partial y}+\frac{\partial z}{\partial v}\frac{\partial v}{\partial y}$$

五、隐函数求导公式

设方程 $F(x,y)=0$ 确定了一元隐函数 $y=f(x)$，根据多元复合函数的求导法则，两边对 x 求导，得 $F'_x + F'_y \dfrac{dy}{dx} = 0$. 若 $F'_y \neq 0$，则有

$$\frac{dy}{dx} = -\frac{F'_x}{F'_y}$$

类似的，设方程 $F(x,y,z)=0$ 确定了二元隐函数 $z=f(x,y)$，根据多元复合函数的求导法则，上式两边分别对 x，y 求导得

$$F'_x + F'_z \frac{\partial z}{\partial x} = 0, \quad F'_y + F'_z \frac{\partial z}{\partial y} = 0$$

若 $F'_z \neq 0$，则有

$$\frac{\partial z}{\partial x} = -\frac{F'_x}{F'_z}, \quad \frac{\partial z}{\partial y} = -\frac{F'_y}{F'_z}$$

六、多元函数的极值与最值

1. 多元函数的极值

设函数 $z=f(x,y)$ 在点 (x_0, y_0) 的某一邻域内有定义，若对于该邻域内异于 (x_0, y_0) 的任一点 (x,y)，都有

$$f(x,y) < f(x_0, y_0)$$

则称函数 $z=f(x,y)$ 在点 (x_0, y_0) 处有**极大值** $f(x_0, y_0)$，点 (x_0, y_0) 称为函数 $z=f(x,y)$ 的**极大值点**；若对于该邻域内异于 (x_0, y_0) 的任一点 (x,y)，都有

$$f(x,y) > f(x_0, y_0)$$

则称函数 $z=f(x,y)$ 在点 (x_0, y_0) 处有**极小值** $f(x_0, y_0)$，点 (x_0, y_0) 称为函数 $z=f(x,y)$ 的**极小值点**. 极大值与极小值统称为**极值**. 使函数取得极值的点称为**极值点**.

设函数 $z=f(x,y)$ 在点 (x_0, y_0) 处具有偏导数，且在该点处有极值，则有

$$f'_x(x_0, y_0) = 0, \quad f'_y(x_0, y_0) = 0$$

与一元函数的情形类似，对于多元函数，凡是能使一阶偏导数同时为 0 的点称为函数驻点. 具有偏导数的函数的极值点必定是驻点，但函数的驻点不一定是极值点.

设函数 $z=f(x,y)$ 在点 (x_0, y_0) 的某邻域内连续且有一阶及二阶连续偏导数，且 $f'_x(x_0, y_0)=0$，$f'_y(x_0, y_0)=0$，令

$$f''_{xx}(x_0, y_0) = A, \quad f''_{xy}(x_0, y_0) = B, \quad f''_{yy}(x_0, y_0) = C$$

则有

(1) 当 $AC - B^2 > 0$ 且 $A > 0$ 时，函数 $f(x,y)$ 在点 (x_0, y_0) 处有极小值 $f(x_0, y_0)$；
当 $AC - B^2 > 0$ 且 $A < 0$ 时，函数 $f(x,y)$ 在点 (x_0, y_0) 处有极大值 $f(x_0, y_0)$；

(2) 当 $AC - B^2 < 0$ 时，函数 $f(x,y)$ 在点 (x_0, y_0) 处无极值；

(3) 当 $AC - B^2 = 0$ 时，函数 $f(x,y)$ 在点 (x_0, y_0) 处可能有极值，也可能无极值.

2. 求极值的一般步骤

(1) 先求出一阶、二阶偏导数 $f'_x(x,y)$, $f'_y(x,y)$, $f''_{xx}(x,y)$, $f''_{xy}(x,y)$, $f''_{yy}(x,y)$.

(2) 解方程组 $\begin{cases} f'_x(x,y) = 0 \\ f'_y(x,y) = 0 \end{cases}$ 求得一切实数解，即可求得一切驻点.

(3) 对于每一个驻点 (x_0, y_0)，求出二阶偏导数的值 ($A = f''_{xx}(x_0, y_0)$, $B = f''_{xy}(x_0, y_0)$, $C = f''_{yy}(x_0, y_0)$)，并确定 $AC - B^2$ 的符号，然后按上述方法，判断 $f(x_0, y_0)$ 是否为极值，如果是，说明是极大值还是极小值.

3. 多元函数的最值

求二元函数最大值和最小值的一般方法：考查函数 $f(x,y)$ 的所有驻点、一阶偏导数不存在的点及边界点的函数值，比较这些值，其中最大者（或最小者）即为函数在 D 上的最大值（或最小值）.

4. 条件极值

拉格朗日乘数法：设函数 $f(x,y)$ 和 $\varphi(x,y)$ 在所考虑的区域内有连续的一阶偏导数，且 $\varphi'_x(x,y)$, $\varphi'_y(x,y)$ 不同时为 0，求函数 $z = f(x,y)$ 在附加条件 $\varphi(x,y) = 0$ 下的可能极值点，可通过以下步骤来求解：

(1) 构造辅助函数 $L(x,y) = f(x,y) + \lambda\varphi(x,y)$，式中，$\lambda$ 为参数.

(2) 求辅助函数 $L(x,y)$ 对 x，y 的一阶偏导数，并使之为 0，然后与方程 $\varphi(x,y) = 0$ 联立起来，组成方程组

$$\begin{cases} f'_x(x,y) + \lambda\varphi'_x(x,y) = 0 \\ f'_y(x,y) + \lambda\varphi'_y(x,y) = 0 \\ \varphi(x,y) = 0 \end{cases}$$

(3) 由以上方程组解出 x，y，λ，则点 (x,y) 就是函数 $z = f(x,y)$ 在附加条件 $\varphi(x,y) = 0$ 下的可能极值点.

辅助函数 $L(x,y)$ 称为拉格朗日函数，λ 称为拉格朗日乘子.

同步训练 5 – 2

1. 已知 $f(x,y) = x^2 y$，分别写出在下列变化过程中函数的增量：

(1) 从点 $(1,2)$ 到点 $(1+\Delta x, 2)$；　　　(2) 从点 $(1,2)$ 到点 $(1, 2+\Delta y)$；

(3) 求 $f'_x(1,2)$；　　　(4) 设 $g(x) = f(x,2)$，求 $g'(1)$.

2. 求下列函数在指定点处的一阶偏导数：
(1) $z = x^2 - xy + y^2$，点 $(1,2)$.

(2) $z = e^{-x}\sin(x+y)$，点 $\left(0, \dfrac{\pi}{2}\right)$.

(3) $u = \ln(x + 2y + 3z)$，点 $(1,2,1)$.

3. 求下列函数的所有二阶偏导数：
(1) $z = xe^{xy} + y + 3$；

(2) $z = y\operatorname{arccot} x$；

(3) $z = \tan^2(x-y)$；

(4) $z = \dfrac{y}{x} + \dfrac{x}{y}$.

4. 求下列函数的指定高阶偏导数：
(1) $z = xe^{x^2 y}$，求 z'''_{xxy}；

(2) $z = \dfrac{y+x}{y-x}$，求 z'''_{xyx}.

5. 求下列函数的全微分：
(1) $z = y\ln(x^2 + 2y)$；

(2) $z = \tan(x - y)$；

(3) $z = (x^2 + y^2)e^{-\frac{y}{x}}$；

(4) $u = \arcsin\dfrac{y}{z + 2x}$.

6. 利用全微分求下列函数在给定点处的近似值：

(1) $f(x,y) = e^{2y-x}$ 在点 $(0.01, -0.02)$ 处.

(2) $f(x,y) = \ln(x+2y+3z)$ 在点 $(1.1, 2.9, -2.02)$ 处.

7. 一圆柱体储水罐，其底面半径为 30 cm，高为 60 cm，受热膨胀后其半径增加了 0.1 cm，高度增加了 0.2 cm，求该储水罐的容积增加值的近似值.

8. 求下列方程所确定的隐函数 $y = y(x)$ 的一阶导数：

(1) $e^y + 6xy + x^2 = 1$；

(2) $\ln(x^2+y) = x^3 y + \sin x$；

(3) $\sqrt[x]{y} = \sqrt[y]{x}$.

9. 求下列方程所确定的隐函数的指定偏导数：

(1) $z^3 + xyz = 1$，$\dfrac{\partial^2 z}{\partial x^2}$；

(2) $z + \ln(x+2y-z) = 3$，$\dfrac{\partial^2 z}{\partial x \partial y}$.

10. 求下列函数的极值：

(1) $f(x,y) = 3x^2 y + y^3 - 3x^2 - 3y^2$；

(2) $f(x,y) = xy(1-x-y)$；

(3) $f(x,y) = e^{2x}(x+y^2+2y)$；

(4) $f(x,y) = 3axy - x^3 - y^3 \ (a>0)$.

11. 如果在某楼顶要做一个容积为 10 cm 的长方体水箱,已知单位面积箱体与箱盖的建造成本为 1∶3,问:当长宽高各取多大尺寸时,可以使费用最省?

第三节　多元函数积分学

学习要点

1. 二重积分的定义、性质及计算.
2. 二重积分的应用.

重点、难点

二重积分的计算,二重积分的应用.

知识要点

一、二重积分的定义

设 $z = f(x,y)$ 为有界闭区域 D 上的有界函数. 把闭区域 D 任意分成 n 个小闭区域
$$\Delta\sigma_1, \Delta\sigma_2, \cdots, \Delta\sigma_n$$
其中,$\Delta\sigma_i$ 表示第 i 个小闭区域,也表示它的面积. 在每个小闭区域 $\Delta\sigma_i$ 上任取一点 (ξ_i,η_i),作乘积 $f(\xi_i,\eta_i)\Delta\sigma_i (i=1,2,\cdots,n)$,并作和 $\sum_{i=1}^{n} f(\xi_i,\eta_i)\Delta\sigma_i$. 如果当各小闭区域的直径中的最大值 $\lambda \to 0$ 时,该和的极限总存在,且与闭区域 D 的分法及点 (ξ_i,η_i) 的取法无关,则称此极限为函数 $f(x,y)$ 在闭区域 D 上的**二重积分**,记作 $\iint_D f(x,y)\,\mathrm{d}\sigma$,即

$$\iint_D f(x,y)\,\mathrm{d}\sigma = \lim_{\lambda \to 0}\sum_{i=1}^{n} f(\xi_i,\eta_i)\Delta\sigma_i$$

式中,x 与 y 称为**积分变量**;$f(x,y)$ 称为**被积函数**;$f(x,y)\,\mathrm{d}\sigma$ 称为**被积表达式**;$\mathrm{d}\sigma$ 称为**面积元素**;D 称为**积分区域**;$\sum_{i=1}^{n} f(\xi_i,\eta_i)\Delta\sigma_i$ 称为**积分和**.

二、二重积分的性质

(1) 被积函数的常数因子可提到积分号外面,即
$$\iint_D kf(x,y)\,\mathrm{d}\sigma = k\iint_D f(x,y)\,\mathrm{d}\sigma \quad (k \text{ 为常数})$$

(2) 函数和与差的积分等于各函数积分的和与差，即

$$\iint_D [f_1(x,y) \pm f_2(x,y)] d\sigma = \iint_D f_1(x,y) d\sigma \pm \iint_D f_2(x,y) d\sigma$$

(3) 若闭区域 D 被有限条曲线分为有限个部分闭区域，则在 D 上的二重积分等于在各部分闭区域上的二重积分的和. 例如，若 D 分为两个部分闭区域 D_1，D_2，则

$$\iint_D f(x,y) d\sigma = \iint_{D_1} f(x,y) d\sigma \pm \iint_{D_2} f(x,y) d\sigma$$

(4) 若在 D 上，$f(x,y) \equiv 1$，σ 为 D 的面积，则

$$\iint_D 1 d\sigma = \iint_D d\sigma = \sigma$$

上式的几何意义是高为 1 的平顶柱体的体积在数值上就等于柱体的底面积.

(5) 若在 D 上，$f(x,y) \leq \varphi(x,y)$，则有

$$\iint_D f(x,y) d\sigma \leq \iint_D \varphi(x,y) d\sigma$$

(6) 因为 $-|f(x,y)| \leq f(x,y) \leq |f(x,y)|$，所以

$$\left| \iint_D f(x,y) d\sigma \right| \leq \iint_D |f(x,y)| d\sigma$$

(7) 设 M 与 m 分别是 $f(x,y)$ 在闭区域 D 上的最大值和最小值，σ 是 D 的面积，则有

$$m\sigma \leq \iint_D f(x,y) d\sigma \leq M\sigma$$

(8) 设函数 $f(x,y)$ 在 D 闭区域上连续，σ 是 D 的面积，则在 D 上至少存在一点 (ξ, η)，使得

$$\iint_D f(x,y) d\sigma = f(\xi, \eta)\sigma$$

三、二重积分的计算

1. 在直角坐标系中计算二重积分

（1）积分区域 D 为 X 型区域的二重积分计算；

（2）积分区域 D 为 Y 型区域的二重积分计算.

2. 在极坐标系中计算二重积分

（1）极点在积分区域 D 的外部；

（2）极点在积分区域 D 的边界上；

（3）极点在积分区域 D 的内部.

四、二重积分的应用

（1）利用二重积分计算立体体积；

（2）利用二重积分计算曲面面积.

同步训练 5−3

1. 利用二重积分的定义和性质，计算下列积分的值：

(1) $\iint\limits_{D} 2\,d\sigma$，其中 $D = \{(x,y) \mid 1 \leqslant x \leqslant 3, 2 \leqslant y \leqslant 4\}$；

(2) $\iint\limits_{D} \sqrt{x^2+y^2}\,d\sigma$，其中 $D = \{(x,y) \mid x^2+y^2 \leqslant 1\}$.

2. 计算 $\iint\limits_{D} x e^y\,dxdy$，其中 D 是由直线 $y=x$，$x=1$ 以及 x 轴所围成的闭区域.

3. 计算 $\iint\limits_{D} x^2\,dxdy$，其中 D 是由直线 $y=x-2$，$y=2-x$ 以及 $x=1$ 所围成的闭区域.

4. 计算 $\iint\limits_{D} (x+2y)\,dxdy$，其中 D 是由直线 $1=x^2-y^2$ 以及 $y=1$，$y=0$ 所围成的闭区域.

5. 求球体 $x^2+y^2+z^2 \leqslant 4a^2$ 被圆柱面 $x^2+y^2=2ax\,(a>0)$ 所截得的（含在圆柱面内的那部分）立体的体积.

6. 利用极坐标计算下列二重积分：

(1) $\iint\limits_{D} \dfrac{1}{1+x^2+y^2}\,dxdy$，其中 $D = \{(x,y) \mid x^2+y^2 \leqslant 1, x \geqslant 0\}$；

(2) $\iint\limits_{D} \sqrt{5-x^2-y^2}\,\mathrm{d}x\mathrm{d}y$，其中 $D=\{(x,y)\,|\,1\leq x^2+y^2\leq 4,y\geq 0,y\leq x\}$.

7. 选择适当的坐标系计算下列积分：

(1) $\iint\limits_{D}(x+6y)\,\mathrm{d}x\mathrm{d}y$，其中 $D=\{(x,y)\,|\,x\leq 1,y\geq x,y\leq 5x\}$；

(2) $\iint\limits_{D}\arctan\dfrac{y}{x}\,\mathrm{d}x\mathrm{d}y$，其中 $D=\{(x,y)\,|\,1\leq x^2+y^2\leq 4,y\geq 0,y\leq x\}$；

(3) $\iint\limits_{D}\dfrac{x^2}{y}\,\mathrm{d}x\mathrm{d}y$，其中 $D=\{(x,y)\,|\,y\geq x,y\leq 2,xy\geq 1\}$.

8. 求下列曲面所围成的立体的体积：

(1) 平面 $\dfrac{x}{3}+\dfrac{y}{5}+\dfrac{z}{7}=1$，$x=0$，$y=0$ 以及 $z=0$；

(2) $z=4-x^2-y^2$ 与 xOy 面.

综合训练一

1. 选择题.

(1) $f(x,y)$ 在点 (x,y) 处可微是 $f(x,y)$ 在该点连续的（　　）条件.

A. 必要　　　　　B. 充分　　　　　C. 充分必要　　　　　D. 无关

(2) 设 $f(xy, x+y) = x^2 + y^2 + xy$,则 $\dfrac{\partial f(x,y)}{\partial x} = ($ $)$.

A. $2x + y$ B. -1 C. 1 D. $2y + x$

(3) 设 $z = \ln|xy|$,则 $x\dfrac{\partial z}{\partial y} - y\dfrac{\partial z}{\partial x} = ($ $)$.

A. -1 B. 1 C. $\dfrac{y}{x} - \dfrac{x}{y}$ D. $-\dfrac{y}{x} + \dfrac{x}{y}$

(4) 已知 $(axy^3 - y^2\cos x)\mathrm{d}x + (b y\sin x + 3x^2y^2)\mathrm{d}y$ 为某函数 $f(x,y)$ 的全微分,则 a 和 b 的值分别为 (   ).

A. -2 和 2 B. 2 和 -2 C. -3 和 3 D. 3 和 -3

(5) 等式 $\iint\limits_{D} f(x,y)\mathrm{d}\sigma = \lim\limits_{\lambda \to 0}\sum\limits_{i=1}^{n} f(\xi_i, \eta_i)\Delta\sigma_i$ 中 λ 是 (   ).

A. 小区域的最大长度   B. 小区域直径
C. 小区域的直径最大值   D. 小区域面积的最大值

(6) 若 D 是由 $x = y^2$ 和 $x + y = 2$ 所围成的区域,则 $\iint\limits_{D} 2y\mathrm{d}x\mathrm{d}y = ($ $)$.

A. $\int_0^4 \mathrm{d}x \int_{-2}^1 2y\mathrm{d}y$

B. $\int_0^1 \mathrm{d}x \int_{-\sqrt{x}}^{\sqrt{x}} 2y\mathrm{d}y + \int_1^4 \mathrm{d}x \int_{\sqrt{x}}^{2-x} 2y\mathrm{d}y$

C. $\int_{-2}^1 2y\mathrm{d}y \int_{y^2}^{2-y} \mathrm{d}x$

D. $\int_{-2}^1 2y\mathrm{d}y \int_{\sqrt{x}}^{2-x} \mathrm{d}x$

2. 填空题.

(1) 函数 $z = \sqrt{4 - x^2 - y^2}$ 的定义域用集合可以表示为 _____.

(2) 设函数 $z = x(\ln x + \ln y)$,则 $\dfrac{\partial^2 z}{\partial x^2} = $ _____.

(3) $\lim\limits_{(x,y) \to \left(0, \frac{1}{2}\right)} \arccos\sqrt{x^2 + y^2} = $ _____.

(4) 函数 $z = x^2 + y^2 - 2\ln x - 2\ln y\ (x > 0, y > 0)$ 的驻点为 _____.

(5) 二次积分 $\int_0^1 \mathrm{d}y \int_y^1 6x\mathrm{d}x$ 的值为 _____.

(6) 设 $z = x^2 y + e^{xy}$,则 $\mathrm{d}z\big|_{(0,1)} = $ _____.

3. 计算题.

(1) 求下列函数的偏导数 $\dfrac{\partial z}{\partial x}, \dfrac{\partial z}{\partial y}$:

① $z = (x + y)\arctan(xy)$;

② $z = e^u \sin v,\ u = xy,\ v = 2x - 3y$.

（2）设 $z = e^x \ln(x^2+y^2)$，求 z''_{xy}.

（3）设方程 $xyz + \sqrt{x^2+y^2+z^2} = \sqrt{2}$ 确定了函数 $z = z(x,y)$，求 $z(x,y)$ 在点 $(1,0,-1)$ 处的全微分.

（4）求函数 $z = x^3 + y^3 - 3xy$ 的极值.

（5）将二重积分 $\iint\limits_D f(x,y)\,d\sigma$ 化为两种不同次序的累次积分，其中，D 是由 $y=0$，$y^2=2x$ 及 $x^2+y^2=8$ 所围成的在第一象限内的区域.

（6）计算下列二重积分：

① $\iint\limits_D x e^{xy}\,dx\,dy$，其中，$D$ 是由 $xy=1$，$x=2$，$x=1$，$y=2$ 所围成的区域；

② 设 D 是由 $x^2+y^2=1$，$x^2+y^2=4$，$y=\dfrac{\sqrt{3}}{3}x$，$y=x$ 所围成的第一卦限内的闭区域，试求 $\iint\limits_D \arctan\dfrac{y}{x}\,dx\,dy$.

综合训练二

1. 选择题.

(1) $\lim\limits_{\substack{x \to 0 \\ y \to 0}} \dfrac{x}{x+y} = (\quad)$.

A. 0   B. 1
C. ∞ D. 不存在

(2) 设函数 $z = \dfrac{x+y}{x-y}$,则 $\dfrac{\partial z}{\partial x} = (\quad)$.

A. $-\dfrac{1}{(x-y)^2}$ B. $\dfrac{2}{(x-y)^2}$

C. $\dfrac{2x}{(x-y)^2}$ D. $\dfrac{-2y}{(x-y)^2}$

(3) 函数 $f(x,y) = x^2 - y^2$ 上的点 $(0,0)$ $(\quad)$.

A. 不是驻点   B. 是驻点但不是极值点
C. 是极大值点   D. 是极小值点

(4) 若积分区域 D 为 $\begin{cases} 0 \leqslant x \leqslant 1 \\ x \leqslant y \leqslant 1 \end{cases}$,则二重积分 $\iint\limits_{D} f(x,y)\,d\sigma = (\quad)$.

A. $\int_0^1 dx \int_0^1 f(x,y)\,dy$ B. $\int_0^1 dx \int_0^x f(x,y)\,dy$

C. $\int_0^1 dx \int_1^x f(x,y)\,dy$ D. $\int_0^1 dx \int_x^1 f(x,y)\,dy$

(5) 设 D 是下半单位圆内部,则在极坐标系下,二重积分 $\iint\limits_{D} x^2 e^{x^2+y^2}\,dx\,dy$ 可表达为 $(\quad)$.

A. $\int_0^{2\pi} \sin\theta\,d\theta \int_0^1 re^{r^2}\,dr$ B. $\int_0^{2\pi} r^3 e^{r^2}\,d\theta \int_0^1 \cos\theta\,dr$

C. $\int_0^{2\pi} \cos\theta\,d\theta \int_0^1 r^2 e^{r^2}\,dr$ D. $\int_\pi^{2\pi} \cos^2\theta\,d\theta \int_0^1 r^3 e^{r^2}\,dr$

2. 填空题.

(1) 函数 $z = \sqrt{9-x^2-y^2} + \ln(x^2+y^2-4)$ 的定义域为_____.

(2) $\lim\limits_{\substack{x \to 0 \\ y \to 2}} \dfrac{y \sin xy}{x} = $_____.

(3) 函数 $f(x,y) = x^3 + y^3 - 3(x+y)$ 的极大值点的坐标为_____.

(4) 设 $z = u^2 + \sin v$,$u = \cos t$,$v = t^3$,则 $\dfrac{dz}{dt} = $_____.

(5) 交换积分次序 $\int_0^1 dx \int_0^{1-x} f(x,y)\,dy = $_____.

3. 计算题.

(1) 设函数 $z = (x+y)e^{xy}$，求 $\dfrac{\partial z}{\partial x}\bigg|_{\substack{x=1\\y=2}}$，$\dfrac{\partial z}{\partial y}\bigg|_{\substack{x=1\\y=2}}$.

(2) 设函数 $z = x^2 y + e^{xy}$，求全微分 dz.

(3) 设函数 $z = \ln(x - 2y)$，求二阶偏导数.

(4) 设函数 $z = e^u \sin v$，且 $u = 2xy$，$v = x^2 + y$，求 $\dfrac{\partial z}{\partial x}$，$\dfrac{\partial z}{\partial y}$.

(5) 计算 $\iint\limits_{D} xy\, d\sigma$，其中积分区域 D 是单位圆 $x^2 + y^2 \leq 1$ 在第一象限的部分.

(6) 计算 $\iint\limits_{D} \dfrac{x^2}{y} dxdy$，其中积分区域 D 由直线 $y = 2$，$y = x$ 和 $xy = 1$ 所围成.

(7) 计算 $\iint\limits_{D} y^2\, dxdy$，其中积分区域 D 由 $x^2 + y^2 = 1$ 和 $x^2 + y^2 = 4\pi^2$ 所围成.

(8) 要造一容积为 4 m³ 的无盖长方形水箱，问：水箱的长宽高各多少时用料最省？

本章检测

(总分100分,60分钟)

专业：_____   年级：_____   班级：_____

姓名：_____   学号：_____   成绩：_____

一、选择题（每小题5分，共30分）

1. 函数 $f(x,y)$ 在点 (x_0, y_0) 处的偏导数存在是它在该点可微的（   ）条件.
   A. 充分而非必要   B. 必要而非充分
   C. 充要   D. 无关

2. 函数 $z = \dfrac{1}{\sqrt{x}} \ln(x+y)$ 的连续区间为（   ）.
   A. $\{(x,y) \mid x+y > 0\}$ B. $\{(x,y) \mid x > 0, x+y > 0\}$
   C. $\{(x,y) \mid x \geq 0, x+y > 0\}$ D. $\{(x,y) \mid x \geq 0, x+y \geq 0\}$

3. 已知函数 $z = x^y$，则 $\dfrac{\partial z}{\partial x}$ 和 $\dfrac{\partial z}{\partial y}$ 为（   ）.
   A. yx^{y-1} 与 $x^y \ln x$ B. $x^y \ln x$ 与 yx^{y-1}
   C. x^{y-1} 与 $x^y \ln x$ D. yx^{y-1} 与 x^y

4. 点（   ）既是 $z = x^3 - y^3 + 3x^2 + 3y^2 - 9x$ 的驻点，又是极小值点.
   A. $(1,0)$ B. $(1,2)$ C. $(-3,0)$ D. $(-3,2)$

5. 设区域 $D: x^2 + y^2 \leq a^2$，$\iint\limits_D \sqrt{x^2+y^2}\, dxdy = \dfrac{2}{3}\pi$，则 $a = $（   ）.
   A. -1 B. 0 C. 1 D. 2

6. 曲面 $z = \sqrt{4-x^2-y^2}$ 和 $z = 0$ 及柱面 $x^2 + y^2 = 1$ 所围成的空间立体的体积可用二重积分表达为（   ）.
   A. $\int_0^{2\pi} d\theta \int_0^2 \sqrt{4-r^2}\, rdr$ B. $4\int_{-\frac{\pi}{2}}^{\frac{\pi}{2}} d\theta \int_0^2 \sqrt{4-r^2}\, rdr$
   C. $\int_{-\frac{\pi}{2}}^{\frac{\pi}{2}} d\theta \int_0^1 \sqrt{4-r^2}\, rdr$ D. $4\int_0^{\frac{\pi}{2}} d\theta \int_0^1 \sqrt{4-r^2}\, rdr$

二、填空题（每小题6分，共30分）

1. 函数 $u = \ln(4-x^2-y^3) + \dfrac{1}{\sqrt{x^2+y^2-2}}$ 的定义域是_____.

2. 已知函数的偏导数存在，则 $\lim\limits_{h \to 0} \dfrac{f(x+h,y) - f(x-h,y)}{2h} = $_____.

3. 设 $z = \arctan \dfrac{x-y}{x+y}$，则 $\dfrac{\partial z}{\partial y} = $_____.

4. 交换二次积分次序 $\int_0^1 dx \int_y^{\sqrt{y}} f(x,y)\, dy = $_____.

5. 设 $\iint\limits_{D} d\sigma = \pi$，其中 D：$a^2 \leq x^2 + y^2 \leq b^2$，$a^2 + b^2 = 1$，则非负常数 $a = $ _____，$b = $ _____.

三、计算题（1、2 小题各 6 分，3 小题 10 分，4 小题 18 分，共 40 分）

1. 设 $f(x,y) = \begin{cases} x\sin\dfrac{1}{x^2+y^2}, & x^2+y^2 \neq 0 \\ 0, & x^2+y^2 = 0 \end{cases}$，问：函数 $f(x,y)$ 在点 $(0,0)$ 处是否连续？

2. 求函数 $f(x,y) = y^3 - x^2 + 6x - 12y + 5$ 的极值.

3. 求下列函数的一阶和二阶偏导数：
（1）$z = x^4 y^2 - x^2 y^3 + x$；　　　　（2）$z = \ln(x + y^2)$.

4. 计算下列二重积分：
（1）$\iint\limits_{D} y(1+x) dx dy$，其中积分区域 D 是顶点分别为 $(0,0)$，$(1,0)$，$(1,2)$，$(0,1)$ 的梯形闭区域.

（2）$\iint\limits_{D} xy^2 dx dy$，其中积分区域 D 是由直线 $y = 0$，$y = x$，$x = 1$ 所围成的闭区域.

（3）$\iint\limits_{D} \sqrt{x^2 + y^2} dx dy$，其中积分区域 $D = \{(x,y) \mid 4 \leq x^2 + y^2 \leq 9\}$.

第六章

无穷级数

知识导图

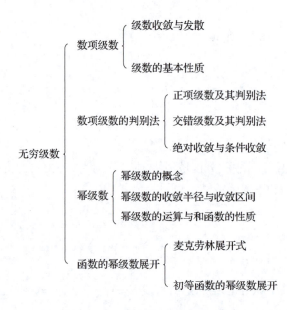

第一节 数项级数

学习要点

1. 数项级数及其部分和的定义，级数收敛与发散的概念.
2. 级数的数乘、和差等运算性质，级数收敛的必要条件.
3. 等比级数（几何级数）.

重点、难点

级数收敛与发散的概念，级数部分和的求解.

知识要点

一、级数的收敛与发散

1. 数项级数

对于给定数列 $\{u_n\}$，表达式

$$u_1 + u_2 + u_3 + \cdots + u_n + \cdots$$

称为**常数项无穷级数**或**数项级数**，简称**级数**，记为 $\sum\limits_{n=1}^{\infty} u_n$，即

$$\sum_{n=1}^{\infty} u_n = u_1 + u_2 + u_3 + \cdots + u_n + \cdots$$

式中，第 n 项 u_n 叫作级数的一般项或通项.

2. 级数部分和

数项级数的前 n 项和记为

$$S_n = \sum_{i=1}^{n} u_i = u_1 + u_2 + u_3 + \cdots + u_n$$

称为数项级数的第 n 个部分和，简称**部分和**.

3. 级数收敛

若级数 $\sum\limits_{n=1}^{\infty} u_n$ 的部分和数列 $\{S_n\}$ 的极限存在，且 $\lim\limits_{n\to\infty} S_n = S$，则称级数 $\sum\limits_{n=1}^{\infty} u_n$ 收敛，极限值 S 为级数的**和**，记为

$$S = \sum_{n=1}^{\infty} u_n = u_1 + u_2 + u_3 + \cdots + u_n + \cdots$$

与部分和的差值 $r_n = S - S_n = u_{n+1} + u_{n+2} + u_{n+3} + \cdots$ 为级数的**余项**. 若 $\{S_n\}$ 极限不存在，则称级数 $\sum\limits_{n=1}^{\infty} u_n$ 发散.

4. 等比级数（几何级数）

$$a + aq + aq^2 + \cdots + aq^{n-1} + \cdots (a \neq 0)$$

在 $|q| < 1$ 时收敛，其和为 $\dfrac{a}{1-q}$；而在 $|q| \geq 1$ 时发散.

二、级数的基本性质

（1）若级数 $\sum\limits_{n=1}^{\infty} u_n$ 收敛，k 为任意常数，则级数 $\sum\limits_{n=1}^{\infty} ku_n$ 也收敛，且

$$\sum_{n=1}^{\infty} ku_n = k \sum_{n=1}^{\infty} u_n$$

若级数 $\sum\limits_{n=1}^{\infty} u_n$ 发散，k 为非零常数，则级数 $\sum\limits_{n=1}^{\infty} ku_n$ 也发散.

（2）若级数 $\sum\limits_{n=1}^{\infty} u_n$，$\sum\limits_{n=1}^{\infty} v_n$ 均收敛，则 $\sum\limits_{n=1}^{\infty} (u_n \pm v_n)$ 也收敛，且

$$\sum_{n=1}^{\infty} (u_n \pm v_n) = \sum_{n=1}^{\infty} u_n \pm \sum_{n=1}^{\infty} v_n$$

(3) 添加、去掉或改变级数的有限项,其敛散性不变.
(4) 在收敛级数的项中,任意加括号,不改变其收敛性,且其和不变.
(5) 收敛级数的必要条件:若级数 $\sum\limits_{n=1}^{\infty} u_n$ 收敛,则其一般项 u_n 趋于零,即
$$\lim_{n\to\infty} u_n = 0$$

同步训练 6-1

1. 写出下列级数的前五项:

(1) $\sum\limits_{n=1}^{\infty} \dfrac{n-1}{n^2}$;

(2) $\sum\limits_{n=1}^{\infty} \dfrac{n}{3^n}$;

(3) $\sum\limits_{n=1}^{\infty} \dfrac{(-1)^n}{2 \times 4 \times \cdots \times 2n}$;

(4) $\sum\limits_{n=1}^{\infty} \dfrac{n!}{n^n}$.

2. 写出下列级数的一般项:

(1) $\dfrac{1+1}{1+2} + \dfrac{1+2}{1+2^2} + \dfrac{1+3}{1+2^3} + \cdots$;

(2) $1 + \dfrac{1}{5} + \dfrac{1}{9} + \dfrac{1}{13} + \cdots$;

(3) $\dfrac{1}{1 \times 2 \times 3} + \dfrac{1}{2 \times 3 \times 4} + \dfrac{1}{3 \times 4 \times 5} + \cdots$;

(4) $\dfrac{2}{1 \times 3} + \dfrac{4}{1 \times 3 \times 5} + \dfrac{6}{1 \times 3 \times 5 \times 7} + \cdots$.

3. 判断下列级数的敛散性,并求出其中收敛级数的和:

(1) $\sum\limits_{n=0}^{\infty} e^n$;

(2) $\sum\limits_{n=1}^{\infty} \dfrac{1}{4n^2-1}$;

(3) $\sum\limits_{n=1}^{\infty} \left(\dfrac{1}{2^n} - \dfrac{2}{3^n}\right)$;

(4) $\sum\limits_{n=1}^{\infty} (\sqrt{n+2} - 2\sqrt{n+1} + \sqrt{n})$.

4. 就级数 $\sum\limits_{n=1}^{\infty} u_n$ 收敛或发散两种情况分别讨论下列级数的敛散性：

(1) $\sum\limits_{n=1}^{\infty}(u_n + 2\,024)$；

(2) $\sum\limits_{n=1}^{\infty} u_{n+2\,024}$；

(3) $\sum\limits_{n=1}^{\infty}(u_{2n-1} + u_{2n})$；

(4) $\sum\limits_{n=1}^{\infty} 2\,024 u_n$.

5. 证明题.

(1) 根据级数收敛与发散的定义证明级数 $\sum\limits_{n=1}^{\infty} n$ 发散；

(2) 根据级数收敛的必要条件证明级数 $\sum\limits_{n=1}^{\infty} n$ 发散.

第二节　数项级数的判别法

学习要点

1. 正项级数的比较判别法、比值判别法和根值判别法.
2. 交错级数的莱布尼茨判别法.
3. 调和级数、p 级数.
4. 级数绝对收敛与条件收敛的概念.

重点、难点

级数绝对收敛与条件收敛的概念，级数敛散性的判别.

知识要点

一、正项级数及其判别法

1. 正项级数

若数项级数 $\sum\limits_{n=1}^{\infty} u_n$ 的每一项 $u_n \geqslant 0$，则称该级数为 **正项级数**.

2. 比较判别法

设正项级数 $\sum_{n=1}^{\infty} u_n$，$\sum_{n=1}^{\infty} v_n$ 满足 $u_n \leq v_n (n = 1, 2, 3, \cdots)$.

(1) 若 $\sum_{n=1}^{\infty} v_n$ 收敛，则 $\sum_{n=1}^{\infty} u_n$ 收敛；

(2) 若 $\sum_{n=1}^{\infty} u_n$ 发散，则 $\sum_{n=1}^{\infty} v_n$ 发散.

3. 调和级数

调和级数 $\sum_{n=1}^{\infty} \frac{1}{n}$ 是发散的.

4. p 级数

p 级数 $\sum_{n=1}^{\infty} \frac{1}{n^p} (p > 0)$

在 $p > 1$ 时收敛；在 $p \leq 1$ 时发散.

5. 比较判别法的极限形式

设正项级数 $\sum_{n=1}^{\infty} u_n$，$\sum_{n=1}^{\infty} v_n$ 满足 $\lim_{n \to \infty} \frac{u_n}{v_n} = a$.

(1) 若 $a = 0$，则 $\sum_{n=1}^{\infty} v_n$ 收敛时，$\sum_{n=1}^{\infty} u_n$ 也收敛；

(2) 若 $a = +\infty$，则 $\sum_{n=1}^{\infty} v_n$ 发散时，$\sum_{n=1}^{\infty} u_n$ 也发散；

(3) 若 $0 < a < +\infty$，则 $\sum_{n=1}^{\infty} u_n$ 与 $\sum_{n=1}^{\infty} v_n$ 敛散性相同.

6. 比值判别法

设正项级数 $\sum_{n=1}^{\infty} u_n$ 满足 $\lim_{n \to \infty} \frac{u_{n+1}}{u_n} = \rho$.

(1) 若 $\rho < 1$，则 $\sum_{n=1}^{\infty} u_n$ 收敛；

(2) 若 $\rho > 1$，则 $\sum_{n=1}^{\infty} u_n$ 发散；

(3) 若 $\rho = 1$，则 $\sum_{n=1}^{\infty} u_n$ 可能收敛，也可能发散.

7. 根值判别法

设正项级数 $\sum_{n=1}^{\infty} u_n$ 满足 $\lim_{n \to \infty} \sqrt[n]{u_n} = \rho$.

(1) 若 $\rho < 1$，则 $\sum_{n=1}^{\infty} u_n$ 收敛；

(2) 若 $\rho > 1$，则 $\sum_{n=1}^{\infty} u_n$ 发散；

(3) 若 $\rho = 1$，则 $\sum_{n=1}^{\infty} u_n$ 可能收敛，也可能发散.

二、交错级数及其判别法

1. 交错级数

设 $u_n \geq 0 (n = 1, 2, 3, \cdots)$，级数

$$u_1 - u_2 + u_3 - u_4 + u_5 - \cdots = \sum_{n=1}^{\infty} (-1)^{n-1} u_n$$

或

$$-u_1 + u_2 - u_3 + u_4 - u_5 + \cdots = \sum_{n=1}^{\infty} (-1)^{n} u_n$$

称为**交错级数**. 即交错级数的各项是正负交错的.

2. 莱布尼茨判别法

若交错级数满足：

（1） $u_n \geq u_{n+1}(n=1,2,3,\cdots)$；

（2） $\lim_{n \to \infty} u_n = 0$.

则交错级数收敛，且其和 $S \leq u_1$，其余项 r_n 的绝对值 $|r_n| \leq u_{n+1}$.

三、绝对收敛与条件收敛

（1）将数项级数 $\sum_{n=1}^{\infty} u_n$ 的每项取绝对值，即得正项级数 $\sum_{n=1}^{\infty} |u_n|$.

①若 $\sum_{n=1}^{\infty} |u_n|$ 收敛，则称 $\sum_{n=1}^{\infty} u_n$ **绝对收敛**；

②若 $\sum_{n=1}^{\infty} u_n$ 收敛，而 $\sum_{n=1}^{\infty} |u_n|$ 发散，则称 $\sum_{n=1}^{\infty} u_n$ **条件收敛**.

（2）若 $\sum_{n=1}^{\infty} |u_n|$ 收敛，则 $\sum_{n=1}^{\infty} u_n$ 一定收敛；而 $\sum_{n=1}^{\infty} u_n$ 收敛，并不能说明 $\sum_{n=1}^{\infty} |u_n|$ 也收敛.

（3）若 $\sum_{n=1}^{\infty} u_n$ 发散，则 $\sum_{n=1}^{\infty} |u_n|$ 一定发散；若 $\sum_{n=1}^{\infty} |u_n|$ 发散，则 $\sum_{n=1}^{\infty} u_n$ 可能收敛，也可能发散.

同步训练 6−2

1. 用比较判别法判定下列级数的敛散性：

（1） $\sum_{n=1}^{\infty} \dfrac{1+n}{1+n^2}$；

（2） $\sum_{n=1}^{\infty} \dfrac{1}{n(n+1)}(a>0)$.

2. 用比值判别法判定下列级数的敛散性：

（1） $\sum_{n=1}^{\infty} \dfrac{3^n}{n \cdot 2^n}$；

（2） $\sum_{n=1}^{\infty} \dfrac{2^n \cdot n!}{n^n}$.

3. 用根值判别法判定下列级数的敛散性：

(1) $\sum_{n=1}^{\infty} \left(\dfrac{n}{3n-1}\right)^{2n-1}$；

(2) $\sum_{n=1}^{\infty} \left(\dfrac{b}{a_n}\right)^n$，其中 $\lim\limits_{n\to\infty} a_n = a, a_n, a, b \in \mathbf{R}^+$.

4. 判定下列级数的敛散性，若级数收敛，判断是绝对收敛还是条件收敛.

(1) $\sum_{n=1}^{\infty} \dfrac{(-1)^n}{3 \cdot 2^n}$；

(2) $\sum_{n=1}^{\infty} (-1)^n \dfrac{\ln n}{n}$；

(3) $\sum_{n=1}^{\infty} (-1)^n \dfrac{n}{2\,024n + 1}$；

(4) $\sum_{n=1}^{\infty} (-1)^n \dfrac{n^{n+1}}{(n+1)!}$.

第三节　幂级数

学习要点

1. 函数项级数及其收敛域、和函数、余项的定义，幂级数的定义.
2. 幂级数的收敛半径与收敛区间的概念与求法.
3. 幂级数的代数运算及其和函数的连续性、可导性、可积性.

重点、难点

求幂级数的收敛半径与收敛区间，求幂级数的和函数.

知识要点

一、幂级数的概念

1. 函数项级数

给定一个定义在区间 I 上的函数列 $\{u_n(x)\}$，表达式

$$u_1(x) + u_2(x) + u_3(x) + \cdots + u_n(x) + \cdots$$

称为定义在该区间上的函数项无穷级数或函数项级数，简称级数. 记为 $\sum_{n=1}^{\infty} u_n(x)$，即

$$\sum_{n=1}^{\infty} u_n(x) = u_1(x) + u_2(x) + u_3(x) + \cdots + u_n(x) + \cdots$$

2. 收敛域与和函数

对于每一个确定的值 $x_0 \in I$，函数项级数 $\sum_{n=1}^{\infty} u_n(x_0)$ 收敛（或发散），则称函数项级数 $\sum_{n=1}^{\infty} u_n(x)$ 在点 x_0 处收敛（或发散），点 x_0 称为级数 $\sum_{n=1}^{\infty} u_n(x)$ 的收敛点（或发散点）. 所有收敛点（或发散点）组成的集合称为级数 $\sum_{n=1}^{\infty} u_n(x)$ 的收敛域（或发散域）.

对于收敛域内的任意一点 x，函数项级数 $\sum_{n=1}^{\infty} u_n(x)$ 收敛且有和 $S(x)$ 与之对应，即在收敛域上有

$$S(x) = \sum_{n=1}^{\infty} u_n(x)$$

称 $S(x)$ 为函数项级数 $\sum_{n=1}^{\infty} u_n(x)$ 的和函数. 把函数项级数的第 n 个部分和函数记为 $S_n(x)$，则在收敛域上有

$$S(x) = \lim_{n \to \infty} S_n(x)$$

记 $r_n(x) = S(x) - S_n(x) = u_{n+1}(x) + u_{n+2}(x) + u_{n+3}(x) + \cdots$ 为函数项级数的余项.

3. 幂级数

由幂函数序列 $\{a_n(x - x_0)^n\}$ $(x \in \mathbb{R})$ 所形成的函数项级数

$$\sum_{n=0}^{\infty} a_n(x - x_0)^n = a_0 + a_1(x - x_0) + a_2(x - x_0)^2 + \cdots + a_n(x - x_0)^n + \cdots$$

称为关于 $x - x_0$ 的幂级数. 式中，x 是自变量；x_0 是常数；常数 $a_0, a_1, a_2, \cdots, a_n, \cdots$ 称为幂级数的系数. 特别的，当 $x_0 = 0$ 时

$$\sum_{n=0}^{\infty} a_n x^n = a_0 + a_1 x + a_2 x^2 + \cdots + a_n x^n + \cdots$$

是关于 x 的幂级数.

二、幂级数的收敛半径与收敛区间

（1）若幂级数 $\sum_{n=0}^{\infty} a_n x^n$ 不是仅在 $x = 0$ 一点收敛，也不是在整个数轴上收敛，则存在一个确定的正数 R，使得当 $|x| < R$ 时，幂级数绝对收敛；当 $|x| > R$ 时，幂级数发散；当 $x = \pm R$ 时，幂级数可能收敛也可能发散. 称正数 R 为幂级数的收敛半径，开区间 $(-R, R)$ 为幂级数的收敛区间.

若幂级数 $\sum_{n=0}^{\infty} a_n x^n$ 仅在 $x = 0$ 处收敛，则规定其收敛半径 $R = 0$；若幂级数 $\sum_{n=0}^{\infty} a_n x^n$ 在整个数轴上收敛，则规定其收敛半径 $R = +\infty$，收敛区间为 $(-\infty, +\infty)$.

（2）利用正项级数的比值判别法可得

$$R = \frac{1}{\rho}(\rho \neq 0) = \lim_{n \to \infty}\left|\frac{a_n}{a_{n+1}}\right|$$

且当 $\rho = 0$ 时，$R = +\infty$．但对于缺项幂级数不能直接使用 $R = \lim_{n \to \infty}\left|\frac{a_n}{a_{n+1}}\right|$ 来计算收敛半径．

三、幂级数的运算与和函数的性质

（1）代数运算：若幂级数 $\sum_{n=0}^{\infty} a_n x^n$ 和 $\sum_{n=0}^{\infty} b_n x^n$ 的收敛半径分别为 R_a 和 R_b，则有

$$k\sum_{n=0}^{\infty} a_n x^n = \sum_{n=0}^{\infty} k a_n x^n, \quad |x| < R_a$$

$$\sum_{n=0}^{\infty} a_n x^n \pm \sum_{n=0}^{\infty} b_n x^n = \sum_{n=0}^{\infty} (a_n \pm b_n) x^n, \quad |x| < R$$

$$\left(\sum_{n=0}^{\infty} a_n x^n\right)\left(\sum_{n=0}^{\infty} b_n x^n\right) = \sum_{n=0}^{\infty} c_n x^n, \quad |x| < R$$

式中，k 为常数，$R = \min(R_1, R_2)$，$c_n = \sum_{i=0}^{n} a_i b_{n-i}$．

（2）和函数的连续性：幂级数 $\sum_{n=0}^{\infty} a_n x^n$ 的和函数 $S(x)$ 在其收敛区间 $(-R, R)$ 内连续．

（3）和函数的可导性：幂级数 $\sum_{n=0}^{\infty} a_n x^n$ 的和函数 $S(x)$ 在其收敛区间 $(-R, R)$ 内可导，且有**逐项求导公式**

$$S'(x) = \left(\sum_{n=0}^{\infty} a_n x^n\right)' = \sum_{n=0}^{\infty} (a_n x^n)' = \sum_{n=0}^{\infty} n a_n x^{n-1}, \quad |x| < R$$

逐项求导后所得到的幂级数的收敛区间仍为 $(-R, R)$．

幂级数 $\sum_{n=0}^{\infty} a_n x^n$ 的和函数 $S(x)$ 在其收敛区间 $(-R, R)$ 内具有任意阶导数．

（4）和函数的可积性：幂级数 $\sum_{n=0}^{\infty} a_n x^n$ 的和函数 $S(x)$ 在其收敛区间 $(-R, R)$ 内可积，且有**逐项积分公式**

$$\int_0^x S(t)\,dt = \int_0^x \left(\sum_{n=0}^{\infty} a_n t^n\right)dt = \sum_{n=0}^{\infty} \int_0^x a_n t^n dt = \sum_{n=0}^{\infty} \frac{a_n}{n+1} x^{n+1}, \quad |x| < R$$

逐项积分后所得到的幂级数的收敛区间仍为 $(-R, R)$．

同步训练 6–3

1．求下列幂级数的收敛区间：

（1）$\sum_{n=1}^{\infty} \frac{(-1)^n x^n}{n^2}$；

（2）$\sum_{n=0}^{\infty} \frac{2n+1}{2^n} x^{2n}$；

(3) $\sum_{n=1}^{\infty} \dfrac{x^n}{n^n}$; (4) $\sum_{n=1}^{\infty} (-1)^n n^n x^n$.

2. 求下列幂级数的和函数：

(1) $\sum_{n=1}^{\infty} \dfrac{x^{2n-1}}{2n-1}$; (2) $\sum_{n=1}^{\infty} 2n \cdot x^{2n-1}$.

第四节　函数的幂级数展开

学习要点

1. 泰勒级数与泰勒展开式、麦克劳林级数与麦克劳林展开式的概念.
2. 使用直接展开法将函数展开成幂级数.
3. 利用已知的函数展开式将所给函数展开成幂级数.
4. 五种常用的麦克劳林展开式.

重点、难点

常用的麦克劳林展开式，将函数展开成幂级数.

知识要点

一、麦克劳林展开式

（1）若对于给定的函数 $f(x)$ 能找到一个幂级数，使得该幂级数在某区间内收敛，且其和函数恰为 $f(x)$，则称**函数 $f(x)$ 在该区间内能展开成幂级数**. 函数 $f(x)$ 在点 x_0 的某邻域 $U(x_0)$ 内能展开成幂级数的充要条件是函数 $f(x)$ 在点 x_0 处的泰勒展开式成立，即是函数 $f(x)$ 在点 x_0 处的泰勒级数在 $U(x_0)$ 内收敛，且收敛于 $f(x)$.

（2）设函数 $f(x)$ 在点 x_0 的某邻域 $U(x_0)$ 内具有各阶导数，则 $f(x)$ 在该邻域内能展开成泰勒级数的充要条件是该泰勒级数的余项满足

$$\lim_{n \to \infty} r_n(x) = 0, \ x \in U(x_0)$$

(3) 幂级数.

$$\sum_{n=0}^{\infty} \frac{f^{(n)}(x_0)}{n!}(x-x_0)^n = f(x_0) + f'(x_0)(x-x_0) + \frac{f''(x_0)}{2!}(x-x_0)^2 + \cdots + \frac{f^{(n)}(x_0)}{n!}(x-x_0)^n + \cdots$$

称为函数 $f(x)$ 在点 x_0 处的**泰勒级数**. 展开式

$$f(x) = \sum_{n=0}^{\infty} \frac{f^{(n)}(x_0)}{n!}(x-x_0)^n$$

称为函数 $f(x)$ 在点 x_0 处的**泰勒展开式**.

$$\sum_{n=0}^{\infty} \frac{f^{(n)}(0)}{n!}x^n = f(0) + f'(0)x + \frac{f''(0)}{2!}x^2 + \cdots + \frac{f^{(n)}(0)}{n!}x^n + \cdots$$

称为函数 $f(x)$ 的**麦克劳林级数**. 展开式

$$f(x) = \sum_{n=0}^{\infty} \frac{f^{(n)}(0)}{n!}x^n, \quad |x| < R$$

称为函数 $f(x)$ 的**麦克劳林展开式**.

二、初等函数的幂级数展开

1. 直接展开法

按照下列步骤将函数 $f(x)$ 展开成 x 的幂级数.

(1) 求出函数 $f(x)$ 的各阶导数 $f'(x)$, $f''(x)$, $\cdots$, $f^{(n)}(x)$, $\cdots$, 若在 $x=0$ 处某阶导数不存在, 则停止进行, 该函数不能展开成 x 的幂级数.

(2) 求出函数及其各阶导数在 $x=0$ 处的值

$$f(0), f'(0), f''(0), \cdots, f^{(n)}(0), \cdots$$

(3) 写出幂级数

$$f(0) + f'(0)x + \frac{f''(0)}{2!}x^2 + \cdots + \frac{f^{(n)}(0)}{n!}x^n + \cdots$$

并求出其收敛半径 R.

(4) 考查余项 $r_n(x) = \frac{f^{(n+1)}(0)}{(n+1)!}x^{n+1} + \frac{f^{(n+2)}(0)}{(n+2)!}x^{n+2} + \frac{f^{(n+3)}(0)}{(n+3)!}x^{n+3} + \cdots$ 在 $(-R,R)$ 内的极限是否为零. 若为零, 则函数 $f(x)$ 在 $(-R,R)$ 内的幂级数展开式为

$$f(x) = f(0) + f'(0)x + \frac{f''(0)}{2!}x^2 + \cdots + \frac{f^{(n)}(0)}{n!}x^n + \cdots, \quad |x| < R$$

通常利用表达式 $r_n(x) = \frac{f^{(n+1)}(\theta x)}{(n+1)!}x^{n+1}$ $(0<\theta<1)$ 考查余项的极限.

2. 间接展开法

利用一些已知的函数展开式, 通过幂级数的代数运算及其和函数的逐项求导、逐项积分以及变量代换等, 将所给函数展开成幂级数.

3. 常用麦克劳林展开式

$$e^x = \sum_{n=0}^{\infty} \frac{x^n}{n!} = 1 + x + \frac{x^2}{2!} + \cdots + \frac{x^n}{n!} + \cdots, \quad -\infty < x < +\infty$$

$$\sin x = \sum_{n=0}^{\infty} \frac{(-1)^n}{(2n+1)!} x^{2n+1} = x - \frac{x^3}{3!} + \frac{x^5}{5!} - \cdots + \frac{(-1)^n}{(2n+1)!} x^{2n+1} + \cdots, \quad -\infty < x < +\infty$$

$$\cos x = \sum_{n=0}^{\infty} \frac{(-1)^n}{(2n)!} x^{2n} = 1 - \frac{x^2}{2!} + \frac{x^4}{4!} - \cdots + \frac{(-1)^n}{(2n)!} x^{2n} + \cdots, \quad -\infty < x < +\infty$$

$$\ln(1+x) = \sum_{n=0}^{\infty} \frac{(-1)^n x^{n+1}}{n+1} = x - \frac{x^2}{2} + \frac{x^3}{3} - \cdots + \frac{(-1)^n x^{n+1}}{n+1} + \cdots, \quad -1 < x \leq 1$$

$$\frac{1}{1-x} = \sum_{n=0}^{\infty} x^n = 1 + x + x^2 + \cdots + x^n + \cdots, \quad -1 < x < 1$$

同步训练 6-4

1. 将下列函数展开成 x 的幂级数,并指出其收敛区间:

(1) $\operatorname{ch} x = \dfrac{e^x + e^{-x}}{2}$;

(2) $(1+x)\ln(1+x)$;

(3) $\sin^2 x$;

(4) $\operatorname{arccot} x$.

2. 将 $\dfrac{1}{x}$ 展开成 $(x-3)$ 的幂级数,并指出展开式成立的区间.

3. 将 $\cos x$ 展开成 $\left(x + \dfrac{\pi}{3}\right)$ 的幂级数,并指出展开式成立的区间.

综合训练一

1. 选择题.

(1) 设级数 $\sum\limits_{n=1}^{\infty}(a_n + b_n)$ 收敛,则( ).

A. $\sum\limits_{n=1}^{\infty} a_n$ 和 $\sum\limits_{n=1}^{\infty} b_n$ 同时收敛

B. $\sum\limits_{n=1}^{\infty} a_n$ 收敛, $\sum\limits_{n=1}^{\infty} b_n$ 发散

C. $\sum\limits_{n=1}^{\infty} a_n$ 和 $\sum\limits_{n=1}^{\infty} b_n$ 同时收敛或同时发散

D. $\sum\limits_{n=1}^{\infty} a_n$ 发散, $\sum\limits_{n=1}^{\infty} b_n$ 收敛

(2) 若 $\lim\limits_{n\to\infty} u_n = 0$，则级数 $\sum\limits_{n=1}^{\infty} u_n$ (   ).

A. 可能收敛　　　　B. 条件收敛　　　　C. 绝对收敛　　　　D. 一定发散

(3) 若 $\sum\limits_{n=1}^{\infty} u_n$ 收敛，则 $\sum\limits_{n=1}^{\infty} |u_n|$ (   ).

A. 绝对收敛　　　　　　　　　　　B. 条件收敛

C. 发散　　　　　　　　　　　　　D. 敛散性不能确定

(4) 设幂级数 $\sum\limits_{n=0}^{\infty} a_n x^n$ 和 $\sum\limits_{n=0}^{\infty} b_n x^n$ 的收敛半径分别为 2 和 5，则幂级数 $\sum\limits_{n=0}^{\infty} (a_n - b_n) x^n$ 的收敛半径为 (   ).

A. 2　　　　　　B. 3　　　　　　C. 5　　　　　　D. 7

(5) 下列 (   ) 不是函数 $f(x)$ 在点 x_0 的某邻域 $U(x_0)$ 内能展开成幂级数的充要条件.

A. 函数 $f(x)$ 在点 x_0 处的泰勒展开式成立

B. 函数 $f(x)$ 在点 x_0 处的泰勒级数在 $U(x_0)$ 内收敛

C. 函数 $f(x)$ 在点 x_0 处的泰勒级数在 $U(x_0)$ 内收敛于 $f(x)$

D. 函数 $f(x)$ 在点 x_0 处的泰勒级数的余项满足 $\lim\limits_{n\to\infty} r_n(x) = 0$，$x \in U(x_0)$

2. 判断级数 $\sum\limits_{n=1}^{\infty} \dfrac{1}{(5n-4)(5n+1)}$ 的敛散性，若收敛，求其和.

3. 判断下列级数的敛散性，若非正项级数收敛，判断是绝对收敛还是条件收敛.

(1) $\sum\limits_{n=1}^{\infty} \sin\dfrac{\pi}{3^n}$；

(2) $\sum\limits_{n=1}^{\infty} \dfrac{n^2}{3^n}$；

(3) $\sum\limits_{n=1}^{\infty} \dfrac{a^n}{n^b}$，其中 $a, b \in \mathbf{R}^+$；

(4) $\sum\limits_{n=1}^{\infty} \dfrac{(-1)^{n+1}}{\ln(n+1)}$.

4. 求下列幂级数的收敛区间：

(1) $\sum\limits_{n=1}^{\infty} \dfrac{x^n}{n \cdot 2^n}$；

(2) $\sum\limits_{n=1}^{\infty} \dfrac{x^{3n-1}}{(2n-1)3^n}$.

5. 求幂级数 $\sum_{n=1}^{\infty} \dfrac{2n-1}{2^n} x^{2n-2}$ 的和函数，并求 $\sum_{n=1}^{\infty} \dfrac{2n-1}{2^n}$，$\sum_{n=1}^{\infty} \dfrac{2n-1}{2^{3n-2}}$ 的值.

6. 将 $\sin x \cdot \cos x$ 展开成 x 的幂级数，并指出其收敛区间.

7. 将 $\ln(1+x)$ 展开成 $(x-1)$ 的幂级数，并指出展开式成立的区间.

综合训练二

1. 选择题.

(1) 级数 $\sum_{n=1}^{\infty} u_n$ 收敛的必要条件是（   ）.

A. $u_n \geqslant u_{n+1}$ B. $u_n \leqslant u_{n+1}$ C. $\lim\limits_{n\to\infty} u_n = 0$ D. $\lim\limits_{n\to\infty} u_n \neq 0$

(2) 若级数 $\sum_{n=0}^{\infty} q^n$ 收敛，则（   ）.

A. $q < 1$ B. $|q| < 1$ C. $q \geqslant 1$ D. $|q| \geqslant 1$

(3) 若级数 $\sum_{n=1}^{\infty} \dfrac{1}{n^{2-p}}$ 收敛，则（   ）.

A. $p \geqslant 1$ B. $p \geqslant 2$ C. $p < 1$ D. $p < 2$

(4) 若 $\sum_{n=1}^{\infty} |u_n|$ 收敛，则 $\sum_{n=1}^{\infty} u_n$（   ）.

A. 绝对收敛   B. 条件收敛
C. 发散   D. 敛散性不能确定

(5) 设幂级数 $\sum_{n=0}^{\infty} a_n x^{2n}$ 满足 $\lim\limits_{n\to\infty} \left| \dfrac{a_{n+1}}{a_n} \right| = 2$，则该幂级数的收敛半径为（   ）.

A. $\dfrac{1}{2}$ B. 2   C. $\dfrac{1}{\sqrt{2}}$ D. $\sqrt{2}$

(6) $\dfrac{1}{1+x}$ 的麦克劳林展开式是（   ）.

A. $\sum_{n=0}^{\infty} (-1)^{n+1} x^n$ B. $\sum_{n=0}^{\infty} (-1)^n x^n$

C. $\sum_{n=1}^{\infty} (-1)^{n+1} x^n$ D. $\sum_{n=1}^{\infty} (-1)^n x^n$

2. 根据级数收敛与发散的定义判定级数 $\sum_{n=1}^{\infty} \ln\frac{n+1}{n}$ 的敛散性.

3. 判断下列级数的敛散性，若非正项级数收敛，判断是绝对收敛还是条件收敛.

(1) $\sum_{n=1}^{\infty} \frac{1}{\sqrt{n(n+1)}}$;

(2) $\sum_{n=1}^{\infty} \frac{n^2}{\left(2+\frac{1}{n}\right)^n}$;

(3) $\sum_{n=1}^{\infty} \frac{\left(1+\frac{1}{n}\right)^{n^2}}{3^n}$;

(4) $\sum_{n=1}^{\infty} \frac{(-1)^n}{\sqrt{2n^3+4}}$.

4. 求下列幂级数的收敛区间：

(1) $\sum_{n=1}^{\infty} \frac{\ln n}{n} x^n$;

(2) $\sum_{n=1}^{\infty} n 2^n x^{2n}$.

5. 求幂级数 $\sum_{n=0}^{\infty} (-1)^n (2n+1) x^{2n}$ 的和函数，并求 $\sum_{n=0}^{\infty} \frac{(-1)^n (2n+1)}{4^n}$ 的值.

6. 将 $\ln\frac{1+x}{1-x}$ 展开成 x 的幂级数，并指出其收敛区间.

7. 将 e^x 展开成 $x+1$ 的幂级数，并指出展开式成立的区间.

本章检测

(总分100分,75分钟)

专业:_____ 年级:_____ 班级:_____

姓名:_____ 学号:_____ 成绩:_____

一、选择题（每小题4分,共24分）

1. 若级数 $\sum\limits_{n=1}^{\infty} u_n$ 加括号后发散,则原级数 $\sum\limits_{n=1}^{\infty} u_n$（　　）.

   A. 绝对收敛　　　　　　　　　　B. 条件收敛
   C. 发散　　　　　　　　　　　　D. 敛散性不能确定

2. 下列级数收敛的是（　　）.

   A. $\sum\limits_{n=1}^{\infty} \sin^n 1$　　B. $\sum\limits_{n=1}^{\infty} \dfrac{1}{n}$　　C. $\sum\limits_{n=1}^{\infty} (-1)^n$　　D. $\sum\limits_{n=1}^{\infty} \sqrt{\dfrac{n}{n+1}}$

3. 设 $\sum\limits_{n=1}^{\infty} u_n$ 为正项级数,下列说法中错误的是（　　）.

   A. 若 $\lim\limits_{n\to\infty} \dfrac{u_{n+1}}{u_n} > 1$,则 $\sum\limits_{n=1}^{\infty} u_n$ 发散

   B. 若 $\lim\limits_{n\to\infty} \dfrac{u_{n+1}}{u_n} < 1$,则 $\sum\limits_{n=1}^{\infty} u_n$ 收敛

   C. 若 $\dfrac{u_{n+1}}{u_n} > 1$,则 $\sum\limits_{n=1}^{\infty} u_n$ 发散

   D. 若 $\dfrac{u_{n+1}}{u_n} < 1$,则 $\sum\limits_{n=1}^{\infty} u_n$ 收敛

4. 若 $\sum\limits_{n=1}^{\infty} u_n^2$ 收敛,则 $\sum\limits_{n=1}^{\infty} u_n$（　　）.

   A. 绝对收敛　　　　　　　　　　B. 条件收敛
   C. 发散　　　　　　　　　　　　D. 敛散性不能确定

5. 下列说法中错误的是（　　）.

   A. 若幂级数 $\sum\limits_{n=0}^{\infty} a_n x^n$ 的收敛半径为 R,则其收敛域一定为 $(-R, R)$

   B. 幂级数 $\sum\limits_{n=0}^{\infty} a_n x^n$ 的和函数 $S(x)$ 在其收敛区间 $(-R, R)$ 上连续

   C. 幂级数 $\sum\limits_{n=0}^{\infty} a_n x^n$ 的和函数 $S(x)$ 在其收敛区间 $(-R, R)$ 上可导

   D. 幂级数 $\sum\limits_{n=0}^{\infty} a_n x^n$ 的和函数 $S(x)$ 在其收敛区间 $(-R, R)$ 上可积

6. $\cos x$ 的麦克劳林展开式是（　　）.

   A. $\sum\limits_{n=0}^{\infty} (-1)^n \cdot \dfrac{x^{2n+1}}{(2n)!}$　　　　　　B. $\sum\limits_{n=0}^{\infty} (-1)^n \cdot \dfrac{x^{2n}}{(2n)!}$

C. $\sum_{n=0}^{\infty}(-1)^n \cdot \frac{x^{2n+1}}{(2n+1)!}$ D. $\sum_{n=0}^{\infty}(-1)^n \cdot \frac{x^{2n}}{(2n+1)!}$

二、填空题（每小题4分，共16分）

1. 若级数 $\sum_{n=1}^{\infty} u_n$ 的部分和 $S_n = \frac{2n^3}{7n^3+3n}$，则 $\sum_{n=1}^{\infty} u_n = $ _____.

2. 设 $\sum_{n=1}^{\infty} a_n$，$\sum_{n=1}^{\infty} b_n$ 均为正项级数，满足 $a_n \leq b_n (n=1,2,3,\cdots)$，若 $\sum_{n=1}^{\infty} a_n$ 发散，则 $\sum_{n=1}^{\infty} b_n$ _____；若 $\sum_{n=1}^{\infty} b_n$ 收敛，则 $\sum_{n=1}^{\infty} a_n$ _____.

3. 设幂级数 $\sum_{n=0}^{\infty} a_n x^n$ 的收敛半径为5，则幂级数 $\sum_{n=0}^{\infty} k a_n x^n$（$k$ 为常数）的收敛半径为_____.

4. e^x 的麦克劳林展开式是_____.

三、证明题（每小题5分，共30分）

1. 根据级数收敛与发散的定义证明级数 $\sum_{n=1}^{\infty} \cos n\pi$ 发散.

2. 根据级数收敛的必要条件证明级数 $\sum_{n=1}^{\infty} \cos n\pi$ 发散.

3. 根据比较判别法证明级数 $\sum_{n=1}^{\infty} \frac{1}{n 2^n}$ 收敛.

4. 根据比值判别法证明级数 $\sum_{n=1}^{\infty} n \sin \frac{1}{2^n}$ 收敛.

5. 根据根值判别法证明级数 $\sum_{n=1}^{\infty} \frac{3+(-1)^n}{3^n}$ 收敛.

6. 证明级数 $\sum_{n=1}^{\infty} (-1)^n (\sqrt{n+1} - \sqrt{n})$ 条件收敛.

四、计算题（每小题 5 分，共 20 分）

1. 求幂级数 $\sum_{n=1}^{\infty} \dfrac{x^{n-1}}{2^n}$ 的收敛区间.

2. 求幂级数 $\sum_{n=0}^{\infty} \dfrac{x^n}{n!}$ 的和函数.

3. 将 $\dfrac{1}{x^2 - 4x + 3}$ 展开成 x 的幂级数，并指出其收敛区间.

4. 将 $\dfrac{1}{x^2 - 4x + 3}$ 展开成 $(x+1)$ 的幂级数，并指出展开式成立的区间.

五、应用题（共 10 分）

　　口服某种药，该药需以 150 mg 左右的量在体内一直保持，疾病才能被控制，又知该药以每天 60% 的量从病人体内排出，试问：病人每天应服用多少药量？

第七章

微分方程

知识导图

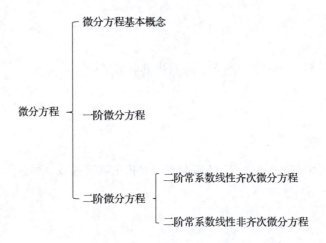

第一节　微分方程的基本概念

学习要点

1. 微分方程的概念.
2. 微分方程的阶.
3. 微分方程的通解.
4. 特解.

重点、难点

微分方程的概念，微分方程的通解.

知识要点

1. 微分方程的定义

含有未知函数的导数（或微分）的方程叫作微分方程.

2. 微分方程的阶

微分方程中所含未知函数的导数的最高阶数叫作微分方程的阶. 若一个微分方程的阶为 n，则称这个微分方程为 n 阶微分方程.

3. 微分方程的解

（1）若将一个函数代入微分方程中，使方程成为恒等式，则称这个函数是该微分方程的解.

（2）若微分方程的解中含有任意常数，且独立的任意常数的个数与微分方程的阶数相同，则称这样的解为微分方程的通解.

（3）若微分方程的一个解不含任意常数，则称这个解是微分方程在某一特定条件下的解，简称为特解.

（4）求微分方程的解的过程叫作解微分方程.

同步训练 7–1

1. 下列方程中，哪些是微分方程，哪些不是微分方程？

（1） $y'' + 4y' - 3y = 0$；

（2） $y^2 + 4y - 3 = 0$；

（3） $dy = \cos x dx$；

（4） $\dfrac{d^2 y}{dx^2} = 1 + x$.

2. 说出下列微分方程的阶数：

（1） $y'' + 2y' - y = e^x + 1$；

（2） $y'''y' + 2y^4 - xy = 0$；

（3） $x(y')^2 - 2yy' + x = 0$；

（4） $y'' - x^2 y = 1$.

3. 解下列微分方程:

(1) $\dfrac{dy}{dx} = \dfrac{1}{x}$;

(2) $y''' = e^x$;

(3) $x dy = (2-x) dx$, $y|_{x=1} = 1$.

4. 验证下列函数是否为所给方程的解:

(1) $y = 5x^2$, $xy' = 2y$;

(2) $y = 3\sin x - 4\cos x$, $y'' + y = 0$;

(3) $y = 2\cos 2x - 5\sin 2x$, $y'' + 4y = 0$;

(4) $y = x^2 e^x$, $y'' - 2y' + y = 0$.

5. 已知曲线上任意点 $M(x, y)$ 处的切线的斜率为 $5x^4$,求该曲线的方程.

第二节 一阶微分方程

学习要点

1. 可分离变量的微分方程.
2. 一阶线性微分方程.

重点、难点

可分离变量微分方程的求解方法，求解一阶线性非齐次微分方程的方法.

知识要点

1. 可分离变量的微分方程

若微分方程的一般形式是 $\dfrac{\mathrm{d}y}{\mathrm{d}x} = f(x)g(y)$，我们就可以把它称为可分离变量的微分方程. 求解步骤如下：

第一步：分离变量，得 $\dfrac{1}{g(y)}\mathrm{d}y = f(x)\mathrm{d}x\,(g(y) \neq 0)$；

第二步：两边积分，得 $\displaystyle\int \dfrac{\mathrm{d}y}{g(y)} = \int f(x)\mathrm{d}x$；

第三步：求出积分，得 $G(y) = F(x) + C$.

式中，$G(y)$，$F(x)$ 分别是 $\dfrac{1}{g(y)}$，$f(x)$ 的原函数；C 为任意常数.

2. 一阶线性微分方程

（1）若微分方程的形式形如 $\dfrac{\mathrm{d}y}{\mathrm{d}x} + P(x)y = Q(x)$，这样的方程称为一阶线性微分方程，$P(x)$，$Q(x)$ 都是 x 的连续函数. 当 $Q(x) = 0$ 时，方程成为 $\dfrac{\mathrm{d}y}{\mathrm{d}x} + P(x)y = 0$，称为一阶线性齐次微分方程；当 $Q(x) \neq 0$ 时，方程称为一阶线性非齐次微分方程.

（2）这类方程的特点：它所含未知函数和未知函数的导数都是一次的.

（3）一阶线性微分方程的解法：

用 $y = \mathrm{e}^{\int P(x)\mathrm{d}x}$ 乘该方程两端，得到

$$y'\mathrm{e}^{\int P(x)\mathrm{d}x} + P(x)y\mathrm{e}^{\int P(x)\mathrm{d}x} = Q(x)\mathrm{e}^{\int P(x)\mathrm{d}x}$$

因为上式左端是 $y\mathrm{e}^{\int P(x)\mathrm{d}x}$ 的导数，所以上式可以写成 $(y\mathrm{e}^{\int P(x)\mathrm{d}x})' = Q(x)\mathrm{e}^{\int P(x)\mathrm{d}x}$，对两边同时积分，

得

$$\int [y\mathrm{e}^{\int P(x)\mathrm{d}x}]'\mathrm{d}x = \int Q(x)\mathrm{e}^{\int P(x)\mathrm{d}x}\mathrm{d}x$$

$$y\mathrm{e}^{\int P(x)\mathrm{d}x} = \int Q(x)\mathrm{e}^{\int P(x)\mathrm{d}x}\mathrm{d}x + C$$

所以，得到一阶线性非齐次微分方程的通解公式为

$$y = \mathrm{e}^{-\int P(x)\mathrm{d}x}\left(\int Q(x)\mathrm{e}^{\int P(x)\mathrm{d}x}\mathrm{d}x + C\right)$$

当 $Q(x) = 0$ 时，得一阶线性齐次微分方程的解为 $y = C\mathrm{e}^{-\int P(x)\mathrm{d}x}$

同步训练 7 – 2

1. 求下列微分方程的通解：

(1) $(1+y)dx - (1-x)dy = 0$；

(2) $y' = \left(\dfrac{x}{y}\right)^2$；

(3) $y' = -xy$；

(4) $\dfrac{dy}{dx} = 2x^3 y$.

2. 求下列微分方程的特解：
(1) $xy' - y = 0$, $y|x=1 = 2$；

(2) $2y'\sqrt{x} = y$, $y|x=4 = 1$；

(3) $y' - y = 2xe^x$, $y|x=0 = 2$.

3. 求下列微分方程的通解：

(1) $y' + y = e^{-2x}$；

(2) $\dfrac{dy}{dx} - 3xy = x$；

(3) $y' - \dfrac{2y}{x} = x^2 \sin x$；

(4) $y' + \dfrac{2y}{x} = \dfrac{e^{-x^2}}{x}$.

第三节　二阶微分方程

学习要点

1. 二阶常系数线性齐次微分方程.
2. 二阶常系数线性非齐次微分方程.

重点、难点

二阶常系数线性齐次方程的通解，二阶常系数线性非齐次方程的特解.

知识要点

一、二阶常系数线性齐次微分方程

1. 定义

一般的，形如 $y''+py'+qy=0$（p，q 是常数）的微分方程称为二阶常系数线性齐次微分方程.

例如，方程 $y''+2y'+3y=0$；$2y''-3y'=0$；$y''-9y=0$ 都是二阶常系数线性齐次微分方程，若函数 y_1，y_2 都是方程 $y''+py'+qy=0$ 的解，则 $y=C_1y_1+C_2y_2$ 也是该方程的解，其中 C_1，C_2 是任意的常数.

2. 求解过程

构造特征方程：$r^2+pr+q=0$，则

$$r_{1,2}=\frac{-p\pm\sqrt{p^2-4q}}{2}$$

（1）特征根是两个不相等的实根：$r_1\neq r_2$. 方程 $y''+py'+qy=0$ 的通解是 $y=C_1\mathrm{e}^{r_1x}+C_2\mathrm{e}^{r_2x}$.

（2）特征根是两个相等的实根：$r_1=r_2$. 方程 $y''+py'+qy=0$ 的通解是 $y=C_1\mathrm{e}^{rx}+C_2x\mathrm{e}^{rx}=(C_1+C_2x)\mathrm{e}^{rx}$.

（3）特征根是一对共轭复根：$r_1=\alpha+\beta\mathrm{i}$，$r_2=\alpha-\beta\mathrm{i}$（$\alpha$，$\beta\in\mathbf{R}$，$\beta\neq 0$）. 方程 $y''+py'+qy=0$ 的通解是 $y=\mathrm{e}^{\alpha x}(C_1\cos\beta x+C_2\sin\beta x)$.

综上所述，求二阶常系数线性齐次微分方程 $y''+py'+qy=0$ 通解的步骤如下：

第一步：写出微分方程的特征方程：$r^2+pr+q=0$.

第二步：求出特征方程的两个根 r_1 与 r_2.

第三步：根据特征方程的两个根的不同情形，按下表写出方程的通解.

特征方程的两个根 r_1 与 r_2 的情况	微分方程 $y''+py'+qy=0$ 的通解
两个不相等的实根：$r_1\neq r_2$	$y=C_1\mathrm{e}^{r_1x}+C_2\mathrm{e}^{r_2x}$
两个相等的实根：$r_1=r_2$	$y=C_1\mathrm{e}^{rx}+C_2x\mathrm{e}^{rx}=(C_1+C_2x)\mathrm{e}^{rx}$
一对共轭复根 $r_{1,2}=\alpha\pm\beta\mathrm{i}$	$y=\mathrm{e}^{\alpha x}(C_1\cos\beta x+C_2\sin\beta x)$

二、二阶常系数线性非齐次微分方程

1. 二阶常系数线性非齐次微分方程的一般形式

$y''+py'+qy=f(x)$（$f(x)\neq 0$），式中，p，q 是常数.

若 $C_1y_1 + C_2y_2$ 是它对应的齐次方程 $y'' + py' + qy = 0$ 的通解. y^* 是 $y'' + py' + y = f(x)$ 的一个特解,则函数 $y = C_1y_1 + C_2y_2 + y^*$ 是 $y'' + py' + qy = f(x)$ 的通解.

2. 二阶常系数线性非齐次微分方程的特解

(1) $f(x) = P_m(x)e^{\lambda x}$（其中 λ 是常数, $P_m(x)$ 是 x 的一个 m 次多项式）.

这时方程的形式为 $y'' + py' + qy = P_m(x)e^{\lambda x}$.

因为多项式与指数函数乘积的导数仍然是多项式与指数函数的乘积,所以从以上方程结构可以推断出它应该有多项式与指数函数乘积型的特解,且特解形式见下表（$Q_m(x)$ 是与 $P_m(x)$ 同次的特定多项式）

$f(x)$ 的形式	条件	特解 y^* 的形式
$f(x) = P_m(x)e^{\lambda x}$	λ 不是特征根	$y^* = Q_m(x)e^{\lambda x}$
	λ 是特征单根	$y^* = xQ_m(x)e^{\lambda x}$
	λ 是特征重根	$y^* = x^2 Q_m(x)e^{\lambda x}$

(2) $f(x) = e^{\lambda x}(A\cos\omega x + B\sin\omega x)$（其中 λ、A、B、ω 是常数）

这时方程的形式为 $y'' + py' + qy = e^{\lambda x}(A\cos\omega x + B\sin\omega x)$.

因为三角函数与指数函数乘积的导数仍是同一类型,所以以上方程应有三角函数与指数函数乘积型的特解,且特解形式见下表（其中 A, B 是待定常数）.

$f(x)$ 的形式	条件	特解 y^* 的形式
$f(x) = e^{\lambda x}(A\cos\omega x + B\sin\omega x)$	λ 不是特征根	$y^* = e^{\lambda x}(a\cos\omega x + b\sin\omega x)$
	λ 是特征根	$y^* = x(a\cos\omega x + b\sin\omega x)e^{\lambda x}$

例1 求微分方程 $y'' + 4y' + 3y = x - 2$ 的一个特解.

解 特征方程 $r^2 + 4r + 3 = 0$,其特征根 $r_1 = -1$, $r_2 = -3$.

由 $f(x) = x - 2$ 知, $m = 1$, $\lambda = 0$. 因为 $\lambda = 0$ 不是特征方程的根,故设特解为
$$y^* = Q_m(x)e^{\lambda x} = ax + b$$

求 y^* 的导数,得 $(y^*)' = a$, $(y^*)'' = 0$ 代入原方程,得 $4a + 3ax + 3b = x - 2$, 比较两端 x 同次幂的系数,得 $\begin{cases} 3a = 1 \\ 4a + 3b = -2 \end{cases}$, 解得 $a = \dfrac{1}{3}$, $b = -\dfrac{10}{9}$, 于是所求方程的特解为 $y^* = \dfrac{1}{3}x - \dfrac{10}{9}$.

例2 求微分方程 $y'' + 2y' + 5y = 3e^{-x}\sin x$ 的一个特解.

解 特征方程 $r^2 + 2r + 5 = 0$ 的根是 $r = -1 \pm 2i$,

由 $f(x) = 3e^{-x}\sin x$ 知, $\lambda = -1$, $\omega = 1$.

因 $\lambda \pm i\omega = -1 \pm i$ 不是特征方程的根,故设特解 $y^* = e^{-x}(a\cos x + b\sin x)$,把它代入原方程,得 $3a\cos x + 3b\sin x = 3\sin x$.

比较两端同类项的系数,得 $a = 0$, $b = 1$,于是所求方程的一个特解为
$$y^* = e^{-x}\sin x$$

同步训练 7–3

1. 求下列微分方程的通解：
(1) $y'' - 9y = 0$；
(2) $y'' - 2y' = 0$；

(3) $y'' - 4y = 0$；
(4) $y'' + y' + y = 0$.

2. 求下列微分方程的一个特解：
(1) $y'' - 2y' + y = x$；
(2) $y'' + y' - 6y = 3e^{2x}$；

(3) $y'' - 4y' + 4y = 3xe^{2x}$；
(4) $y'' - 2y' + 2y = \sin x$.

综合训练一

1. 选择题.
(1) 微分方程 $xyy'' + x(y')^3 - y^4y' = 0$ 的阶数是（　　）.
A. 3　　　　　　B. 4　　　　　　C. 5　　　　　　D. 2
(2) 微分方程 $y''' - x^2y'' - x^5 = 1$ 的通解中应含的独立常数的个数为（　　）.
A. 3　　　　　　B. 5　　　　　　C. 4　　　　　　D. 2
(3) 下列函数中，哪个是微分方程 $dy - 2xdx = 0$ 的解？（　　）
A. $y = 2x$　　　B. $y = x^2$　　　C. $y = -2x$　　　D. $y = -x$
(4) 微分方程 $y' = 3y^{\frac{2}{3}}$ 的一个特解是（　　）.
A. $y = x^3 + 1$　　B. $y = (x+2)^3$　　C. $y = (x+C)^2$　　D. $y = C(1+x)^3$
(5) 函数 $y = \cos x$ 是下列哪个微分方程的解？（　　）
A. $y' + y = 0$　　B. $y' + 2y = 0$　　C. $y^n + y = 0$　　D. $y'' + y = \cos x$
2. 填空题.
(1) $xy''' + 2x^2y'^2 + x^3y = x^4 + 1$ 是_____阶微分方程.
(2) 微分方程 $y \cdot y'' - (y')^6 = 0$ 是_____阶微分方程.

（3）$y = \dfrac{1}{x}$ 所满足的微分方程是 _____．

（4）$y' = \dfrac{2y}{x}$ 的通解为 _____．

（5）$\dfrac{\mathrm{d}x}{y} + \dfrac{\mathrm{d}y}{x} = 0$ 的通解为 _____．

3. 解答题．

（1）求微分方程 $y'' + 2y' + 5y = 0$ 的通解．

（2）求微分方程 $y' + 2xy = 2x\mathrm{e}^{-x^2}$ 的通解．

（3）求微分方程 $y'' + y' - 2y = 0$ 的通解．

（4）求微分方程 $\dfrac{\mathrm{d}y}{\mathrm{d}x} - \dfrac{y}{x} = x^2$ 的通解．

（5）求微分方程 $(1 + x^2)\mathrm{d}y = (1 + 2xy + x^2)\mathrm{d}x$ 满足初始条件 $y\,|\,x = 0 = 1$ 的一个特解．

（6）求微分方程 $y'' - 4y' + 4y = 0$ 的通解．

综合训练二

1. 选择题.

(1) 微分方程 $y'' - 4y' + 4y = 0$ 的两个线性无关解是 (　　).

A. e^{2x} 与 $2 \cdot e^{2x}$ 　　　　B. e^{-2x} 与 $x \cdot e^{-2x}$

C. e^{2x} 与 $x \cdot e^{2x}$ 　　　　D. e^{-2x} 与 $4 \cdot e^{-2x}$

(2) 下列方程中，不是微分方程的为 (　　).

A. $(3x^2 + 6xy^2) dx + (6x^2 y + 4y^2) dy = 0$

B. $e^y dx + (x \cdot e^y - 2y) dy = 0$

C. $y(x - 2y) dx - x^2 dy = 0$

D. $(x^2 - y) dx - x dy = 0$

(3) 下列函数中，哪个函数是微分方程 $s''(t) = -g$ 的解？(　　)

A. $s = -gt$ 　　　　B. $s = -gt^2$

C. $s = -\dfrac{1}{2} gt^2$ 　　　　D. $s = \dfrac{1}{2} gt^2$

(4) 下列函数中，微分方程 $y'' - 7y' + 12y = 0$ 的解是 (　　).

A. $y = x^3$ 　　　　B. $y = x^2$

C. $y = e^{3x}$ 　　　　D. $y = e^{2x}$

(5) 方程 $xy' + y = 3$ 的通解是 (　　).

A. $y = \dfrac{C}{x} + 3$ 　　　　B. $y = \dfrac{3}{x} + C$

C. $y = -\dfrac{C}{x} - 3$ 　　　　D. $y = \dfrac{C}{x} - 3$

2. 填空题.

(1) $y_1 = \cos x$ 与 $y_2 = \sin x$ 是方程 $y'' + y = 0$ 的两个解，则该方程的通解为 _____.

(2) 微分方程 $y'' - 2y' - 3y = 0$ 的通解为 _____.

(3) 微分方程 $y'' - 2y' + y = 0$ 的通解为 _____.

(4) 微分方程 $y''' = e^{2x}$ 的通解是 _____.

(5) 微分方程 $y'' = y'$ 的通解是 _____.

3. 解答题.

(1) 求微分方程 $y'' + 9y = (24x - 6)\cos 3x - 2\sin 3x$ 的通解.

（2）求微分方程 $y'' - 7y' + 6y = \sin x$ 的通解.

（3）求微分方程 $(3x^2 + 2xy - y^2)\mathrm{d}x + (x^2 - 2xy)\mathrm{d}y = 0$ 的通解.

（4）求微分方程 $y' = \dfrac{2y - x^2}{x}$ 的通解.

（5）求微分方程 $y'' - 3y' + 2y = 0$ 的通解.

本章检测

(总分 100 分，60 分钟)

专业：_____ 年级：_____ 班级：_____

姓名：_____ 学号：_____ 成绩：_____

一、选择题（每小题 5 分，共 30 分）

1. $y = C_1 e^x + C_2 e^{-x}$ 是方程 $y'' - y = 0$ 的（　　），其中 C_1，C_2 为任意常数.
   A. 通解 　　　　　　　　　　　　　B. 特解
   C. 是方程所有的解 　　　　　　　　D. 上述都不对

2. $y' = y$ 满足 $y|_{x=0} = 2$ 的特解是（　　）.
   A. $y = e^x + 1$ 　　B. $y = 2e^x$ 　　C. $y = 2 \cdot e^{\frac{x}{2}}$ 　　D. $y = 3 \cdot e^x$

3. 微分方程 $y'' + y = \sin x$ 的一个特解具有形式（　　）.
   A. $y^* = a \sin x$ 　　　　　　　　　B. $y^* = a \cdot \cos x$
   C. $y^* = x(a \sin x + b \cos x)$ 　　D. $y^* = a \cos x + b \sin x$

4. 下列微分方程中，（　　）是二阶常系数线性齐次微分方程.
   A. $y'' - 2y = 0$ 　　　　　　　　　　B. $y'' - xy' + 3y^2 = 0$
   C. $5y'' - 4x = 0$ 　　　　　　　　　D. $y'' - 2y' + 1 = 0$

5. 微分方程 $y' - y = 0$ 满足初始条件 $y(0) = 1$ 的特解为（　　）.
   A. e^x 　　　B. $e^x - 1$ 　　C. $e^x + 1$ 　　D. $2 - e^x$

6. 微分方程 $y' + y = 0$ 的解为（　　）.
   A. e^x 　　　B. e^{-x} 　　C. $e^x + e^{-x}$ 　　D. $-e^x$

二、填空题（每小题 5 分，共 30 分）

1. 微分方程 $y'' + 4y' + 5y = 0$ 的通解为_____.

2. 已知 $y = 1$，$y = x$，$y = x^2$ 是二阶线性非齐次微分方程的三个解，则该方程的通解为_____.

3. 微分方程 $y'' - 2y' + 2y = e^x$ 的通解为_____.

4. 微分方程 $y' = 2xy$ 的通解为_____.

5. 微分方程 $y'' = e^{-2x}$ 的通解为_____.

6. 微分方程 $y''' = x^3$ 的通解为_____.

三、计算题（每小题 6 分，共 30 分）

1. 求微分方程 $y' = \ln x + y^2 \ln x$ 的通解.

2. 求微分方程 $y'' + 2y = 0$ 的通解.

3. 验证 $y_1 = \sin x$, $y_2 = \cos x$ 是方程 $y'' + y = 0$ 的两个解, 并写出方程的通解.

4. 求微分方程 $y'' + y = 4\sin x$ 满足初始条件 $y|_{x=0} = 1$, $y'|_{x=0} = 0$ 的解.

5. 求微分方程 $4y'' - 4y' + y = 0$ 满足初始条件 $y|_{x=0} = 1$, $y'|_{x=0} = 2$ 的特解.

四、应用题（共 10 分）

试求 $y'' = x$ 的经过点 $M(0,1)$ 且在此点与直线 $y = \dfrac{x}{2} + 1$ 相切的曲线方程.

第八章

线性代数初步

知识导图

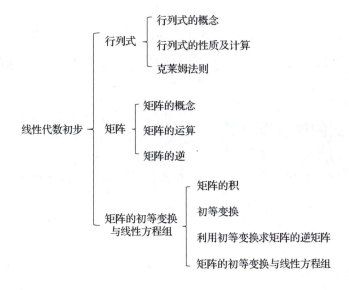

第一节　行列式

学习要点

1. 行列式的概念.
2. 行列式的计算.
3. 克莱姆法则.

重点、难点

行列式的概念，行列式的计算.

知识要点

一、行列式的概念

1. n 阶行列式

由 n^2 个元素 $a_{ij}(i, j = 1, 2, \cdots, n)$ 组成的方阵

$$\begin{vmatrix} a_{11} & a_{12} & \cdots & a_{1n} \\ a_{21} & a_{22} & \cdots & a_{2n} \\ \vdots & \vdots & & \vdots \\ a_{n1} & a_{n2} & \cdots & a_{nn} \end{vmatrix}$$

称为 n 阶行列式,其中横排的称为行,纵排的称为列. 当 $n = 1$ 时,$|D| = |a_{11}| = a_{11}$.

2. 余子式(代数余子式)

在行列式中划去 a_{ij} 元素所在的第 i 行和第 j 列元素,剩下的元素按原来相对顺序排成的行列式称为 a_{ij} 的余子式,记作 M_{ij},a_{ij} 的余子式乘上 $(-1)^{i+j}$ 称为 a_{ij} 的代数余子式,记作 A_{ij},即 $A_{ij} = (-1)^{i+j} M_{ij}$.

二、行列式的性质及计算

(1) n 阶行列式的值等于它的任意一行(或任意一列)的各元素与其对应的代数余子式乘积之和,即

$$\begin{vmatrix} a_{11} & a_{12} & \cdots & a_{1n} \\ a_{21} & a_{22} & \cdots & a_{2n} \\ \vdots & \vdots & & \vdots \\ a_{n1} & a_{n2} & \cdots & a_{nn} \end{vmatrix} = a_{i1}A_{i1} + a_{i2}A_{i2} + \cdots + a_{in}A_{in} = \sum_{j=1}^{n} a_{ij}A_{ij}$$

(按第 i 行展开,$i = 1, 2, \cdots, n$)

或

$$\begin{vmatrix} a_{11} & a_{12} & \cdots & a_{1n} \\ a_{21} & a_{22} & \cdots & a_{2n} \\ \vdots & \vdots & & \vdots \\ a_{n1} & a_{n2} & \cdots & a_{nn} \end{vmatrix} = a_{1j}A_{1j} + a_{2j}A_{2j} + \cdots + a_{nj}A_{nj} = \sum_{i=1}^{n} a_{ij}A_{ij}$$

(按第 j 列展开,$j = 1, 2, \cdots, n$)

(2) 任意行列式 D 与它的转置行列式 D^{T} 的值相等,即 $D = D^{\mathrm{T}}$.

(3) 交换行列式的两行(列),行列式的值改变符号.

(4) 行列式有两行(列)元素完全相同,则行列式的值为零.

(5) 行列式的某一行(列)中所有元素都乘以同一个数 k,等于用 k 乘以此行列式.

$$D = \begin{vmatrix} a_{11} & a_{12} & \cdots & a_{1n} \\ \vdots & \vdots & & \vdots \\ ka_{i1} & ka_{i2} & \cdots & ka_{in} \\ \vdots & \vdots & & \vdots \\ a_{n1} & a_{n2} & \cdots & a_{nn} \end{vmatrix} = k \begin{vmatrix} a_{11} & a_{12} & \cdots & a_{1n} \\ \vdots & \vdots & & \vdots \\ a_{i1} & a_{i2} & \cdots & a_{in} \\ \vdots & \vdots & & \vdots \\ a_{n1} & a_{n2} & \cdots & a_{nn} \end{vmatrix} = kD$$

(6) 行列式中某一行（列）的所有元素的公因子可以提到行列式的符号外面.

(7) 行列式中如果有两行（列）元素成比例，则此行列式等于零.

(8) 若行列式某一行（列）的元素全为零，则其值为零.

(9) 若行列式中的某一行（列）所有元素都是两个元素之和，则此行列式等于两个行列式之和，而且这两个行列式除了这一行（列）以外，其余的元素与原来行列式的对应元素相同，即

$$\begin{vmatrix} a_{11} & a_{12} & \cdots & a_{1n} \\ \vdots & \vdots & & \vdots \\ b_{i1}+c_{i1} & b_{i2}+c_{i2} & \cdots & b_{in}+c_{in} \\ \vdots & \vdots & & \vdots \\ a_{n1} & a_{n2} & \cdots & a_{nn} \end{vmatrix}$$

$$= \begin{vmatrix} a_{11} & a_{12} & \cdots & a_{1n} \\ \vdots & \vdots & & \vdots \\ b_{i1} & b_{i2} & \cdots & b_{in} \\ \vdots & \vdots & & \vdots \\ a_{n1} & a_{n2} & \cdots & a_{nn} \end{vmatrix} + \begin{vmatrix} a_{11} & a_{12} & \cdots & a_{1n} \\ \vdots & \vdots & & \vdots \\ c_{i1} & c_{i2} & \cdots & c_{in} \\ \vdots & \vdots & & \vdots \\ a_{n1} & a_{n2} & \cdots & a_{nn} \end{vmatrix}$$

(10) 将行列式某一行（列）的倍数加到另一行（列）上去，行列式的值不变.

三、克莱姆法则

若线性方程组的系数行列式 $D \neq 0$，则线性方程组有唯一解，其解为

$$x_j = \frac{D_j}{D} \quad (j=1,2,\cdots,n)$$

其中 $D_j(j=1,2,\cdots,n)$ 是把 D 中第 j 列元素 a_{1j}，a_{2j}，$\cdots$，a_{nj} 对应地换成常数项 b_1，b_2，$\cdots$，b_n，而其余各列保持不变所得到的行列式. 如果线性方程组的系数行列式 $D \neq 0$，则线性方程组一定有解，且解是唯一的.

同步训练 8 – 1

1. 计算下列二阶行列式：

(1) $\begin{vmatrix} 1 & 3 \\ 1 & 4 \end{vmatrix}$;

(2) $\begin{vmatrix} 2 & 1 \\ -1 & 2 \end{vmatrix}$;

(3) $\begin{vmatrix} 6 & 9 \\ 8 & 12 \end{vmatrix}$;

(4) $\begin{vmatrix} x-1 & 1 \\ x^2 & x^2+x+1 \end{vmatrix}$.

2. 计算下列三阶行列式：

(1) $\begin{vmatrix} 1 & 2 & 3 \\ 3 & 1 & 2 \\ 2 & 3 & 1 \end{vmatrix}$;

(2) $\begin{vmatrix} 1 & 1 & 1 \\ 3 & 1 & 4 \\ 8 & 9 & 5 \end{vmatrix}$;

(3) $\begin{vmatrix} 1 & 0 & -1 \\ 3 & 5 & 0 \\ 0 & 4 & 1 \end{vmatrix}$;

(4) $\begin{vmatrix} 0 & a & 0 \\ b & 0 & c \\ 0 & d & 0 \end{vmatrix}$.

3. 当 k 为何值时，$\begin{vmatrix} k & 3 & 4 \\ -1 & k & 0 \\ 0 & k & 1 \end{vmatrix} = 0$?

4. 求行列式 $\begin{vmatrix} -3 & 0 & 4 \\ 5 & 0 & 3 \\ 2 & -2 & 1 \end{vmatrix}$ 中元素 2 和 -2 的代数余子式.

5. 求四阶行列式 $D = \begin{vmatrix} 1 & 0 & 4 & 0 \\ 2 & -1 & -1 & 2 \\ 0 & -6 & 0 & 0 \\ 2 & 4 & -1 & 2 \end{vmatrix}$ 的第 4 行各元素的代数余子式之和.

6. 用行列式的性质计算下列行列式：

(1) $\begin{vmatrix} a & a^2 \\ b & b^2 \end{vmatrix}$;

(2) $\begin{vmatrix} 1 & 2 & 3 \\ 0 & 1 & 2 \\ 1 & 1 & 1 \end{vmatrix}$;

(3) $\begin{vmatrix} 34\ 215 & 35\ 215 \\ 28\ 092 & 29\ 092 \end{vmatrix}$;

(4) $\begin{vmatrix} x & y & x+y \\ y & x+y & x \\ x+y & x & y \end{vmatrix}$.

7. 计算下列行列式：

(1) $\begin{vmatrix} 1 & 1 & 1 & 1 \\ -1 & 1 & 1 & 1 \\ -1 & -1 & 1 & 1 \\ -1 & -1 & -1 & 1 \end{vmatrix}$;

(2) $\begin{vmatrix} 1 & 1 & 1 & 1 \\ 1 & 2 & 3 & 4 \\ 1 & 3 & 6 & 10 \\ 1 & 4 & 10 & 20 \end{vmatrix}$;

(3) $\begin{vmatrix} 1 & 2 & 3 & 4 \\ 2 & 3 & 4 & 1 \\ 3 & 4 & 1 & 2 \\ 4 & 1 & 2 & 3 \end{vmatrix}$;

(4) $\begin{vmatrix} 1 & 1 & 2 & 3 \\ 1 & 2 & 3 & -1 \\ 3 & -1 & -1 & -2 \\ 2 & 3 & -1 & -1 \end{vmatrix}$;

(5) $\begin{vmatrix} 2 & -5 & 3 & 1 \\ 1 & 3 & -1 & 3 \\ 0 & 1 & 1 & -5 \\ -1 & -4 & 2 & -3 \end{vmatrix}$;

(6) $\begin{vmatrix} -2 & 2 & -4 & 0 \\ 4 & -1 & 3 & 5 \\ 3 & 1 & -2 & 5 \\ 2 & 0 & 5 & 1 \end{vmatrix}$.

8. 用克莱姆法则求解线性方程组：

(1) $\begin{cases} 2x_1 + 3x_2 + 5x_3 = 2 \\ x_1 + 2x_2 = 5 \\ 3x_2 + 5x_3 = 4 \end{cases}$;

(2) $\begin{cases} 2x_1 + x_2 - 5x_3 + x_4 = 8 \\ x_1 - 3x_2 - 6x_4 = 9 \\ 2x_2 - x_3 + 2x_4 = -5 \\ x_1 + 4x_2 - 7x_3 + 6x_4 = 0 \end{cases}$.

第二节　矩阵

学习要点

1. 矩阵的概念.
2. 矩阵的运算.
3. 矩阵的逆.

重点、难点

矩阵的运算，矩阵的逆.

知识要点

一、矩阵的概念

1. m 行 n 列矩阵

由 $m \times n$ 个数 $a_{ij}(i=1,2,\cdots,m;j=1,2,\cdots,n)$ 按一定顺序排列成的一个 m 行 n 列的矩形数表：

$$A = \begin{pmatrix} a_{11} & a_{12} & \cdots & a_{1n} \\ a_{21} & a_{22} & \cdots & a_{2n} \\ \vdots & \vdots & & \vdots \\ a_{m1} & a_{m2} & \cdots & a_{mn} \end{pmatrix}$$

称为 m 行 n 列**矩阵**，a_{ij} 称为矩阵 A 的第 i 行第 j 列**元素**. 矩阵通常用大写英文字母 A、B、$\cdots$ 或 (a_{ij})，(b_{ij})，$\cdots$ 表示，也可记为 $A_{m \times n}$ 或 $(a_{ij})_{m \times n}$.

2. 特殊矩阵

(1) 当 $m = n$ 时，$A = \begin{pmatrix} a_{11} & a_{12} & \cdots & a_{1n} \\ a_{21} & a_{22} & \cdots & a_{2n} \\ \vdots & \vdots & & \vdots \\ a_{n1} & a_{n2} & \cdots & a_{nn} \end{pmatrix}$ 称为 n 阶**方阵**，简称方阵.

(2) 当 $m = 1$ 时，$A = (a_{11} \quad a_{12} \quad \cdots \quad a_{1n})$ 称为**行矩阵**.

(3) 当 $n = 1$ 时，$A = \begin{pmatrix} a_{11} \\ a_{21} \\ \vdots \\ a_{m1} \end{pmatrix}$ 称为**列矩阵**.

(4) 当 $a_{ij} = 0(i=1,2,\cdots,m;j=1,2,\cdots,n)$ 时，称为**零矩阵**，记作 $O_{m \times n}$ 或 O.

(5) 除了主对角线上的元素外，其余元素均为零的方阵称为**对角矩阵**.

（6）主对角线上的元素均为 1 的对角矩阵称为**单位矩阵**，记为 $\boldsymbol{E}$.

（7）主对角线下方的各元素均为零的方阵称为**上三角形矩阵**，主对角线上方的各元素均为零的方阵称为**下三角形矩阵**. 上三角形矩阵和下三角形矩阵统称为**三角形矩阵**.

（8）把矩阵 $\boldsymbol{A}$ 的行换成列所得的矩阵称为矩阵 $\boldsymbol{A}$ 的**转置矩阵**，记作 $\boldsymbol{A}^{\mathrm{T}}$ 或 $\boldsymbol{A}'$.

（9）若两矩阵 $\boldsymbol{A} = (a_{ij})_{m \times n}$ 与 $\boldsymbol{B} = (b_{ij})_{m \times n}$ 对应位置上的元素都相等，即
$$a_{ij} = b_{ij}(i = 1, 2, \cdots, m; j = 1, 2, \cdots, n)$$
则称矩阵 $\boldsymbol{A}$ 与矩阵 $\boldsymbol{B}$ **相等**，记作 $\boldsymbol{A} = \boldsymbol{B}$.

（10）由方阵 $\boldsymbol{A}$ 的元素按原来的次序所构成的行列式称为矩阵 $\boldsymbol{A}$ 的行列式，记作 $|\boldsymbol{A}|$ 或 $\det \boldsymbol{A}$.

二、矩阵的运算

1. 加法与减法

设矩阵 $\boldsymbol{A} = (a_{ij})_{m \times n}$，$\boldsymbol{B} = (b_{ij})_{m \times n}$，则矩阵 $(a_{ij} \pm b_{ij})_{m \times n}$ 称为 $\boldsymbol{A}$ 与 $\boldsymbol{B}$ 的和与差，记作 $\boldsymbol{A} \pm \boldsymbol{B}$，即
$$\boldsymbol{A} \pm \boldsymbol{B} = (a_{ij} \pm b_{ij})_{m \times n}.$$
两个矩阵只有当它们的行数和列数都相同时，才能进行加减运算.

2. 数与矩阵相乘

设矩阵 $\boldsymbol{A} = (a_{ij})_{m \times n}$，$k \in \mathbf{R}$，则矩阵 $(ka_{ij})_{m \times n}$ 称为数 k 与矩阵 $\boldsymbol{A}$ 相乘，简称数乘矩阵，记作 $k\boldsymbol{A}$，即
$$k\boldsymbol{A} = (ka_{ij})_{m \times n}.$$

数乘矩阵满足：

（1）交换律：$k\boldsymbol{A} = \boldsymbol{A}k$；

（2）分配律：$k(\boldsymbol{A} + \boldsymbol{B}) = k\boldsymbol{A} + k\boldsymbol{B}$，$(k_1 + k_2)\boldsymbol{A} = k_1\boldsymbol{A} + k_2\boldsymbol{A}$；

（3）结合律：$k_1(k_2\boldsymbol{A}) = (k_1 k_2)\boldsymbol{A}$；

（4）$1 \cdot \boldsymbol{A} = \boldsymbol{A}$，$(-1)\boldsymbol{A} = -\boldsymbol{A}$；

（5）$k\boldsymbol{A} = \boldsymbol{O} \Leftrightarrow k = 0$ 或 $\boldsymbol{A} = \boldsymbol{O}$，

其中 k_1、k_2 为任意常数，$\boldsymbol{A}$、$\boldsymbol{B}$ 均是 m 行 n 列矩阵.

3. 矩阵与矩阵相乘

设矩阵 $\boldsymbol{A} = (a_{ij})_{m \times s}$，$\boldsymbol{B} = (b_{ij})_{s \times n}$，则矩阵 $\boldsymbol{C} = (c_{ij})_{m \times n}$，其中
$$c_{ij} = a_{i1}b_{1j} + a_{i2}b_{2j} + \cdots + a_{is}b_{sj} = \sum_{k=1}^{s} a_{ik}b_{kj}(i = 1, 2, \cdots, m; j = 1, 2, \cdots, n)$$
称为矩阵 $\boldsymbol{A}$ 与矩阵 $\boldsymbol{B}$ 的乘积，记作 $\boldsymbol{AB}$，即 $\boldsymbol{C} = \boldsymbol{AB}$.

由定义可以看出，只有当矩阵 $\boldsymbol{A}$ 的列数等于矩阵 $\boldsymbol{B}$ 的行数时，$\boldsymbol{A}$ 才能与 $\boldsymbol{B}$ 相乘，并且所得结果 $\boldsymbol{AB}$ 的行数等于矩阵 $\boldsymbol{A}$ 的行数，而列数等于矩阵 $\boldsymbol{B}$ 的列数.

一般情况下：

（1）$\boldsymbol{AB} \neq \boldsymbol{BA}$，即矩阵乘法不满足交换律. 因此，矩阵 $\boldsymbol{A}$ 与矩阵 $\boldsymbol{B}$ 的乘积 $\boldsymbol{AB}$ 常读作 "$\boldsymbol{A}$ 左乘 $\boldsymbol{B}$" 或 "$\boldsymbol{B}$ 右乘 $\boldsymbol{A}$".

（2）由 $\boldsymbol{AB} = \boldsymbol{O}$ 不能推出 $\boldsymbol{A} = \boldsymbol{O}$ 或 $\boldsymbol{B} = \boldsymbol{O}$.

(3) $AB = AC$ 不能推出 $B = C$，即矩阵乘法不满足消去律.

设 A、B、C 是矩阵，k 是任意常数，矩阵乘法满足：

(1) 分配律：$(A + B)C = AC + BC$，$A(B + C) = AB + AC$；

(2) 结合律：$(AB)C = A(BC)$，$k(AB) = (kA)B = A(kB)$；

(3) $AE = EA = A$.

三、矩阵的逆

1. 逆矩阵

设 A 是 n 阶方阵，如果存在一个 n 阶方阵 B，使得 $AB = BA = E$，则称方阵 A 是可逆的，并称 B 为 A 的逆矩阵，简称逆阵，记作 A^{-1}. 否则称 A 是不可逆的.

2. 逆矩阵性质

(1) A 可逆，则其逆阵是唯一的；

(2) A 的逆阵的逆阵是 A，即 $(A^{-1})^{-1} = A$.

3. 伴随矩阵

设 n 阶方阵 $A = (a_{ij})$，其行列式 $|A|$ 中各元素 a_{ij} 的代数余子式为 A_{ij}，将 A_{ij} 按 $|A|$ 中 a_{ij} 的顺序排列成方阵，然后转置所得的方阵称为方阵 A 的伴随矩阵，记作 A^*，即

$$A^* = \begin{pmatrix} A_{11} & A_{21} & \cdots & A_{n1} \\ A_{12} & A_{22} & \cdots & A_{n2} \\ \vdots & \vdots & & \vdots \\ A_{1n} & A_{2n} & \cdots & A_{nn} \end{pmatrix}$$

方阵 A 可逆的充要条件是 $|A| \neq 0$. 且有 $A^{-1} = \dfrac{1}{|A|} A^*$.

同步训练 8-2

1. 设 $A = \begin{pmatrix} 1 & 2 \\ -1 & 3 \end{pmatrix}$，$B = \begin{pmatrix} 3 & -2 \\ 2 & 1 \end{pmatrix}$，则 $3A + 2B = $ _____，$A - 2B^T = $ _____.

2. 计算下列乘积：

(1) $\begin{pmatrix} 4 & 3 & 1 \\ 1 & -2 & 3 \\ 5 & 7 & 0 \end{pmatrix} \begin{pmatrix} 7 \\ 2 \\ 1 \end{pmatrix}$； (2) $(1, 2, 3) \begin{pmatrix} 3 \\ 2 \\ 1 \end{pmatrix}$；

(3) $\begin{pmatrix} 2 \\ 1 \\ 3 \end{pmatrix}(-1,2)$;

(4) $\begin{pmatrix} 2 & 1 & 4 & 0 \\ 1 & -1 & 3 & 4 \end{pmatrix}\begin{pmatrix} 1 & 3 & 1 \\ 0 & -1 & 2 \\ 1 & -3 & 1 \\ 4 & 0 & -2 \end{pmatrix}$;

(5) $(x_1, x_2, x_3)\begin{pmatrix} a_{11} & a_{12} & a_{13} \\ a_{12} & a_{22} & a_{23} \\ a_{13} & a_{23} & a_{33} \end{pmatrix}\begin{pmatrix} x_1 \\ x_2 \\ x_3 \end{pmatrix}$;

(6) $\begin{pmatrix} 1 & 2 & 1 & 0 \\ 0 & 1 & 0 & 1 \\ 0 & 0 & 2 & 1 \\ 0 & 0 & 0 & 3 \end{pmatrix}\begin{pmatrix} 1 & 0 & 3 & 1 \\ 0 & 1 & 2 & -1 \\ 0 & 0 & -2 & 3 \\ 0 & 0 & 0 & -3 \end{pmatrix}$.

3. 把下列矩阵化为最简形矩阵：

(1) $\begin{pmatrix} 1 & 0 & 2 & -1 \\ 2 & 0 & 3 & 1 \\ 3 & 0 & 4 & -3 \end{pmatrix}$;

(2) $\begin{pmatrix} 0 & 2 & -3 & 1 \\ 0 & 3 & -4 & 3 \\ 0 & 4 & -7 & -1 \end{pmatrix}$.

4. 求下列矩阵的逆矩阵：

(1) $\begin{pmatrix} 1 & 2 \\ 2 & 5 \end{pmatrix}$;

(2) $\begin{pmatrix} \cos\theta & -\sin\theta \\ \sin\theta & \cos\theta \end{pmatrix}$;

(3) $\begin{pmatrix} 1 & 2 & -1 \\ 3 & 4 & -2 \\ 5 & -4 & 1 \end{pmatrix}$;

(4) $\begin{pmatrix} a_1 & & & \\ & a_2 & & 0 \\ & & \ddots & \\ 0 & & & a_n \end{pmatrix} (a_1 a_2 \cdots a_n \neq 0)$.

第三节 矩阵的初等变换与线性方程组

学习要点

1. 矩阵的初等变换与矩阵的秩.
2. 利用初等变换求矩阵的逆矩阵.
3. 矩阵的初等变换与线性方程组.

重点、难点

矩阵的秩，解线性方程组.

知识要点

一、矩阵的秩

在矩阵 $A = (a_{ij})_{m \times n}$ 中，任取 k 行 k 列 ($k \leq \min(m, n)$)，位于这些行列相交处的元素所构成的 k 阶行列式，称为 A 的 k 阶子式. 如果矩阵 A 中至少有一个 r 子式不为零，而所有高于 r 阶的子式都为零，则数 r 称为矩阵 A 的秩，记为 $R(A)$，即 $R(A) = r$. 若 $R(A) = r$，则 A 中 $r-1$ 阶子式不可能全为零.

二、初等变换

（1）矩阵的任意两行（或列）互换位置.（第 i 行（或列）与第 j 行（或列）互换，记作 $r_i \leftrightarrow r_j$（或 $c_i \leftrightarrow c_j$））.

（2）用一个不为零的常数乘矩阵的某一行（或列）.（数 k 乘第 i 行（或列），记作 kr_i（或 kc_i））.

（3）用一个常数乘矩阵的某一行（或列），再加到另一行（或列）上去．（数 k 乘第 i 行（或列），再加到第 j 行（或列）上去，记作 $r_j + kr_i$（或 $c_j + kc_i$））．

初等变换不改变矩阵的秩．利用矩阵的初等变换可以求矩阵的秩．具体方法是对矩阵 A 的行施行初等变换，将它化成一个阶梯形矩阵 B，则 $R(A) = R(B)$．

三、利用初等变换求矩阵的逆矩阵

将 n 阶方阵 A 与单位矩阵 E_n 组成一个长方矩阵 $(A \vdots E)$，再对这个长方矩阵施行初等行变换，使虚线左边的 A 变成单位矩阵，这时虚线右边的 E 就变成了 A^{-1}，即

$$(A \vdots E) \xrightarrow{\text{行初等变换}} (I \vdots A^{-1}).$$

四、矩阵的初等变换与线性方程组

（1）线性方程组：

$$\begin{cases} a_{11}x_1 + a_{12}x_2 + \cdots + a_{1n}x_n = b_1 \\ a_{21}x_1 + a_{22}x_2 + \cdots + a_{2n}x_n = b_2 \\ \cdots\cdots \\ a_{m1}x_1 + a_{m2}x_2 + \cdots + a_{mn}x_n = b_m \end{cases}$$

的系数矩阵为 A，增广矩阵为 B；则

①当 $R(B) \neq R(A)$ 时，线性方程组无解；

②当 $R(B) = R(A) = r = n$ 时，线性方程组有唯一解；

③$R(B) = R(A) = r < n$ 时，线性方程组有无穷多解，自由未知量有 $n - r$ 个．

（2）齐次线性方程组的解：

$$\begin{cases} a_{11}x_1 + a_{12}x_2 + \cdots + a_{1n}x_n = 0 \\ a_{21}x_1 + a_{22}x_2 + \cdots + a_{2n}x_n = 0 \\ \cdots\cdots \\ a_{m1}x_1 + a_{m2}x_2 + \cdots + a_{mn}x_n = 0 \end{cases}$$

增广矩阵 $B = \begin{pmatrix} a_{11} & a_{12} & \cdots & a_{1n} & 0 \\ a_{21} & a_{22} & \cdots & a_{2n} & 0 \\ a_{31} & a_{32} & \cdots & a_{3n} & 0 \\ \vdots & \vdots & & \vdots & \vdots \\ a_{m1} & a_{m2} & \cdots & a_{mn} & 0 \end{pmatrix}$．由于一定有 $R(B) = R(A)$，因此齐次线性方程组一定有解．

①当 $R(A) = n$ 时，齐次线性方程组只有零解；

②当 $R(A) < n$ 时，齐次线性方程组有非零解（有无穷多解）．

（3）如果齐次线性方程组中，方程的个数小于未知量的个数，即 $m < n$，则齐次线性方程组有非零解．

(4) 齐次线性方程组 $\begin{cases} a_{11}x_1 + a_{12}x_2 + \cdots + a_{1n}x_n = 0 \\ a_{21}x_1 + a_{22}x_2 + \cdots + a_{2n}x_n = 0 \\ \cdots\cdots \\ a_{n1}x_1 + a_{n2}x_2 + \cdots + a_{nn}x_n = 0 \end{cases}$ （未知量的个数和方程的个数相等）

有非零解的充分必要条件是它的系数行列式等于 0.

同步训练 8–3

1. 求矩阵 $A = \begin{pmatrix} 1 & 1 & 2 & 5 & 7 \\ 1 & 2 & 3 & 7 & 10 \\ 1 & 3 & 4 & 9 & 13 \\ 1 & 4 & 5 & 11 & 16 \end{pmatrix}$ 的秩.

2. 利用初等变换求下列矩阵的逆矩阵：

(1) $\begin{pmatrix} 4 & 1 & 5 \\ 1 & 1 & 2 \\ 0 & 2 & 2 \end{pmatrix}$;

(2) $\begin{pmatrix} 1 & 1 & -1 \\ 2 & 1 & 0 \\ 1 & -1 & 1 \end{pmatrix}$.

3. 设矩阵 $A = \begin{pmatrix} 4 & 2 & 3 \\ 1 & 1 & 0 \\ -1 & 2 & 3 \end{pmatrix}$，求矩阵 B 使其满足矩阵方程 $AB = A + 2B$.

4. 求解下列线性非齐次方程组：

(1) $\begin{cases} 4x_1 + 2x_2 - x_3 = 2 \\ 3x_1 - 1x_2 + 2x_3 = 10 \\ 11x_1 + 3x_2 = 8 \end{cases}$

(2) $\begin{cases} 2x + 3y + z = 4 \\ x - 2y + 4z = -5 \\ 3x + 8y - 2z = 13 \\ 4x - y + 9z = -6 \end{cases}$；

(3) $\begin{cases} 2x + y - z + w = 1 \\ 4x + 2y - 2z + w = 2 \\ 2x + y - z - w = 1 \end{cases}$；

(4) $\begin{cases} 2x + y - z + w = 1 \\ 3x - 2y + z - 3w = 4 \\ x + 4y - 3z + 5w = -2 \end{cases}$．

5. λ 取何值时，线性非齐次方程组

$$\begin{cases} \lambda x_1 + x_2 + x_3 = 1 \\ x_1 + \lambda x_2 + x_3 = \lambda \\ x_1 + x_2 + \lambda x_3 = \lambda^2 \end{cases}$$

(1) 有唯一解？（2）无解？（3）有无穷多个解？

综合训练一

1. 选择题．

(1) $\begin{vmatrix} 0 & 0 & 0 & 1 \\ 0 & 0 & 1 & 0 \\ 0 & 1 & 0 & 0 \\ 1 & 0 & 0 & 0 \end{vmatrix} = (\quad)$．

A. 0 B. -1 C. 1 D. 2

(2) 若 $D = \begin{vmatrix} a_{11} & a_{12} & a_{13} \\ a_{21} & a_{22} & a_{23} \\ a_{31} & a_{32} & a_{33} \end{vmatrix} = \frac{1}{2}$,则 $D_1 = \begin{vmatrix} 2a_{11} & a_{13} & a_{11}-2a_{12} \\ 2a_{21} & a_{23} & a_{21}-2a_{22} \\ 2a_{31} & a_{33} & a_{31}-2a_{32} \end{vmatrix} = ($).

A. 4　　　　　　B. -4　　　　　　C. 2　　　　　　D. -2

(3) 已知 4 阶行列式中第 1 行元素依次是 $-4, 0, 1, 3$,第 3 行元素的余子式依次为 $-2, 5, 1, x$,则 $x = ($).

A. 0　　　　　　B. -3　　　　　　C. 3　　　　　　D. 2

(4) 若 $D = \begin{vmatrix} -8 & 7 & 4 & 3 \\ 6 & -2 & 3 & -1 \\ 1 & 1 & 1 & 1 \\ 4 & 3 & -7 & 5 \end{vmatrix}$,则 D 中第一行元素的代数余子式的和为 ( ).

A. -1　　　　　B. -2　　　　　C. -3　　　　　D. 0

(5) A、B 为 n 阶方阵,则下列各式中成立的是 ( ).

A. $|A^2| = |A|^2$　　　　　　　　　　B. $A^2 - B^2 = (A-B)(A+B)$

C. $(A-B)A = A^2 - AB$　　　　　　D. $(AB)^T = A^T B^T$

(6) 设方阵 A、B、C 满足 $AB = AC$,当 A 满足 ( ) 时,$B = C$.

A. $AB = BA$　　　　　　　　　　　B. $|A| \neq 0$

C. 方程组 $AX = 0$ 有非零解　　　　D. B、C 可逆

(7) 若 A 为 n 阶方阵,k 为非零常数,则 $|kA| = ($).

A. $k|A|$　　　　　　　　　　　　　B. $|k||A|$

C. $k^n |A|$　　　　　　　　　　　　D. $|k|^n |A|$

(8) 设 n 元线性齐次方程组 $AX = 0$ 的系数矩阵的秩为 r,则 $AX = 0$ 有非零解的充分必要条件是 ( ).

A. $r = n$　　　　B. $r < n$　　　　C. $r \geq n$　　　　D. $r > n$

(9) 设 A 是 $m \times n$ 矩阵,则线性方程组 $AX = b$ 有无穷解的充要条件是 ( ).

A. $r(A) < m$　　　　　　　　　　　B. $r(A) < n$

C. $r(Ab) = r(A) < m$　　　　　　　D. $r(Ab) = r(A) < n$

(10) 方程组 $\begin{cases} x_1 + 2x_2 - x_3 = 4 \\ x_2 + 2x_3 = 2 \\ (\lambda - 2)x_3 = -(\lambda - 3)(\lambda - 4)(\lambda - 1) \end{cases}$ 无解的充分条件是 $\lambda = ($).

A. 1　　　　　　B. 2　　　　　　C. 3　　　　　　D. 4

2. 填空题.

(1) 行列式 $\begin{vmatrix} 0 & 1 & 0 & \cdots & 0 \\ 0 & 0 & 2 & \cdots & 0 \\ \vdots & \vdots & \vdots & & \vdots \\ 0 & 0 & 0 & \cdots & n-1 \\ n & 0 & 0 & \cdots & 0 \end{vmatrix} = $ _____.

(2) 如果 $D = \begin{vmatrix} a_{11} & a_{12} & a_{13} \\ a_{21} & a_{22} & a_{23} \\ a_{31} & a_{32} & a_{33} \end{vmatrix} = M$，则 $D_1 = \begin{vmatrix} a_{11} & a_{13} - 3a_{12} & 3a_{12} \\ a_{21} & a_{23} - 3a_{22} & 3a_{22} \\ a_{31} & a_{33} - 3a_{32} & 3a_{32} \end{vmatrix} = $ _____ .

(3) 行列式 $\begin{vmatrix} 1 & -1 & 1 & x-1 \\ 1 & -1 & x+1 & -1 \\ 1 & x-1 & 1 & -1 \\ x+1 & -1 & 1 & -1 \end{vmatrix} = $ _____ .

(4) 设 A 为 n 阶方阵，I 为 n 阶单位矩阵，且 $A^2 = I$，则行列式 $|A| = $ _____ .

(5) 设 A 为 5 阶方阵，A^* 是其伴随矩阵，且 $|A| = 3$，则 $|A^*| = $ _____ .

(6) 已知 $A = \begin{pmatrix} 1 & 2 & 3 \\ 0 & 1 & -1 \\ 3 & -2 & 4 \end{pmatrix}$，$B = \begin{pmatrix} 1 & 1 & 4 \\ 2 & -3 & 0 \\ -1 & -3 & 2 \end{pmatrix}$，则 $A + B = $ _____ ，$A - B^T = $ _____ .

(7) 已知 $A = \begin{pmatrix} 1 & 2 \\ 3 & 4 \end{pmatrix}$，$B = \begin{pmatrix} 2 & 0 & 3 \\ 1 & 2 & -1 \end{pmatrix}$，则 $AB = $ _____ .

(8) $A = \begin{pmatrix} 1 & 2 \\ -1 & 3 \end{pmatrix}$，则 $A^{-1} = $ _____ .

(9) 线性方程组 $\begin{cases} kx_1 + 2x_2 + x_3 = 0 \\ 2x_1 + kx_2 = 0 \\ x_1 - x_2 + x_3 = 0 \end{cases}$ 仅有零解的充分必要条件是 _____ .

(10) 设 $A = \begin{pmatrix} 1 & 2 & 1 \\ 2 & 3 & a+2 \\ 1 & a & -2 \end{pmatrix}$，$b = \begin{pmatrix} 1 \\ 3 \\ 0 \end{pmatrix}$，$x = \begin{pmatrix} x_1 \\ x_2 \\ x_3 \end{pmatrix}$，若齐次线性方程组 $AX = 0$ 只有零解，则 $a = $ _____ .

3. 计算题.

(1) 计算行列式：

① $D = \begin{vmatrix} 1 & 2 & 3 & 4 \\ 1 & 0 & 1 & 2 \\ 3 & -1 & -1 & 0 \\ 1 & 2 & 0 & -5 \end{vmatrix}$;

② $D = \begin{vmatrix} 5 & 3 & -1 & 2 & 0 \\ 1 & 7 & 2 & 5 & 2 \\ 0 & -2 & 3 & 1 & 0 \\ 0 & -4 & -1 & 4 & 0 \\ 0 & 2 & 3 & 5 & 0 \end{vmatrix}$.

(2) 设 $D = \begin{vmatrix} 3 & -5 & 2 & 1 \\ 1 & 1 & 0 & -5 \\ -1 & 3 & 1 & 3 \\ 2 & -4 & -1 & -3 \end{vmatrix}$，$D$ 中元素 a_{ij} 的余子式和代数余子式依次记作 M_{ij} 和 A_{ij}，求 $A_{11} + A_{12} + A_{13} + A_{14}$ 及 $M_{11} + M_{21} + M_{31} + M_{41}$.

(3) 计算 n 阶行列式

$$D_n = \begin{vmatrix} x & a & \cdots & a \\ a & x & \cdots & a \\ \vdots & \vdots & & \vdots \\ a & a & \cdots & x \end{vmatrix}$$

(4) 大学生在饮食方面存在很多问题，很多人不重视吃早饭，多数大学生日常饮食没有规律．为了身体的健康就要制订营养改善行动计划，大学生一日食谱配餐：需要摄入一定的蛋白质、脂肪和碳水化合物，下边是三种食物，它们的质量用适当的单位计量．这些食品提供的营养以及食谱所需的营养如下：

营养	单位食物所含的营养			所需营养量
	食物一	食物二	食物三	
蛋白质	10	20	20	105
脂肪	0	10	3	60
碳水化合物	50	40	10	525

试根据这个问题建立一个线性方程组，并通过求解方程组来确定每天需要摄入上述三种食物的量.

(5) 求矩阵 $A = \begin{pmatrix} 1 & 1 & 2 & 5 & 7 \\ 1 & 2 & 3 & 7 & 10 \\ 1 & 3 & 4 & 9 & 13 \\ 1 & 4 & 5 & 11 & 16 \end{pmatrix}$ 的秩.

(6) 设 $A = \begin{pmatrix} 1 & 0 & 1 \\ 0 & 2 & 0 \\ 1 & 0 & 1 \end{pmatrix}$，矩阵 X 满足方程 $AX + E = A^2 + X$，求矩阵 X.

(7) 设矩阵 $A = \begin{pmatrix} 1 & 2 & a & 1 \\ 2 & -3 & 1 & 0 \\ 4 & 1 & a & b \end{pmatrix}$ 的秩为 2，求 a, b.

(8) 解线性方程组 $\begin{cases} x_1 + 3x_2 - x_3 - x_4 = 6 \\ 3x_1 - x_2 + 5x_3 - 3x_4 = 6 \\ 2x_1 + x_2 + 2x_3 - 2x_4 = 8 \end{cases}$.

(9) λ 为何值时，齐次方程组 $\begin{cases} (1-\lambda)x_1 - 2x_2 + 4x_3 = 0 \\ 2x_1 + (3-\lambda)x_2 + x_3 = 0 \\ x_1 + x_2 + (1-\lambda)x_3 = 0 \end{cases}$ 有非零解？

(10) 解线性方程组 $\begin{cases} x_1 + x_2 - 3x_3 - x_4 = 1 \\ 3x_1 - x_2 - 3x_3 + 4x_4 = 4 \\ x_1 + 5x_2 - 9x_3 - 8x_4 = 0 \end{cases}$.

综合训练二

1. 选择题.

(1) n 阶行列式的展开式中含 $a_{11}a_{12}$ 的项共有（ ）项.
A. 0   B. $n-2$ C. $(n-2)!$ D. $(n-1)!$

(2) 在函数 $f(x) = \begin{vmatrix} 2x & x & -1 & 1 \\ -1 & -x & 1 & 2 \\ 3 & 2 & -x & 3 \\ 0 & 0 & 0 & 1 \end{vmatrix}$ 中 x^3 项的系数是（ ）.

A. 0   B. -1 C. 1   D. 2

(3) 若 $\begin{vmatrix} a_{11} & a_{12} \\ a_{21} & a_{22} \end{vmatrix} = a$，则 $\begin{vmatrix} a_{12} & ka_{22} \\ a_{11} & ka_{21} \end{vmatrix} = $（ ）.

A. ka B. $-ka$
C. $k^2 a$ D. $-k^2 a$

(4) 若 $D = \begin{vmatrix} 3 & 0 & 4 & 0 \\ 1 & 1 & 1 & 1 \\ 0 & -1 & 0 & 0 \\ 5 & 3 & -2 & 2 \end{vmatrix}$，则 D 中第 4 行元素的余子式的和为（ ）.

A. -1 B. -2 C. -3 D. 0

(5) 设 A, B 为 n 阶可逆矩阵，下面各式恒正确的是（　　）.
A. $|(A+B)^{-1}| = |A^{-1}| + |B^{-1}|$
B. $|(AB)^T| = |A||B|$
C. $|(A^{-1}+B)^T| = |A^{-1}| + |B|$
D. $(A+B)^{-1} = A^{-1} + B^{-1}$

(6) 设 A 为 n 阶方阵，A^* 为 A 的伴随矩阵，则（　　）.
A. $|A^*| = |A^{-1}|$
B. $|A^*| = |A|$
C. $|A^*| = |A|^{n+1}$
D. $|A^*| = |A|^{n-1}$

(7) 已知 $A = \begin{pmatrix} 1 & 3 & 1 \\ 2 & 2 & 0 \\ 3 & 1 & 1 \end{pmatrix}$，则（　　）.

A. $A^T = A$
B. $A^{-1} = A^*$
C. $A\begin{pmatrix} 1 & 0 & 0 \\ 0 & 0 & 1 \\ 0 & 1 & 0 \end{pmatrix} = \begin{pmatrix} 1 & 1 & 3 \\ 2 & 0 & 2 \\ 3 & 1 & 1 \end{pmatrix}$
D. $\begin{pmatrix} 1 & 0 & 0 \\ 0 & 0 & 1 \\ 0 & 1 & 0 \end{pmatrix} A = \begin{pmatrix} 1 & 1 & 3 \\ 2 & 0 & 2 \\ 3 & 1 & 1 \end{pmatrix}$

(8) 方程组 $\begin{cases} x_1 + x_2 + x_3 = \lambda - 1 \\ 2x_2 - x_3 = \lambda - 2 \\ x_3 = \lambda - 4 \\ (\lambda - 1)x_3 = -(\lambda - 3)(\lambda - 1) \end{cases}$ 有唯一解的充分条件是 $\lambda =$（　　）.

A. 1　　　　　B. 2　　　　　C. 3　　　　　D. 4

(9) 线性方程组 $\begin{cases} x_1 + x_2 + x_3 = 1 \\ x_1 + 2x_2 + 3x_3 = 0 \\ 4x_1 + 7x_2 + 10x_3 = 1 \end{cases}$（　　）.

A. 无解
B. 有唯一解
C. 有无穷多解
D. 无法判断

(10) 方程组 $\begin{cases} x_1 + 2x_2 - x_3 = \lambda - 1 \\ 3x_2 - x_3 = \lambda - 2 \\ \lambda x_2 - x_3 = (\lambda - 3)(\lambda - 4) + (\lambda - 2) \end{cases}$ 有无穷解的充分条件是 $\lambda =$（　　）.

A. 1　　　　　B. 2　　　　　C. 3　　　　　D. 4

2. 填空题.

(1) 四阶行列式中包含 $a_{22}a_{43}$ 且带正号的项是_____.

(2) 行列式 $\begin{vmatrix} 1 & 1 & 1 & 0 \\ 0 & 1 & 0 & 1 \\ 0 & 1 & 1 & 1 \\ 0 & 0 & 1 & 0 \end{vmatrix} =$ _____.

(3) n 阶行列式 $\begin{vmatrix} 1+\lambda & 1 & \cdots & 1 \\ 1 & 1+\lambda & \cdots & 1 \\ \vdots & \vdots & & \vdots \\ 1 & 1 & \cdots & 1+\lambda \end{vmatrix} =$ _____.

(4) n 阶方阵 A 可逆的充分必要条件是_____.

(5) 设 $A = \begin{pmatrix} \frac{1}{2} & -\frac{\sqrt{3}}{2} \\ \frac{\sqrt{3}}{2} & \frac{1}{2} \end{pmatrix}$，且已知 $A^6 = I$，则行列式 $|A^{11}| =$ _____.

(6) 设 A 为 2 阶方阵，且 $|A| = \frac{1}{2}$，如此 $|2A^*| =$ _____.

(7) 设 A 是 3 阶方阵，且 $|A| = -2$，如此 $|A^{-1}| =$ _____.

(8) 设矩阵 $A = \begin{pmatrix} 1 & 1 & 1 \\ 1 & 2 & 1 \\ 2 & 3 & \lambda+1 \end{pmatrix}$ 的秩为 2，如此 $\lambda =$ _____.

(9) 齐次线性方程组 $\begin{cases} kx_1 + 2x_2 + x_3 = 0 \\ 2x_1 + kx_2 = 0 \\ x_1 - x_2 + x_3 = 0 \end{cases}$ 仅有零解的充要条件是_____.

(10) 若齐次线性方程组 $\begin{cases} x_1 + 2x_2 + x_3 = 0 \\ 2x_2 + 5x_3 = 0 \\ -3x_1 - 2x_2 + kx_3 = 0 \end{cases}$ 有非零解，则 $k =$ _____.

3. 计算题.

(1) 计算行列式 $D = \begin{vmatrix} 1 & 2 & 3 & 4 \\ 2 & 3 & 4 & 1 \\ 3 & 4 & 1 & 2 \\ 4 & 1 & 2 & 3 \end{vmatrix}$.

(2) 求行列式 $\begin{vmatrix} 1 & -1 & 1 & x-1 \\ 1 & -1 & x+1 & -1 \\ 1 & x-1 & 1 & -1 \\ x+1 & -1 & 1 & -1 \end{vmatrix}$ 的值.

(3) 已知 $A = \begin{pmatrix} 1 & 2 & 3 \\ 0 & 1 & -1 \\ 3 & -2 & 4 \end{pmatrix}$, $B = \begin{pmatrix} 1 & 1 & 4 \\ 2 & -3 & 0 \\ -1 & -3 & 2 \end{pmatrix}$, 求：①$A + B$；②$A - B^{\mathrm{T}}$.

(4) 设矩阵 $A = \begin{pmatrix} 2 & 2 & 1 \\ 1 & 1 & 0 \\ -1 & 2 & 3 \end{pmatrix}$, 求矩阵 B, 使 $A + 2B = AB$.

(5) 设方程组 $\begin{cases} x + y + z = a + b + c \\ ax + by + cz = a^2 + b^2 + c^2 \\ bcx + cay + abz = 3abc \end{cases}$.

试问：a, b, c 满足什么条件时, 方程组有唯一解, 并求出唯一解.

(6) 利用初等变换求矩阵 $A = \begin{pmatrix} 1 & 1 & -1 \\ 2 & 1 & 0 \\ 1 & -1 & 1 \end{pmatrix}$ 的逆矩阵.

(7)求矩阵 $A = \begin{pmatrix} 1 & 1 & 2 & 5 & 7 \\ 1 & 2 & 3 & 7 & 10 \\ 1 & 3 & 4 & 9 & 13 \\ 1 & 4 & 5 & 11 & 16 \end{pmatrix}$ 的秩.

(8)解线性方程组 $\begin{cases} 2x_1 + x_2 - x_3 + x_4 = 1 \\ 4x_1 + 2x_2 - 2x_3 + x_4 = 2 \\ 2x_1 + x_2 - x_3 + x_4 = 1 \end{cases}$.

(9)已知 $\begin{cases} x_1 + 2x_2 - 2x_3 + 2x_4 = 2 \\ x_2 - x_3 - x_4 = 1 \\ x_1 + x_2 - x_3 + 3x_4 = a \\ x_1 - x_2 + x_3 + 5x_4 = b \end{cases}$,问:线性方程组什么时候有解?什么时候无解?

(10)试确定 λ 的值,使齐次线性方程组 $\begin{cases} x - y + z = 0 \\ \lambda x + 2y + z = 0 \\ 2x + \lambda y = 0 \end{cases}$ 有非零解.

本章检测

(总分 100 分,100 分钟)

专业:_____ 年级:_____ 班级:_____

姓名:_____ 学号:_____ 成绩:_____

一、单项选择题(每小题 3 分,共 30 分)

1. 三阶行列式 $\begin{vmatrix} 1 & 2 & 3 \\ 0 & 2 & 4 \\ 3 & 1 & -1 \end{vmatrix}$ 中第 2 行第 1 列元素的代数余子式等于( )。

   A. 2   B. 3   C. 4   D. 5

2. 当 $a \neq$ ( ) 时,方程组 $\begin{cases} ax + z = 0 \\ 2x + ax + z = 0 \\ ax - 2y + z = 0 \end{cases}$ 只有零解。

   A. -1 B. 0
   C. -2 D. 2

3. 设 $\boldsymbol{A}$, $\boldsymbol{B}$ 是两个 n 阶可逆方阵,则 $[(\boldsymbol{AB})^{\mathrm{T}}]^{-1} =$ ( )。

   A. $(\boldsymbol{A}^{\mathrm{T}})^{-1}(\boldsymbol{B}^{\mathrm{T}})^{-1}$ B. $(\boldsymbol{B}^{\mathrm{T}})^{-1}(\boldsymbol{A}^{\mathrm{T}})^{-1}$
   C. $(\boldsymbol{B}^{-1})^{\mathrm{T}}(\boldsymbol{A}^{-1})^{\mathrm{T}}$ D. $(\boldsymbol{B}^{-1})^{\mathrm{T}}(\boldsymbol{A}^{\mathrm{T}})^{-1}$

4. 设 $\boldsymbol{A}$ 是方阵,如有矩阵关系式 $\boldsymbol{AB} = \boldsymbol{AC}$,则必有( )。

   A. $|\boldsymbol{A}| = 0$ B. $\boldsymbol{B} \neq \boldsymbol{C}$ 时 $|\boldsymbol{A}| = 0$
   C. $\boldsymbol{A} \neq \boldsymbol{O}$ 时 $\boldsymbol{B} = \boldsymbol{C}$ D. $|\boldsymbol{A}| \neq 0$ 时 $\boldsymbol{B} = \boldsymbol{C}$

5. 设行列式 $D_1 = \begin{vmatrix} x & 0 & 1 \\ 0 & x-1 & 0 \\ 1 & 0 & x \end{vmatrix}$, $D_2 = \begin{vmatrix} 2 & 3 & 2 \\ 1 & 5 & 3 \\ 3 & 1 & 1 \end{vmatrix}$,若 $D_1 = D_2$,则 x 的取值为( )。

   A. 2,-1 B. 1,-1 C. 0,2   D. 0,1

6. 若 $D = \begin{vmatrix} a_{11} & a_{12} & a_{13} \\ a_{21} & a_{22} & a_{23} \\ a_{31} & a_{32} & a_{33} \end{vmatrix} = 3$,则 $D_1 = \begin{vmatrix} 2a_{11} & 5a_{13} + a_{12} & a_{13} \\ 2a_{21} & 5a_{23} + a_{22} & a_{23} \\ 2a_{31} & 5a_{33} + a_{32} & a_{33} \end{vmatrix} =$ ( )。

   A. 30   B. -30 C. 6   D. -6

7. 设矩阵 $\boldsymbol{A}$ 的秩为 r,则 $\boldsymbol{A}$ 中( )。

   A. 所有 $r-1$ 阶子式都不为 0   B. 所有 $r-1$ 阶子式全为 0
   C. 至少有一个 r 阶子式不等于 0   D. 所有 r 阶子式都不为 0

8. 已知齐次线性方程组 $\begin{cases} x_1 + kx_2 - x_3 = 0 \\ kx_1 + x_2 + x_3 = 0 \\ 2x_1 - x_2 + x_3 = 0 \end{cases}$ 有非零解,则( )。

A. $k \neq -1$ 且 $k \neq 4$ B. $k = -1$ 或 $k \neq 4$
C. $k = -1$ 或 $k = 4$ D. $k = 1$ 或 $k = -4$

9. 设 n 阶方阵 A 不可逆，则必有（　　）.

A. $R(A) < n$ B. $R(A) = n - 1$
C. $A = O$ D. 方程组 $Ax = 0$ 只有零解

10. 方程组 $\begin{cases} x_1 + 2x_2 - x_3 = \lambda - 1 \\ 3x_2 - x_3 = \lambda - 2 \\ \lambda x_2 - x_3 = (\lambda - 3)(\lambda - 4) + (\lambda - 2) \end{cases}$ 有无穷解的充分条件是 $\lambda = $（　　）.

A. 1 B. 2
C. 3 D. 4

二、填空题（每小题 3 分，共 30 分）

1. 已知行列式 $\begin{vmatrix} a & 2 & 1 \\ 2 & 3 & 0 \\ 1 & -1 & 1 \end{vmatrix} = 0$，则数 $a = $ ＿＿＿＿＿．

2. 设矩阵 A 为 3 阶方阵，且 $|A| = 5$，则 $|2A| = $ ＿＿＿＿＿．

3. 已知 $A = \begin{pmatrix} 1 & -1 & -1 \\ 2 & -1 & -3 \\ -3 & 4 & 4 \end{pmatrix}$，$B = \begin{pmatrix} 1 & 2 & 3 \\ 2 & 2 & 1 \\ 3 & 4 & 3 \end{pmatrix}$，则 $B^T A = $ ＿＿＿＿＿．

4. n 阶方阵 A 可逆的充分必要条件是 ＿＿＿＿＿．

5. 设 $A = \begin{pmatrix} 1 & 1 & 1 \\ 2 & 1 & 5 \\ 1 & 1 & t \end{pmatrix}$，且 $R(A) = 2$，则 $t = $ ＿＿＿＿＿．

6. $A = \begin{pmatrix} 1 & -1 \\ -1 & 1 \end{pmatrix}$，则 $(A + E)^{-1}(A^2 - E) = $ ＿＿＿＿＿．

7. $A = \begin{pmatrix} 1 & 2 & 1 \\ 2 & 3 & a+2 \\ 1 & a & -2 \end{pmatrix}$，$b = \begin{pmatrix} 1 \\ 3 \\ 0 \end{pmatrix}$，$x = \begin{pmatrix} x_1 \\ x_2 \\ x_3 \end{pmatrix}$，若齐次线性方程组 $AX = 0$ 只有零解，则 a ＿＿＿＿＿．

8. 行列式 $D = \begin{vmatrix} a & b & c \\ b & a & c \\ d & b & c \end{vmatrix}$，则 $A_{11} + A_{21} + A_{31} = $ ＿＿＿＿＿．

9. 设 $f(x) = \begin{vmatrix} 2x & x & 1 & 2 \\ 1 & x & 1 & -1 \\ 3 & 2 & x & 1 \\ 1 & 1 & 1 & x \end{vmatrix}$，则 x^4 的系数为 ＿＿＿＿＿，x^3 的系数为 ＿＿＿＿＿．

10. 已知 $\begin{vmatrix} a_1 & b_1 & c_1 \\ a_2 & b_2 & c_2 \\ a_3 & b_3 & c_3 \end{vmatrix} = m \neq 0$，则 $\begin{vmatrix} 2a_1 & b_1 + c_1 & 3c_1 \\ 2a_2 & b_2 + c_2 & 3c_2 \\ 2a_3 & b_3 + c_3 & 3c_3 \end{vmatrix} = $ ＿＿＿＿＿．

三、计算题 （1~5 小题每题 6 分，6 题 10 分，共 40 分）

1. 试计算行列式 $\begin{vmatrix} 3 & 1 & -1 & 2 \\ -5 & 1 & 3 & -4 \\ 2 & 0 & 1 & -1 \\ 1 & -5 & 3 & -3 \end{vmatrix}$.

2. 设 $A = \begin{pmatrix} 1 & 2 & 0 \\ 3 & 4 & 0 \\ -1 & 2 & 1 \end{pmatrix}$, $B = \begin{pmatrix} 2 & 3 & -1 \\ -2 & 4 & 0 \end{pmatrix}$. 求 AB^{T}, $|4A|$.

3. 设矩阵 $A = \begin{pmatrix} 4 & 2 & 3 \\ 1 & 1 & 0 \\ -1 & 2 & 3 \end{pmatrix}$, 求矩阵 B 使其满足矩阵方程 $AB = A + 2B$.

4. 求行列式 $\begin{vmatrix} x & y & y & \cdots & y \\ y & x & y & \cdots & y \\ y & y & x & \cdots & y \\ \vdots & \vdots & \vdots & & \vdots \\ y & y & y & \cdots & x \end{vmatrix}$.

5. 设矩阵 $A = \begin{pmatrix} 1 & -2 & -1 & 0 & 2 \\ -2 & 4 & 2 & 6 & -6 \\ 2 & -1 & 0 & 2 & 3 \\ 3 & 3 & 3 & 3 & 4 \end{pmatrix}$, 求 A 的秩.

6. 当 λ 为何值时, 方程组
$$\begin{cases} 2x_1 + \lambda x_2 - x_3 = 1 \\ \lambda x_1 - x_2 + x_3 = 2 \\ 4x_1 + 5x_2 - 5x_3 = -1 \end{cases}$$
无解、有唯一解或有无穷多组解? 在有无穷多组解时, 用导出组的基础解系表示全部解.

第九章

临床决策分析

知识导图

```
                    ┌─ 决策的基本概念 ─┬─ 决策的特点
                    │                  ├─ 决策的结构
                    │                  ├─ 决策的程序
                    │                  └─ 常用的决策方法
                    │
                    ├─ 临床决策的基本思想 ─┬─ 确定决策目标
                    │                      ├─ 拟定可供选择的方案
                    │                      └─ 选择决策方案
                    │
                    ├─ 矩阵决策法 ─┬─ 矩阵决策法的基本要素
    临床决策分析 ─┤               └─ 矩阵决策法的求解步骤
                    │
                    ├─ 决策树法 ─┬─ 决策树模型的构造
                    │            └─ 决策树法的步骤
                    │
                    ├─ 检验诊断的决策分析 ─┬─ 检验的似然比
                    │                      ├─ 临床检验的概率校正
                    │                      ├─ 临床检验的决策分析
                    │                      └─ 多重检验诊断
                    │
                    └─ 代价—效益分析 ─┬─ 代价—效益分析模型的条件
                                       └─ 中立点的概率
```

第一节 决策的基本概念

学习要点

1. 决策的特点与结构.
2. 决策的程序及常用的决策方法.
3. 决策在医学上的应用.

重点、难点

决策的方法，决策的程序.

知识要点

一、决策的特点

决策具有针对性、现实性、风险性和择优性四个特点，是评价决策行为的标志.

二、决策的结构

决策一般由决策的内在因素、备择行动方案、选择方案的标准和方法三个方面组成.

三、决策的程序

决策有以下六个步骤：
（1）情报信息的收集与沟通.
（2）确定决策目标.
（3）拟定可供选择的方案.
（4）建立方案的数学模型并对方案的结果进行评价.
（5）选择方案.
（6）方案的实施与反馈.

四、常用的决策方法

（1）确定型决策方法.
（2）概率型决策方法，又称为风险型决策方法，通常有最大概率法、期望值法、边际分析法等.
（3）不确定型决策方法：这类决策方法有华德决策准则（小中取大法）、赫威斯决策准则（大中取小法）、萨凡奇决策准则（后悔值大中取小法）和拉普拉斯准则（等同概率法）四种类型.
（4）综合评价法.

同步训练 9-1

1. 概率型决策方法又称为什么决策方法？

2. 风险型决策问题应具备什么条件?

第二节 临床决策的基本思想

学习要点

1. 确定决策的目标、拟定决策方案.
2. 选择决策方案.
3. 将所学知识应用于医学.

重点、难点

选择决策方案,拟定可供选择的方案.

知识要点

一、确定决策目标

医生利用不同疾病的各种临床表现的医学知识对患者询问病情、病史,让病人做一些必要的化验和检查,然后进行分析、综合评价,初步做出符合病人资料的诊断,确定亟待解决的问题,这就是决策的目标,是决策的首要任务.

二、拟定可供选择的方案

当医生对病情做出明确诊断后,就要利用疾病的成因、发展以及不同的治疗方案对疾病的效应等知识,拟定多种治疗方案,它是决策的基础.

三、选择决策方案

选择方案是决策过程中最关键的环节,即运用定量、定性、定时的分析方法,评价预定的各种方案的效能、代价和价值,并从中选择一个代价小、时间短、效能优、最易于实现目标的行动方案.

临床上通常以最优期望值准则作为评估的标准,哪一个方案是所得到最优效果的可能性最大或者能够在多次实施中得到的总体效能最好,即患者付出的代价最小,而获得的治疗效果最好的方案,就是应当选择的最优方案.

同步训练 9–2

1. 决策的目标是什么?

2. 怎样拟定决策方案?

第三节 矩阵决策法

学习要点

1. 矩阵决策法的基本要素.
2. 矩阵决策法的求解步骤及其应用.
3. 将矩阵决策法应用于临床决策中.

重点、难点

矩阵决策法的基本要素,矩阵决策法的应用.

知识要点

一、矩阵决策法的基本要素

1. 状态变量

可能影响决策结果的各种客观外界情况或自然状态,是不可控因素,记为 $x_j(j=1, 2,\cdots,n)$,所有自然状态的集合记为 $X = \{x_1, x_2, \cdots, x_n\}$.

2. 决策变量

决策者所采取的各种行动方案,是可控因素,记为 $A_i(i=1,2,\cdots,m)$,所有方案的集合记为 $A = \{A_1, A_2, \cdots, A_m\}$.

3. 各种自然状态出现的概率
4. 各种结果的损益值

二、矩阵决策法的求解步骤

(1) 根据实际问题给出的条件列出矩阵决策表.
(2) 根据最优期望值准则选出最优方案. 所谓最优期望值准则,就是利用公式

$$M(A_i) = \sum_{j=1}^{n} P(x_j) V_{ij}$$

计算出每个行动方案的期望值，加以比较后，再由决策目标的要求选择期望值最大（或最小）的那个方案，即为最优方案.

同步训练 9 – 3

1. 矩阵决策法的要素是什么？

2. 怎样选择最优方案？

第四节　决策树法

学习要点

1. 决策树数学模型的构造.
2. 决策树法的步骤.
3. 决策树法在医学上的应用.

重点、难点

决策树数学模型，决策树模型的构造.

知识要点

一、决策树模型的构造

把方案的一连串因素，按它们的相互关系用树形图表示出来，就构成了决策树数学模型，如下图所示.

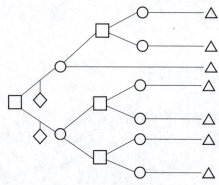

1. 决策节点

决策树模型中,"□"表示决策节点,从决策节点出发沿着哪条分支进行下去,是由决策者控制的. 临床上决策者主要是医生,有时还需要征求病人及其家属的意见.

2. 状态节点(机遇节点)

决策树模型中,"○"表示状态节点(又称机遇节点),在状态节点上产生的结果往往不由决策者控制,由数学期望值的大小决定.

3. 结果节点

决策树模型中,"△"表示结果节点("△"可以省略). 其旁边标出的数字表示每一个方案在其相应自然状态下的收益或损失的数值.

二、决策树法的步骤

1. 从左到右建立树模型

从最左端的基础方框开始,按行动方案的数量先画出若干条树干线段,并分别到达若干个节点. 再从节点开始,按可能出现的状态数量又画出若干条树枝线段,并分别到达若干个节点……如此继续下去,直到出现全部可能结果,就构成了决策树.

2. 由右至左计算数学期望值并选择方案

为了进行定量分析,需要计算决策树上各节点后每个概率分支的概率与利益值,然后进行比较,从中选出最佳方案.

同步训练 9 – 4

1. 决策树法的优点是什么?

2. 怎样构造决策树数学模型?

第五节　检验诊断的决策分析

学习要点

1. 检验的似然比.
2. 临床检验的概率校正.
3. 临床检验的决策分析.
4. 多重检验诊断.

重点、难点

检验的似然比,临床检验的决策分析.

知识要点

一、检验的似然比

1. 检验的灵敏度和特异度

(1) 真阳性百分率. 如表 9-1 所示,有疾病检验的阳性例数 a 与确诊患者例数 $a+c$ 之比的百分率为真阳性率百分率,记为 TP,即 $TP = \dfrac{a}{a+c} \times 100\%$.

表 9-1

病例数 诊断结果 检验结果	有疾病 (D)	无疾病 ($\bar{D}$)	合计
阳性 (T)	a	b	$a+b$
阴性 ($\bar{T}$)	c	d	$c+d$
合计	$a+c$	$b+d$	$m=a+b+c+d$

(2) 假阳性 (FP) 百分率. 无疾病检验的阳性例数 b 与无疾病例数 $b+d$ 之比的百分率为假阳性百分率,即 $FP = \dfrac{b}{b+d} \times 100\%$.

(3) 假阴性 (FN) 百分率. 有疾病检验的阴性例数 c 与确诊患者例数 $a+c$ 之比的百分率为假阴性百分率,即 $FN = \dfrac{c}{a+c} \times 100\%$.

(4) 真阴性 (TN) 百分率. 无疾病检验阴性的例数 d 与无疾病例数 $b+d$ 之比的百分率为真阴性百分率,即 $TN = \dfrac{d}{b+d} \times 100\%$.

显然 $TN = 1 - FP$.

我们称真阳性率 $P(T|D)$ 为该项检验的灵敏度,称真阴性率 $P(\bar{T}|\bar{D})$ 为该项检验的特异度.

2. 检验的似然比

某项检验的诊断价值可根据灵敏度和特异度来评价,灵敏度和特异度越高,表明这项检验对于疾病 D 的识别能力和对于非疾病 $\bar{D}$ 的鉴别能力越强,漏诊和误诊的可能性越小.

真阳性百分率与假阳性百分率之比为该项诊断检验的似然比,记为 LR.

$$LR = \frac{TP}{FP} = \frac{P(T|D)}{P(T|\bar{D})}$$

某项检验的似然比 LR 越大，说明真阳性百分率越大，而假阳性百分率越小，此项检验的诊断价值越高．

二、临床检验的概率校正

1. 概率校正

通过检验把疾病的事前概率转换成事后概率的过程，称为概率校正．就是求已知检验结果为阳性 T 时，患某种疾病 D 的可能性 $P(D|T)$ 的大小，$P(D|T)$ 称为检验的阳性预测值．同理 $P(\bar{D}|\bar{T})$ 称为检验的阴性预测值．二者都是事后概率．

2. 概率校正的贝叶斯公式

阳性预测值的贝叶斯公式：

$$P(D|T) = \frac{P(D) \cdot P(T|D)}{P(D) \cdot P(T|D) + P(\bar{D}) \cdot P(T|\bar{D})}$$

阴性预测值的贝叶斯公式：

$$P(\bar{D}|\bar{T}) = \frac{P(\bar{D}) \cdot P(\bar{T}|\bar{D})}{P(\bar{D}) \cdot P(\bar{T}|\bar{D}) + P(D) \cdot P(\bar{T}|D)}$$

三、临床检验的决策分析

1. 临床检验截断点的选定

许多临床检验不止阳性、阴性两种结果，而可能有一个连续的数量变化范围．为了在某项检验结果中鉴别被检验对象有无某种疾病，需在连续变化的数量范围内取定一个值，用以区分被检者是正常（无病）还是异常（有病），称这个特定值为检验的截断点．

截断点确定后，此疾病的真阳性百分比（TP）和假阳性百分比（FP）便确定了．截断点改变，TP 值和 FP 值也随之改变．

2. 确定阳性判据的决策方法

在定为阳性 T 与定为阴性 $\bar{T}$ 之间持中立态度的 X 值，就是最佳截断点．换句话说，将 X 定为阳性或阴性所做出的决策有相同的平均结果．

四、多重检验诊断

多重检验诊断就是将上次检验所得到的检验后概率作为下一次检验的预测概率，确诊后就停止检验，并且各次检验是相互独立的．

同步训练 9 – 5

癌症的早期诊断、治疗是提高疗效的关键．近年来，甲胎蛋白免疫检测法（简称 AFP

法）被普遍应用于肝癌的普查和诊断.

设 $A = \{$肝癌患者$\}$，$B = \{$AFP 检验反应为阳性$\}$；且已知 AFP 检测方法的真阳性率 $P(B|A) = 0.94$，假阳性率 $P(B|\bar{A}) = 0.04$；在人群中肝癌的发病率一般只有 $P(A) = 0.0004$；今有一人 AFP 检测结果为阳性，现问：该人患肝癌的可能性有多大？

第六节　代价—效益分析

学习要点

1. 代价—效益分析模型.
2. 中立点的概率.

重点、难点

代价—效益分析模型，中立点的概率.

知识要点

一、代价—效益分析模型的条件

(1) 只考虑一种疾病.
(2) 对这种病有一种效益显著的处理.
(3) 医生在对病人是否患此疾病还不能完全肯定的情况下，就需要决定是否给予处理.
(4) 对确实患该病又未予以处理的病人，会造成一定的效益损失.
(5) 对未患该病而给予了处理的病人，要付出一定的代价. 对的确患此病又给予了处理的病人，虽然要付出同样的代价，但也从处理中获得一定的效益.

二、中立点的概率

中立点的概率 $P_T = \dfrac{1}{1+\dfrac{W}{Q}}$.

如果一个病人患该病的概率大于中立点的概率，就应给予处理；若小于中立点的概率，则不给予处理.

同步训练 9 – 6

在同步训练 9 – 5 中，虽然此检验方法很精确，真阳性率 $P(B|A)=0.94$，真阴性率 $P(\bar{B}|\bar{A})=0.96$，两者都很高，且诊断似然比（价值）

$$\text{LR}=\frac{P(B|A)}{P(B|\bar{A})}=\frac{0.94}{0.04}=23.5$$

也很高（一般 LR > 20 就认为是高的），但 $P(A|B)$ 值却不大，为什么？

本章检测

(总分100分,60分钟)

专业:_____ 年级:_____ 班级:_____

姓名:_____ 学号:_____ 成绩:_____

应用题(1、2小题各20分,3、4小题各30分,共100分)

1. 某种疾病可用两种方法进行治疗,根据治疗效果给出评分标准:痊愈100分;轻度并发症70分;严重并发症50分;死亡0分。某医院在不同时期各用两种方法共医治了90位病人,其效果和对应人数如表9-2所示。

表 9-2

方法	痊愈	轻度并发症	严重并发症	死亡
治疗方法甲	21	13	10	6
治疗方法乙	16	14	8	2

问:甲乙两种治疗方法哪种好?

2. 530个病人做肝脏AKP检查,肝脏的病理状况由活检确定,得矩阵决策表,如表9-3所示,求AKP诊断肝癌的灵敏度、特异度和似然比。

表 9-3

例数　　　病型　　AKP检验结果	肝癌 有(D)	肝癌 无($\bar{D}$)	合计
阳性(T)	260	151	411
阴性($\bar{T}$)	50	69	119
合计例数	310	220	530

3. 考虑具有慢性进行性肝衰竭体征的病人，从临床角度来看，至少需按两种不同的情况来处理：如果是慢性肝炎，用甾体化合物处理可使两年存活率从67%提高到85%；如果是肝硬变，则用甾体化合物处理就不大合适．因为用甾体化合物处理都有出现并发症（如胃肠出血、血栓栓塞等）的风险，这种风险可降低肝硬变病人的两年存活率（假定从50%降到48%）．为简单起见，假定用肝脏活组织检查可做出确诊，但肝活检病人有 $\dfrac{1}{1\,000}$ 的死亡率．试问：是否让病人做活检？

4. 为了普查某种疾病，需要对 N 个人抽血化验，化验方法可以有两种：

（1）分别对每人进行，共需化验 N 次；

（2）以 $k(k<N)$ 人为一组，将每人所抽的血取出一半混合在一起化验，若混合血液呈阴性表明这 k 个人都无病，对这 k 个人只做一次化验就够了，这样 k 个人平均每人只需化验 $\dfrac{1}{k}$ 次；若混合血液呈阳性，表明这 k 个人中至少有一人患病，这时，必须再逐个地进行化验，对这 k 个人就要作 $k+1$ 次化验，这样 k 个人平均每人化验 $1+\dfrac{1}{k}$ 次．

证明：当普查的疾病不是传染病，而且发病率较低时，第（2）种化验方案能节省化验次数（即是说可以节省人力、物力、财力）．

第十章

数学文化

知识导图

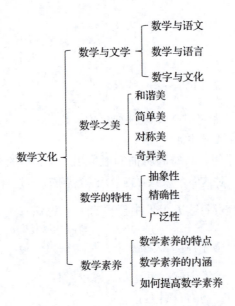

第一节　数学与文学

学习要点

1. 数学与语文.
2. 数学与语言.
3. 数字与文化.

重点、难点

数学与语文，数字与文化.

知识要点

一、数学与语文

数学与语文的思考方法是相通的，深刻理解它们的内在联系，如数学里有"对称"，语文里则有"对仗"．变化中的不变性质，在数学和语文中都广泛存在着．

二、数学与语言

数学的一种文化表现形式，就是把数学融入语言，数学语言是人类语言的组成部分，与一般语言是相通的．但数学语言有其独到之处，不仅是一般语言无法替代的，而且构成了科学语言的基础．

三、数字与文化

数字在中国文化中有着深刻的含义，数字 1，2，3，…，10 这十个数字寓意深远，内容丰富．

第二节　数学之美

学习要点

1. 和谐美．
2. 简单美．
3. 对称美．
4. 奇异美．

重点、难点

对称美，奇异美．

知识要点

一、和谐美

和谐的概念最早是毕达哥拉斯学派用数学的观点研究音乐提出来的，认为圆是完美无缺的，是和谐的表现，二次曲线均是圆锥的截线，因此被称为圆锥曲线．这是一种和谐统一．应该说数学无处不存在和谐，如黄金分割、优选法等．

二、简单美

爱因斯坦说:"评价一个理论是不是美,标准就是原理上的简单性."
数学的简单性主要表现在以下几个方面:

1. 公理的简单性

简单的几个字就能给出无穷多的结果. 如:"对顶角相等""三角形三内角和等于 180°"等.

2. 解决问题的简单性

在解数学问题的时候,力求越简单越好,即所谓的美的解答.

3. 表达形式的简单性

从小学数学开始,就有"化简"这类问题,所谓"化简",就是把原题化成最简形式,以多项式为例,"合并同类项后的多项式就是最简单的多项式".

4. 数学语言的简洁性

数学概念和数学公式都是许许多多现象的高度概括. 在直角三角形中,$a^2+b^2=c^2$(勾股定理),简要地把直角三角形的性质呈现在大家面前;再如数列 $1, \frac{1}{2}, \frac{1}{3}, \cdots, \frac{1}{n}, \cdots$,用通项表示为 $x_n = \frac{1}{n}(n=1,2,\cdots)$,简单明了.

5. 数学符号简单化

数学符号是数学文字的主要形式,如用"∞"表示无穷大,"$\sum$"表示和式,"$\int$"表示积分,"$\triangle$"表示三角形,"$\odot$"表示圆,"$n!$"表示 n 的阶乘等. 数学符号的简单化为我们解决问题带来了很多方便,数学总是用简单的符号表示比较复杂的问题.

三、对称美

(1) 对称是能给人以美感的一种形式,被数学家看成数学美的基本内容. 如圆无论关于圆心还是任一条直径所在直线都是对称的.

(2) 对称是指图形或者物体对某个点、直线或平面而言,在大小、形状和排列上具有一一对应关系. 如椭圆关于原点、X 轴、Y 轴都是对称的.

(3) 数学中的对称主要是一种思想,着重追求的是数学对象乃至整个数学体系的合理、匀称与协调. 数学概念、公式、运算、结论,甚至数学方法中,都蕴含着奇妙的对称性. 如 $(a+b)^2 = a^2 + 2ab + b^2$ 中的 a 与 b 就是对称的,从命题的角度看,正命题与逆命题、否命题与逆否命题等也存在着对称关系.

(4) 数学中的对称式子

$$123 \times 642 = 246 \times 321$$
$$12 \times 84 = 48 \times 21$$
$$13 \times 93 = 39 \times 31$$
$$11 \times 11 = 121$$

$$111 \times 111 = 12321$$
$$1111 \times 1111 = 1234321$$
$$11111 \times 11111 = 123454321$$
$$\cdots$$

对于具有对称性的定理和命题，只需证明出一部分内容，再通过"同理可知""同理可证"来解决．

（5）杨辉三角形中，将二项展开式的系数排成三角形，其系数是对称的．

（6）对称在数学中的作用．在解题时，利用图形和式子的对称性，往往可以收到事半功倍的效果．例如计算 $\int_{-2}^{2} x^7 \sin^8 x \, dx$，如果直接积分，很难算出结果，但如果考虑图形的对称性、奇函数在对称区间上的性质，即知该积分为 0．

数学中的对称性不但给我们带来美的效果，而且带来了美妙的方法，使复杂问题简单化．

四、奇异美

奇异美是数学美的另一个基本内容，奇异就是奇怪不寻常、新颖与异常，在数学中，一方面表现出令人意外的结果、公式、方法和思想等；另一方面表示突破原来思想、原来观点和与原来的思想、观念相矛盾的新思想、新方法和新理论．

黄金比是 $x = \dfrac{\sqrt{5}-1}{2}$，它是方程 $x^2 + x - 1 = 0$ 的正根，但还可以表示成下面的奇异形式，即

$$x = \cfrac{1}{1 + \cfrac{1}{1 + \cfrac{1}{1 + \cfrac{1}{1 + \cdots}}}}$$

显然，若 $x > 0$，则 $x = \dfrac{1}{1+x}$，故有 $x^2 + x - 1 = 0$，所以 $x = \dfrac{\sqrt{5}-1}{2}$．

不管是在学习数学过程中还是在生活中，同学们只有善于发现、善于总结、善于创新，才能更好更快地发现学习美和生活美．

第三节　数学的特性

学习要点

1. 抽象性．
2. 精确性．
3. 广泛性．

重点、难点

精确性,抽象性.

知识要点

一、抽象性

数学的抽象性具有以下三个特征:

(1) 它保留了数量关系或者空间关系. 如数学中研究的数 "3",不是 3 个人、3 个物品等具体的数量,而是完全脱离了具体事物的抽象的数.

(2) 数学抽象是经过一系列的阶段形成的,它达到的抽象程度大大超过了自然科学中的一般抽象. 从最原始的概念一直到像函数、复数、微分、积分、三维甚至无限维空间等抽象的概念.

(3) 不仅数学的概念是抽象的,数学方法本身也是抽象的,物理学家或化学家为了证明自己的理论,总是通过实验的方法,而数学家证明一个定理却不能用实验的方法,必须用推理和计算.

二、精确性

数学的精确性体现在逻辑的严密性、结论的确定性,表现在推理的严格和数学结论的确定两个方面. 如 "n 边形 n 个外角之和等于 $360°$".

三、广泛性

数学的抽象性、精确性决定了数学的广泛性. 恩格斯说:数学是一切科学的基础. 华罗庚曾说:宇宙之大,粒子之微,火箭之速,化工之巧,地球之变,生物之谜,日用之繁,数学无处不在. 总之,数学应用到各个学科和领域,我们几乎每时每刻都要在生产和日常生活中用到数学.

第四节　数学素养

学习要点

1. 数学素养的特点.
2. 数学素养的内涵.
3. 如何提高数学素养.

重点、难点

如何提高数学素养，数学素养的内涵.

知识要点

一、数学素养的特点

数学素养属于认识论和方法论的综合性思维形式，具有概念化、抽象化、模式化的认识特征. 一个具有数学素养的人，在他的认识世界和改造世界的活动中，具有以下特点：

（1）在讨论问题时，习惯于强调定义（界定概念），强调问题存在的条件.

（2）在观察问题时，习惯于抓住其中的（函数）关系，在微观（局部）认识基础上，进一步做出多因素的全局性考虑.

（3）在认识问题时，习惯于将已有的严格的数学概念如对偶、相关、随机、线性、周期性等概念广义化，用于认识现实中的问题.

二、数学素养的内涵

数学素养是一种积淀，是数学知识丰富到一定程度后的爆发，是先天的素质在经过"数学"雕琢之后形成的一种"意识"状况的心理特征，从素质到素养，是从量变到质变的过程，对数学素养的理解，有以下三个基本层面：

1. 数学知识的理论素养

（1）对数学知识的形式化的感性认识与数学本质的理性认识，是研究数学的基本特点，数学知识的获得正是从形式与本质的并重中积累的.

（2）在"问题解决"的实际操作过程中逐步形成的技能技巧，是进一步解决问题的手段和途径.

（3）在"提出问题，分析问题，解决问题"的过程中培养起来的数学思维，逐渐地形成了数学意识，存储在数学研究的个体素养中，形成一种自主行为.

（4）各种数学思想在"学数学""用数学"的过程中得到砥砺和升华，最后整合成个体的数学内涵.

2. 数学文化的人文素养

（1）对数学的文化特性的理解本身就是自身素养的提高.

（2）数学使我们拥有探索自然奥秘的工具，而对自然规律的不懈探索又产生新的数学知识，这种螺旋式的交叉过程使数学成为人类生活中不可或缺的部分.

（3）把数学的学术形态通过自身的理解深入浅出地转化为教育形态，这其中就是数学素养的综合体现.

（4）科学的数学观和辩证的唯物主义观可以提高我们的思想境界，为正确使用数学，培养数学思维观奠定了基础.

（5）对获取的信息"数学化"地处理，再形成新的信息，从而培养创新思维，有利于终身学习和可持续发展.

3. 数学品质的道德修养

数学对人的影响的一个重要方面就是对真理的执着追求,把毕生的精力奉献给自己所从事的研究工作.

在学数学过程中培养起来的严谨求实、团结协作、交流互动、开拓创新等数学品质可以让我们终身受益.

三、如何提高数学素养

数学素养不是与生俱来的,是在学习和实践中培养的. 要提高数学素养只能自己去探索、去总结,世界上没有一种万能的学习方法,对所有人都适用. 一名高职学生,虽然以后不一定成为一名数学家,甚至把所学的知识几乎都忘掉,但可以成为一名有较高的数学文化和数学素养的人,成为一名数学文化的传播者.

模 拟 试 卷

模拟试卷一

（总分100分，90分钟）

专业：_____ 年级：_____ 班级：_____

姓名：_____ 学号：_____ 成绩：_____

一、选择题（每小题4分，共24分）

1. 函数 $y = \dfrac{\lg(2-x)}{\sqrt{x+1}}$ 的定义域为（　　）．

   A. $(-\infty, 2)$　　B. $(-1, +\infty)$　　C. $(-1, 2)$　　D. $(-1, 2]$

2. 下列极限正确的是（　　）．

   A. $\lim\limits_{x \to 0}\left(1+\dfrac{1}{x}\right)^x = e$　　B. $\lim\limits_{x \to \infty}(1+x)^{\frac{1}{x}} = e$　　C. $\lim\limits_{x \to \infty} x\sin\dfrac{2}{x} = 0$　　D. $\lim\limits_{x \to 0}\dfrac{1}{x}\sin x = 1$

3. 微分方程 $y' - y = e^x$ 满足初始条件 $y|_{x=0} = 0$ 的特解是（　　）．

   A. $y = e^x(x+c)$　　B. $y = e^x(x+1)$　　C. $y = e^x - 1$　　D. $y = xe^x$

4. 设积分区域 D 是圆环 $1 \leqslant x^2 + y^2 \leqslant 4$，则二重积分 $\iint\limits_{D} \sqrt{x^2 + y^2}\,dxdy =$（　　）．

   A. $\int_0^{2\pi} d\theta \int_1^4 r^2 dr$　　B. $\int_0^{2\pi} d\theta \int_1^2 r^2 dr$　　C. $\int_0^{2\pi} d\theta \int_1^2 r\,dr$　　D. $\int_0^{2\pi} d\theta \int_1^4 r\,dr$

5. 直线 $\dfrac{x+3}{-2} = \dfrac{y+4}{-7} = \dfrac{z}{3}$ 与平面 $4x - 2y - 2z = 3$ 的关系为（　　）．

   A. 平行但直线不在平面上　　B. 直线在平面上
   C. 垂直相交　　D. 相交但不垂直

6. 微分方程 $y' - y = 1$ 的通解为（　　）．

   A. $y = Ce^x + 1$　　B. $y = Ce^x$　　C. $y = Ce^x - 1$　　D. $y = (C+1)e^x$

二、填空题（每小题4分，共28分）

1. 若 e^{-x} 是 $f(x)$ 的一个原函数，则 $\int xf(x)\,dx =$ _____．

2. 微分方程 $x\dfrac{dy}{dx} = y$ 的类型属于_____，其通解为_____．

3. 点 $M(-3, 2, 1)$ 关于 yOz 平面对称点的坐标是_____．

4. $\sum\limits_{n=1}^{\infty} nx^{n-1} =$ _____．

5. 函数 $y = x^3 - 6x^2 + 2$ 的单调减区间是_____．

6. 设 $f(x) = \begin{cases} (1+x)^{\frac{2}{x}}, & x \neq 0 \\ k, & x = 0 \end{cases}$，在点 $x = 0$ 处连续，则 $k =$ _____．

7. 设 A 为可逆矩阵，且 $AX+2B=C$，则 $X=$ _____ .

三、计算题（每小题 5 分，共 30 分）

1. 求极限 $\lim\limits_{x\to 2}\left(\dfrac{2x}{x^2-4}-\dfrac{1}{x-2}\right)$.

2. 已知 $y=\ln(x^2-1)$，求 y''.

3. 计算 $\int_0^{\frac{\pi}{2}}\sin x\cos x\,\mathrm{d}x$.

4. 已知 $u=z^{xy}$，求 u 的全微分.

5. 求幂级数 $\sum\limits_{n=1}^{\infty}(-1)^n\dfrac{(x+2)^n}{n}$ 的收敛半径和收敛域.

6. 设 $A=\begin{pmatrix}1 & 3 & -1 & 1 & 1\\ 3 & 9 & 4 & -1 & 4\\ -1 & -3 & -6 & 3 & -2\end{pmatrix}$，求 $R(A)$.

四、应用题（每小题9分，共18分）

1. 假定某种疾病流行 t 天后，感染的人数 N 为

$$N(t) = \frac{1\,000\,000}{1+5\,000e^{-0.1t}}$$

求：（1）1个月（按30天计算）后有多少人感染？

（2）多少天后有50万人感染？

（3）感染总人数有多少？

2. 在内接于椭球面 $\dfrac{x^2}{a^2}+\dfrac{y^2}{b^2}+\dfrac{z^2}{c^2}=1$ 的一切长方体（各面分别平行于坐标面）中，求体积最大的长方体的体积.

模拟试卷二

(总分100分，90分钟)

专业：_____ 年级：_____ 班级：_____

姓名：_____ 学号：_____ 成绩：_____

一、选择题（每小题4分，共24分）

1. 下列说法中正确的是（　　）.

    A. 若$f(x)$在点$x=x_0$连续，则$f(x)$在点$x=x_0$可导

    B. 若$f(x)$在点$x=x_0$可微，则$f(x)$在点$x=x_0$连续

    C. 若$f(x)$在点$x=x_0$不可微，则$f(x)$在点$x=x_0$极限不存在

    D. 若$f(x)$在点$x=x_0$不可导，则$f(x)$在点$x=x_0$不连续

2. $\left(\int_0^x 3t^2 \mathrm{d}t\right)' = $（　　）.

    A. $6x$ B. $3x$ C. $3x^2$ D. x^3

3. xOy面上的直线$x+y=1$绕y轴旋转一周所形成的旋转曲面方程为（　　）.

    A. $\sqrt{x^2+z^2} = 1-y$ B. $x^2+z^2 = 1-y$

    C. $\sqrt{x^2+z^2} = y-1$ D. $x^2+z^2 = (y-1)^2$

4. 下列级数中绝对收敛的是（　　）.

    A. $\sum_{n=1}^{\infty}(-1)^n \frac{1}{n}$ B. $\sum_{n=1}^{\infty}(-1)^{n-1}\frac{3^n}{2^n}$ C. $\sum_{n=1}^{\infty}(-1)^n \frac{1}{n^{\frac{3}{2}}}$ D. $\sum_{n=1}^{\infty}(-1)^n \frac{n+1}{n}$

5. 微分方程$y''+3y'+2y=1$的通解为（　　）.

    A. $y=C_1 \mathrm{e}^{-x}+C_2 \mathrm{e}^{-2x}+\frac{1}{2}$ B. $y=C_1 \mathrm{e}^{-x}+C_2 \mathrm{e}^{-2x}+1$

    C. $y=C_1 \mathrm{e}^x+C_2 \mathrm{e}^{-2x}+\frac{1}{2}$ D. $y=C_1 \mathrm{e}^x+C_2 \mathrm{e}^{-2x}+1$

6. 若一个n阶矩阵的秩为r，则（　　）.

    A. 所有r阶子式全不为0   B. r阶子式至少有一个不为0

    C. 所有r阶子式全为0   D. 所有$r+1$阶子式全不为0

二、填空题（每小题4分，共28分）

1. $\lim_{x \to 0}(1+4x)^{\frac{2}{\sin x}} = $_____.

2. 方程$y^5+2y-7x^3-x=0$所确定的曲线$y=y(x)$在$x=0$处的切线方程为_____.

3. 设$f(x,y)=x^2+(y-1)\arcsin\sqrt{\frac{y}{x}}$，则$\left.\frac{\partial f}{\partial x}\right|_{(2,1)} = $_____.

4. 交换二次积分次序后，$\int_1^e \mathrm{d}y \int_0^{\ln y} f(x,y)\mathrm{d}x$为_____.

5. 幂级数$\sum_{n=1}^{\infty}(-1)^n \cdot \frac{(x-3)^n}{n \cdot 5^n}$的收敛区间为_____.

6. 已知向量 $a = (1,1,-4)$，$b = (1,-2,2)$，则 a 和 b 的夹角为_____．

7. $\begin{vmatrix} 1 & 1 & -5 \\ -2 & 2 & 2 \\ 1 & -1 & 0 \end{vmatrix} = $_____．

三、计算题（每小题 5 分，共 30 分）

1. 求极限 $\lim\limits_{x \to 0^+} \sin^n x \cdot \ln x$．

2. 求不定积分 $\int e^{\sqrt{x}} dx$．

3. 求平行于平面 $x - 2y + 2z - 5 = 0$，且与三个坐标平面构成的四面体体积为 $\dfrac{1}{3}$ 的平面方程．

4. 计算二重积分 $\iint\limits_{D} \ln(1 + x^2 + y^2) dxdy$，其中 D 是由圆周 $x^2 + y^2 + 1$ 及坐标轴所围成的位于第一象限的闭区域．

5. 将 $y = x^2 e^{-x}$ 展开成 x 的幂级数，并指出其收敛区间．

6. 解线性非齐次方程组 $\begin{cases} x_1 + x_2 + 2x_3 + 2x_4 = 1 \\ 3x_1 + 4x_2 + 6x_3 + 5x_4 = 3 \\ 2x_1 + 3x_2 + 4x_3 + 3x_4 = 2 \end{cases}$.

四、应用题（每小题 9 分，共 18 分）

1. 某医药研究所研发一种新药，根据检测数据拟合得到：成人按规定剂量服药后血液中含药量 y（单位：mg）与时间 x（单位：h）的关系在 2 h 内可近似地用二次函数 $y = -8x^2 + 24x$ 刻画，而在 2 h（包括 2 h）后则近似地用反比例函数 $y = \dfrac{32}{x}$ 刻画．

（1）列出 y 与 x 函数关系式，并指出其定义域．

（2）据测定：每毫升血液中含药量少于 7 mg，这种药对疾病的治疗就会失去效果，试分析成人按规定剂量服药 4 h 后是否还有药效．

（3）讨论所列函数的可导性，并求其导函数．

（4）成人按规定剂量服药后几小时血液中含药量达到最大值？最大值为多少？

2. 求解下列肿瘤生长的数学模型.

（1）按现有手段，当肿瘤细胞数目超过 10^{11} 时才是临床可观察的；在肿瘤生长初期，几乎每经过一定时间，肿瘤细胞数目就会增加一倍. 于是有第一种模型：记 $x(t)$ 为时刻 t 的肿瘤细胞数目，设肿瘤细胞的相对增长率为常数 k，可得一般细胞增长的模型

$$\frac{\mathrm{d}x}{\mathrm{d}t} = kx$$

（2）在肿瘤生长后期，由于各种生理条件的限制，肿瘤细胞数目逐渐趋向某个稳定值. 于是有第二种模型：由于生理限制肿瘤细胞数目的极限值为 N，可得另一个生长模型

$$\frac{\mathrm{d}x}{\mathrm{d}t} = -kx\ln\frac{x}{N}$$

参 考 答 案

第一章

同步训练 1–1

1. (1) 不是，因为对应法则不同；(2) 不是，因为定义域不同；(3) 是，因为函数的三要素相同；(4) 不是，因为定义域不同.

2. (1) 要使函数有意义，需 $\begin{cases} x^2-4x+3\neq 0 \\ 2x+1\geqslant 0 \end{cases} \Rightarrow \begin{cases} x\neq 1, 3 \\ x\geqslant -\dfrac{1}{2} \end{cases}$. 所以该函数的定义域为 $\left[-\dfrac{1}{2},1\right) \cup (1,3) \cup (3,+\infty)$.

(2) 要使函数有意义，需 $x^2-3x+2\geqslant 0 \Rightarrow x\leqslant 1$ 或 $x\geqslant 2$，所以该函数的定义域为 $(-\infty,1] \cup [2,+\infty)$.

(3) 要使函数有意义，需 $\begin{cases} x+3>0 \\ x+3\neq 1 \end{cases} \Rightarrow \begin{cases} x>-3 \\ x\neq -2 \end{cases}$，所以该函数的定义域为 $(-3,-2) \cup (-2,+\infty)$.

(4) 要使函数有意义，需 $\begin{cases} 2x+1>0 \\ x^2-1\neq 0 \end{cases} \Rightarrow \begin{cases} x>-\dfrac{1}{2} \\ x\neq -1, 1 \end{cases}$，所以该函数的定义域为 $\left(-\dfrac{1}{2},1\right) \cup (1,+\infty)$.

3. 由函数的表达式得函数的定义域为 $(-\infty, 5]$.
$f(-1)=4\times(-1)=-4$；$f(3)=3^2=9$.

4. $f(t^2+1)=e^{t^2+1}$；$g\left(\dfrac{1}{t}\right)=\sin\left(\dfrac{1}{t}\right)$；$f[g(x)]=e^{\sin x}$；$g[f(x)]=\sin e^x$.

5. (1) 由 $y=\sin u, u=5x^2-6$ 复合而成.

(2) 由 $y=e^u, u=1-x^2$ 复合而成.

(3) 由 $y=u^2, u=\cos v, v=e^x$ 复合而成.

(4) 由 $y=\tan u, u=\sqrt{v}, v=2x^2+1$ 复合而成.

(5) 由 $y=2^u, u=\sin v, v=2x^2+1$ 复合而成.

(6) 由 $y=\log_2 u, u=\sin v, v=e^x$ 复合而成.

同步训练 1–2

1. (1) 有极限，$\lim\limits_{n\to\infty}\dfrac{n}{n+1}=\lim\limits_{n\to\infty}\dfrac{1}{1+\dfrac{1}{n}}=1$.

(2) 有极限，$\lim\limits_{n\to\infty}\dfrac{n-2}{n+3}=\lim\limits_{n\to\infty}\dfrac{1-\dfrac{2}{n}}{1+\dfrac{3}{n}}=1$.

(3) 无极限.

(4) 有极限,$\lim\limits_{n\to\infty}\left(\dfrac{3}{4n-1}+1\right)=1$.

2. (1) 原式 $=\lim\limits_{n\to\infty}\dfrac{3+\dfrac{2}{n^3}}{2+\dfrac{1}{n^2}}=\dfrac{3}{2}$.

(2) 原式 $=\lim\limits_{n\to\infty}\dfrac{\dfrac{1}{n}+\dfrac{1}{n^2}}{3+\dfrac{1}{n}}=0$.

(3) 原式 $=\left[\lim\limits_{n\to\infty}\left(\dfrac{1}{2n}+1\right)\right]^2=1$.

(4) 原式 $=\lim\limits_{n\to\infty}\dfrac{\dfrac{6}{n}-\dfrac{5}{n^2}}{2+\dfrac{1}{n}+\dfrac{4}{n^2}}=0$.

(5) 原式 $=\lim\limits_{n\to\infty}\dfrac{-\dfrac{1}{5}+3\left(-\dfrac{3}{5}\right)^{n+1}}{1-\dfrac{1}{5}\left(-\dfrac{3}{5}\right)^n}=-\dfrac{1}{5}$.

(6) 原式 $=\lim\limits_{n\to\infty}\dfrac{4\times(\sqrt{n^2+3n}+\sqrt{n^2+1})}{3n-1}=\lim\limits_{n\to\infty}\dfrac{4\times\left(\sqrt{1+\dfrac{3}{n}}+\sqrt{1+\dfrac{1}{n^2}}\right)}{3-\dfrac{1}{n}}=\dfrac{8}{3}$.

(7) 原式 $=\lim\limits_{n\to\infty}\dfrac{-2n-3}{n+2}=\lim\limits_{n\to\infty}\dfrac{-2-\dfrac{3}{n}}{1+\dfrac{2}{n}}=-2$.

(8) 原式 $=\lim\limits_{n\to\infty}\dfrac{\dfrac{n(1+2n-1)}{2}-\dfrac{n(2+2n)}{2}}{n-1}=\lim\limits_{n\to\infty}\dfrac{-n}{n-1}=-1$.

同步训练 1-3

1. (1) 有极限,3; (2) 有极限,0; (3) 无极限; (4) 有极限,1;
(5) 无极限; (6) 有极限,0.

2. 因为 $\lim\limits_{x\to 0^-}f(x)=\lim\limits_{x\to 0^-}x^2=0$,$\lim\limits_{x\to 0^+}f(x)=\lim\limits_{x\to 0^+}(x+1)=1$,所以 $\lim\limits_{x\to 0}f(x)$ 不存在.

3. (2)(3) 是无穷小;(1)(5) 是无穷大;(4)(6) 既不是无穷小,也不是无穷大.

4. (1) $x\to 1$ 时是无穷小,$x\to -1$ 时是无穷大.

(2) $x\to 1$ 时是无穷小,$x\to 0^+$ 或 $x\to\infty$ 时是无穷大.

(3) $x\to -3$ 或 $x\to\infty$ 时是无穷小,$x\to 0$ 时是无穷大.

(4) $x\to 0$ 时是无穷小,$x\to +\infty$ 时是无穷大.

5. （1）原式 $= \lim\limits_{x \to -2} \dfrac{(x+2)(x-1)}{(x+2)(x-5)} = \dfrac{3}{7}$.

（2）原式 $= \lim\limits_{x \to -3} \dfrac{(x+3)(x-3)}{(x+3)(x+2)} = 6$.

（3）原式 $= \lim\limits_{x \to 2} \dfrac{(x-2)(x+1)}{(x-2)(x-1)} = 3$.

（4）原式 $= \lim\limits_{x \to 0} \dfrac{-x}{x(\sqrt{4-x}+2)} = -\dfrac{1}{4}$.

（5）原式 $= \lim\limits_{x \to \infty} \dfrac{3 - \dfrac{3}{x^2} + \dfrac{1}{x^3}}{4 - \dfrac{1}{x} + \dfrac{2}{x^3}} = \dfrac{3}{4}$.

（6）原式 $= \lim\limits_{x \to \infty} \dfrac{1 - \dfrac{3}{x} + \dfrac{1}{x^2}}{2 - \dfrac{3}{x^2}} = \dfrac{1}{2}$.

6. （1）原式 $= \lim\limits_{x \to 0} \dfrac{\sin x}{x \cos x} = \lim\limits_{x \to 0} \dfrac{\sin x}{x} \cdot \dfrac{1}{\cos x} = 1$.

（2）原式 $= \lim\limits_{x \to 0} \dfrac{\dfrac{\sin 5x}{\cos 5x}}{\dfrac{\sin 4x}{\cos 4x}} = \dfrac{5}{4} \lim\limits_{x \to 0} \dfrac{\dfrac{\sin 5x}{5x}}{\dfrac{\sin 4x}{4x}} \cdot \dfrac{\cos 4x}{\cos 5x} = \dfrac{5}{4}$.

（3）原式 $= \lim\limits_{x \to 0} x \sin \dfrac{1}{x} + \dfrac{1}{2} \lim\limits_{x \to 0} \dfrac{\sin x}{x} = \dfrac{1}{2}$.

（4）原式 $= \lim\limits_{x \to 2} \dfrac{\sin(x-2)}{x-2} \cdot \dfrac{1}{x-3} = -1$.

（5）原式 $= \lim\limits_{x \to \infty} \left[\left(1 + \dfrac{1}{\dfrac{x}{2}}\right)^{\frac{x}{2}}\right]^6 = e^6$.

（6）原式 $= \lim\limits_{x \to 0} [(1+4x)^{\frac{1}{4x}}]^8 = e^8$.

（7）原式 $= \lim\limits_{x \to \infty} \left[\left(1 + \dfrac{1}{\dfrac{x}{3}}\right)^{\frac{x}{3}}\right]^3 \left(1 + \dfrac{3}{x}\right)^6 = e^3$.

（8）原式 $= \lim\limits_{x \to 0} \left\{\left[1 + \left(-\dfrac{x}{2}\right)\right]^{-\frac{2}{x}}\right\}^{-\frac{1}{2}} = e^{-\frac{1}{2}}$.

（9）原式 $= \lim\limits_{x \to 0} \dfrac{1}{\dfrac{\sin(7x)}{7x} \cdot 7(\sqrt{1+x}+1)} = \dfrac{1}{14}$.

（10）原式 $= \lim\limits_{x \to +\infty} \dfrac{\sin \dfrac{1}{2^x}}{\dfrac{1}{2^x}} = 1$

同步训练 1-4

1. 由题意得，$\lim\limits_{x\to 1}f(x)=f(1)=2$，所以 $f(x)$ 在点 $x=1$ 处连续.

2. 因为 $\lim\limits_{x\to 0^+}f(x)=a=f(0)=2$，所以 $a=2$.

3. (1) 因为 $\lim\limits_{x\to 0^+}f(x)=\lim\limits_{x\to 0^-}f(x)=1$，而 $f(0)=0$，所以 $x=0$ 是函数 $f(x)$ 的第一类间断点.

(2) 函数 $f(x)$ 连续，因为 $\lim\limits_{x\to 0^-}f(x)=\lim\limits_{x\to 0^+}f(x)=0=f(0)$，$\lim\limits_{x\to 1^-}f(x)=\lim\limits_{x\to 1^+}f(x)=1=f(1)$，所以该函数连续.

(3) 因为 $\lim\limits_{x\to 0^-}\dfrac{\sin x}{x}=\lim\limits_{x\to 0^+}\dfrac{\sin x}{x}=1$，而 $x\neq 0$，所以 $x=0$ 是函数 $f(x)$ 的第一类间断点.

(4) 因为 $\lim\limits_{x\to -2}f(x)=\lim\limits_{x\to -2}\dfrac{x}{x-2}$ 不存在，所以 $x=-2$ 是函数 $f(x)$ 的第二类间断点.

4. 设函数 $f(x)=x^3-4x^2+1$，显然 $f(x)$ 在闭区间 $[0,1]$ 上连续，因为 $f(0)=1>0$，$f(1)=-2<0$，由零点定理在 $[0,1]$ 上至少存在一点 ξ，使得 $f(\xi)=0$. 所以 $x^3-4x^2+1=0$ 在 $[0,1]$ 上至少有一个根.

综合训练一

1. (1) C；(2) D；(3) D；(4) B；(5) D.

2. (1) $[-1,1]$；(2) $x\to 2$ 或 $x\to\infty$；(3) -2；(4) $\lim\limits_{x\to 0^-}f(x)=-1$，$\lim\limits_{x\to 0^+}f(x)=1$；(5) 1.

3. (1) 由 $y=3^u$，$u=v^2$，$v=\cos x$ 复合而成.

(2) 由 $y=e^u$，$u=\cos v$，$v=x^2+1$ 复合而成.

(3) 由 $y=\sqrt{u}$，$u=\ln v$，$v=\tan w$，$w=x^2-1$ 复合而成.

(4) 由 $y=\sin u$，$u=v^{15}$，$v=2x^2-3$ 复合而成.

(5) 由 $y=u^2$，$u=\log_2 v$，$v=\sin x$ 复合而成.

(6) 由 $y=\arcsin u$，$u=\log_3 v$，$v=2x^3-1$ 复合而成.

4. $f(x^2)=x^4+2x^2+1$；$g(x-1)=\dfrac{1}{x-1}$；$f[g(x)]=\dfrac{x^2}{x^2-2x+1}$；$g[f(x)]=\dfrac{1}{x^2+2x}$.

5. (1) 要使函数有意义，需 $\sin x>0$，解得 $2k\pi<x<\pi+2k\pi(k\in\mathbf{Z})$，所以该函数的定义域为 $\{x\mid 2k\pi<x<(2k+1)\pi,k\in\mathbf{Z}\}$.

(2) 要使函数有意义，需 $2x\neq k\pi+\dfrac{\pi}{2}$ $(k\in\mathbf{Z})$，解得 $x\neq\dfrac{k\pi}{2}+\dfrac{\pi}{4}$，所以该函数的定义域为 $\left\{x\mid x\neq\dfrac{\pi}{4}+\dfrac{k\pi}{2},k\in\mathbf{Z}\right\}$.

(3) 要使函数有意义，需 $\begin{cases}x-3>0\\4-x>0\end{cases}$ 或 $\begin{cases}x-3<0\\4-x<0\end{cases}$，解得 $3<x<4$，所以该函数的定义域为 $(3,4)$.

(4) 要使函数有意义，需 $\begin{cases}4-x^2\geq 0\\|x|-1\neq 0\end{cases}$，解得 $-2\leq x\leq 2$ 且 $x\neq\pm 1$，所以该函数的定义

域为 $[-2,-1) \cup (-1,1) \cup (1,2]$.

6.（1）原式 $= \lim\limits_{x \to -2} \dfrac{x(x+2)(x+1)}{(x+2)(x-3)} = -\dfrac{2}{5}$.

（2）原式 $= \lim\limits_{x \to 1} \dfrac{(x-1)(\sqrt{x+2}+\sqrt{3})}{x-1} = 2\sqrt{3}$.

（3）原式 $= 0 + 0 + 1 = 1$.

（4）原式 $= \lim\limits_{n \to \infty} \dfrac{3 - \dfrac{4}{n^2}}{2 + \dfrac{1}{n}} = \dfrac{3}{2}$.

（5）原式 $= \lim\limits_{n \to \infty} \dfrac{n^2 + n}{n^2} = \lim\limits_{n \to \infty}\left(1 + \dfrac{1}{n}\right) = 1$.

（6）原式 $= \lim\limits_{x \to 1} \dfrac{\sin(x-1)}{(x-1)(x+2)} = \dfrac{1}{3}$.

（7）原式 $= \lim\limits_{x \to \infty} \dfrac{1}{\left(1+\dfrac{1}{x}\right)^x} = e^{-1}$.

（8）原式 $= \lim\limits_{x \to \infty}\left[\left(1+\dfrac{1}{\dfrac{2x+1}{-2}}\right)^{\frac{2x+1}{-2}}\right]^{-1}\left(\dfrac{2x-1}{2x+1}\right)^{-\frac{1}{2}} = e^{-1}$.

7. 设铁价为 a，所需费用为 y，则 $y = 5a\pi r^2 + \dfrac{20a}{r}$ $(r>0)$.

8. 因为 $t = 0$ 时 $Q(0) = 2\,000 = ae^0$，所以 $a = 2\,000$，

又因为 $Q(20) = 2\,000e^{20k} = 6\,000$，解得 $k = \dfrac{\ln 3}{20}$，

故 $Q(60) = 2\,000 e^{\frac{\ln 3}{20} \times 60} = 2\,000 e^{\ln 3^3} = 27 \times 2\,000 = 54\,000$（个）.

9. 设函数 $f(x) = x^3 - 5x^2 + 7x - 2$，显然 $f(x)$ 在 $[0,1]$ 上连续，因为 $f(0) = -2 < 0$，$f(1) = 1 > 0$，由零点定理在 $[0,1]$ 上至少存在一点 ξ，使得 $f(\xi) = 0$，所以 $x^3 - 5x^2 + 7x - 2 = 0$ 在 $[0,1]$ 上至少有一个根.

综合训练二

1.（1）B；（2）B；（3）A；（4）D.

2. 由于 $\lim\limits_{x \to 0^-} f(x) = \lim\limits_{x \to 0^-}(x-1) = -1$，$\lim\limits_{x \to 0^+} f(x) = \lim\limits_{x \to 0^+} x^2 = 0$，即有 $\lim\limits_{x \to 0^-} f(x) \neq \lim\limits_{x \to 0^+} f(x)$，$\lim\limits_{x \to 0} f(x)$ 不存在，因此 $f(x)$ 在点 $x = 0$ 处不连续.

3. 由题意可知，函数 $f(x)$ 在点 $x = 0$ 处连续，于是有 $\lim\limits_{x \to 0^-} f(x) = \lim\limits_{x \to 0^+} f(x) = f(0)$.

因此 $\lim\limits_{x \to 0^-} f(x) = \lim\limits_{x \to 0^-}(e^x + 2) = 3 = \lim\limits_{x \to 0^+} f(x) = \lim\limits_{x \to 0^+}(a + x) = a$，所以 $a = 3$.

4.（1）因为 $\lim\limits_{x \to 1^-} f(x) = \lim\limits_{x \to 1^-} \dfrac{x^2-1}{x-1} = \lim\limits_{x \to 1^-}(x+1) = 2$，$\lim\limits_{x \to 1^+} f(x) = \lim\limits_{x \to 1^+}(x+1) = 2$，即 $\lim\limits_{x \to 1} f(x) = 2$，而 $f(1) = 1$，所以 $f(x)$ 在分界点 $x = 1$ 处不连续.

（2）因为 $\lim\limits_{x \to 0} f(x) = \lim\limits_{x \to 0} x^2 \sin\dfrac{1}{x} = 0$，而 $f(0) = 0$，所以 $f(x)$ 在分界点 $x = 0$ 处连续.

(3) 因为函数 $f(x)$ 在 $x=0$ 处无定义，所以 $f(x)$ 在分界点 $x=0$ 处不连续.

(4) 因为 $\lim\limits_{x \to 0^-} f(x) = \lim\limits_{x \to 0^-}(x+1) = 1 = \lim\limits_{x \to 0^+} f(x) = \lim\limits_{x \to 0^+} \cos x$，而 $f(0) = 1$，于是 $\lim\limits_{x \to 0} f(x) = f(0)$，所以 $f(x)$ 在分界点 $x=0$ 处连续.

5. （1）原式 $= \sin\sqrt{e^0 - 1} = 0$.

（2）原式 $= \ln\left(\lim\limits_{x \to 0}\dfrac{\sin x}{x}\right) = \ln 1 = 0$.

（3）原式 $= \lim\limits_{n \to \infty}\dfrac{3 + \dfrac{1}{n} + \dfrac{1}{n^2} + \dfrac{1}{n^3}}{\dfrac{1}{n^3} - 1} = -3$.

（4）原式 $= \lim\limits_{n \to \infty}\dfrac{(\sqrt{n+3})^2 - (\sqrt{n})^2}{\sqrt{n+3} + \sqrt{n}} = \lim\limits_{n \to \infty}\dfrac{3}{\sqrt{n+3} + \sqrt{n}} = 0$.

（5）原式 $= \dfrac{(-2)^2 - 2 \times (-2) + 1}{-2 + 1} = -9$.

（6）原式 $= \dfrac{e^0 \cos 0}{\arcsin(1+0)} = \dfrac{2}{\pi}$.

（7）原式 $= \lim\limits_{n \to \infty}\dfrac{3 - \dfrac{1}{n}}{5 + \dfrac{1}{n}} = \dfrac{3}{5}$.

（8）原式 $= \lim\limits_{n \to \infty}\left(\dfrac{4}{5}\right)^n = 0$.

（9）原式 $= \lim\limits_{x \to 0}\ln(1+x)^{\frac{1}{x}} = \ln e = 1$.

（10）原式 $\lim\limits_{x \to +\infty}\left[\ln\dfrac{(1+x)}{x}\right]^x = \ln e = 1$.

本章检测

一、1. B；2. C；3. D；4. B；5. D；6. A.

二、1. $(-3, 1)$；2. $x(x \neq 0)$；3. 3；4. $y = u^{10}$，$u = \sin v$，$v = 2x^2 - 3$；5. $x=1$，一；6. x^{x^3}.

三、1. 原式 $= \lim\limits_{x \to -1}\dfrac{(x+1)(x-3)}{(x+1)(2x-3)} = \lim\limits_{x \to -1}\dfrac{x-3}{2x-3} = \dfrac{4}{5}$.

2. 原式 $= \lim\limits_{x \to 0}\dfrac{(3-\sqrt{x+9})(3+\sqrt{x+9})}{x(3+\sqrt{x+9})} = \lim\limits_{x \to 0}\dfrac{-1}{3+\sqrt{x+9}} = -\dfrac{1}{6}$.

3. 因为有界函数乘无穷小等于无穷小，所以原式 $= 0$.

4. 原式 $= \dfrac{\sin 1 - 1}{2e}$.

5. 原式 $= \lim\limits_{n \to \infty}\dfrac{n(1+2n-1)}{2n^2} = 1$.

6. 原式 = $\lim\limits_{n\to\infty}\dfrac{3+\dfrac{1}{n^2}+\dfrac{1}{n^3}}{\dfrac{1}{n^2}-1} = -3$.

四、1. 最初 $t=0$ 时，$N = 100\mathrm{e}^{-0.026\times 0} = 100(\mathrm{mg})$.

2. 由题意有 $90 = 100\mathrm{e}^{-0.026t}$，解得 $t \approx 4.05(\mathrm{s})$.

3. $\lim\limits_{t\to+\infty} N(t) = \lim\limits_{t\to+\infty} 100\mathrm{e}^{-0.026t} = 0$.

第二章

同步训练 2-1

1. 函数在 $x_0 = 2$ 处的增量为 $\Delta y = f(2+\Delta x) - f(2) = \dfrac{1}{2+\Delta x} - \dfrac{1}{2} = \dfrac{-\Delta x}{2(2+\Delta x)}$，

则 $\dfrac{\Delta y}{\Delta x} = -\dfrac{1}{2(2+\Delta x)}$，所以 $f'(2) = \lim\limits_{\Delta x\to 0}\dfrac{\Delta y}{\Delta x} = \lim\limits_{\Delta x\to 0} -\dfrac{1}{2(2+\Delta x)} = -\dfrac{1}{4}$.

2. （1）$\Delta y = f(x+\Delta x) - f(x) = \sqrt{x+\Delta x} - \sqrt{x} = \dfrac{\Delta x}{\sqrt{x+\Delta x}+\sqrt{x}}$

$$\dfrac{\Delta y}{\Delta x} = \dfrac{1}{\sqrt{x+\Delta x}+\sqrt{x}}$$

所以 $f'(x) = \lim\limits_{\Delta x\to 0}\dfrac{\Delta y}{\Delta x} = \lim\limits_{\Delta x\to 0}\dfrac{1}{\sqrt{x+\Delta x}+\sqrt{x}} = \dfrac{1}{2\sqrt{x}}$.

（2）$\Delta y = f(x+\Delta x) - f(x) = (x+\Delta x)^2 - 2(x+\Delta x) + 2 - (x^2 - 2x + 2)$
$= (\Delta x)^2 + 2(x-1)\Delta x$

$$\dfrac{\Delta y}{\Delta x} = \Delta x + 2(x-1)$$

所以 $f'(x) = \lim\limits_{\Delta x\to 0}\dfrac{\Delta y}{\Delta x} = \lim\limits_{\Delta x\to 0}[\Delta x + 2(x-1)] = 2(x-1)$.

（3）$\Delta y = f(x+\Delta x) - f(x) = \dfrac{1}{x+\Delta x - 1} - \dfrac{1}{x-1} = \dfrac{-\Delta x}{(x-1)(x+\Delta x - 1)}$

$$\dfrac{\Delta y}{\Delta x} = -\dfrac{1}{(x-1)(x+\Delta x - 1)}$$

所以 $f'(x) = \lim\limits_{\Delta x\to 0}\dfrac{\Delta y}{\Delta x} = \lim\limits_{\Delta x\to 0} -\dfrac{1}{(x-1)(x+\Delta x - 1)} = -\dfrac{1}{(x-1)^2}$.

（4）$\Delta y = f(x+\Delta x) - f(x) = \log_a(x+\Delta x) - \log_a x = \log_a\left(1+\dfrac{\Delta x}{x}\right)$

$$\dfrac{\Delta y}{\Delta x} = \dfrac{1}{\Delta x}\log_a\left(1+\dfrac{\Delta x}{x}\right) = \dfrac{1}{x}\cdot\dfrac{x}{\Delta x}\log_a\left(1+\dfrac{\Delta x}{x}\right) = \dfrac{1}{x}\log_a\left(1+\dfrac{\Delta x}{x}\right)^{\frac{x}{\Delta x}}$$

所以 $f'(x) = \lim\limits_{\Delta x\to 0}\dfrac{\Delta y}{\Delta x} = \lim\limits_{\Delta x\to 0}\dfrac{1}{x}\log_a\left(1+\dfrac{\Delta x}{x}\right)^{\frac{x}{\Delta x}} = \dfrac{1}{x}\lim\limits_{\Delta x\to 0}\log_a\left(1+\dfrac{\Delta x}{x}\right)^{\frac{x}{\Delta x}} = \dfrac{1}{x}\log_a\mathrm{e} = \dfrac{1}{x\ln a}$.

3. 因为 $f'(x) = -2x + 3$，所以 $f'(1) = 1$.

即函数 $f(x)$ 在点 $(1,3)$ 处的切线斜率为 1，法线斜率为 -1.

则函数 $f(x)$ 在点 $(1,3)$ 处的切线方程为

$y - 3 = 1 \cdot (x - 1)$，化简得 $y - x - 2 = 0$.

函数 $f(x)$ 在点 $(1, 3)$ 处的法线方程为

$y - 3 = -1 \cdot (x - 1)$，化简得 $y + x - 4 = 0$.

4. $f(1) = 1$，$\lim\limits_{x \to 1^-} f(x) = \lim\limits_{x \to 1^-} x^2 = 1$，$\lim\limits_{x \to 1^+} f(x) = \lim\limits_{x \to 1^+} (ax + b) = a + b$，

由函数 $f(x)$ 在 $x = 1$ 处连续可知 $a + b = 1$；

又因为 $f'_-(1) = (x^2)'|_{x=1} = 2x|_{x=1} = 2$，$f'_+(1) = (ax + b)'|_{x=1} = a$，

且函数 $f(x)$ 在 $x = 1$ 处可导，所以有 $a = 2$，

将 $a = 2$ 代入 $a + b = 1$，得 $b = -1$；

综上，$a = 2$，$b = -1$.

同步训练 2-2

1. (1) $y' = 2x - \dfrac{1}{x^2}$；

(2) $y' = 6x^2 - 2^x \ln 2 + e^x$；

(3) $y' = \cos x \cdot \cos x + \sin x \cdot (-\sin x) = \cos^2 x - \sin^2 x = 1 - 2\sin^2 x$；

(4) $y' = \dfrac{e^x \cdot x^2 - e^x \cdot 2x}{x^4} = \dfrac{(x - 2)e^x}{x^3}$；

(5) $y' = 3(x^2 + 1) \cdot 2x = 6x(x^2 + 1)$；

(6) $y' = e^{-2x} \cdot (-2) = -2e^{-2x}$；

(7) $y' = \dfrac{1}{\cos x} \cdot (-\sin x) = -\tan x$；

(8) $y' = 2\sin x \cdot \cos x = \sin 2x$；

(9) $y' = \dfrac{1}{1 + x^2} \cdot 2x = \dfrac{2x}{1 + x^2}$；

(10) $y' = 2\tan x \cdot \sec^2 x = 2\sec^2 x \tan x$.

2. (1) 等式两边同时对 x 求导得

$$2y \cdot y' + 3y + 3x \cdot y' = 0$$

化简得

$$y' = -\dfrac{3y}{2y + 3x}$$

(2) 等式两边同时对 x 求导得

$$y' = -xe^y \cdot y' - e^y$$

化简得

$$y' = -\dfrac{e^y}{1 + xe^y}$$

(3) 等式两边同时对 x 求导得

$$2x - 2y \cdot y' = 0$$

化简得

$$y' = \dfrac{x}{y}$$

(4) 等式两边同时对 x 求导得

$$y' = \sec^2(x+y) \cdot (1+y')$$

化简得

$$y' = -1 + \frac{1}{1 - \sec^2(x+y)}$$

3. 将圆 $x^2 + y^2 = 25$ 看成一个隐函数方程，则方程等号两边同时对 x 求导得

$$2x + 2y \cdot y' = 0$$

化简得

$$y' = -\frac{x}{y}$$

所以圆上一点 (3, 4) 的切线和法线斜率分别为

$$k_{切} = y'|_{(3,4)} = -\frac{3}{4}, \quad k_{法} = \frac{4}{3}$$

即切线方程为 $y - 4 = -\frac{3}{4}(x-3)$，化简得 $4y + 3x - 25 = 0$；

法线方程为 $y - 4 = \frac{4}{3}(x-3)$，化简得 $3y - 4x = 0$。

同步训练 2-3

1. 函数的导数为 $y' = 3x^2 + 1$，所以 $y'|_{x=2} = 13$.

当 $x=2$，$\Delta x = 1$ 时，$\Delta y = (3^3 + 3) - (2^3 + 2) = 20$，$dy = y'|_{x=2} \cdot \Delta x = 13$；

当 $x=2$，$\Delta x = 0.1$ 时，$\Delta y = (2.1^3 + 2.1) - (2^3 + 2) = 1.361$，$dy = y'|_{x=2} \cdot \Delta x = 1.3$；

当 $x=2$，$\Delta x = 0.01$ 时，$\Delta y = (2.01^3 + 2.01) - (2^3 + 2) = 0.130\,601$，$dy = y'|_{x=2} \cdot \Delta x = 0.13$.

2. (1) $dy = (x\cos 2x)' dx = (\cos 2x - 2x\sin 2x) dx$；

(2) $dy = \left(\frac{1}{x} + \sqrt{x}\right)' dx = \left(-\frac{1}{x^2} + \frac{1}{2\sqrt{x}}\right) dx$；

(3) $dy = [\ln^2(1+x)]' dx = \left[\frac{2\ln(1+x)}{1+x}\right] dx$；

(4) $dy = (x^2 e^{2x})' dx = [2x(x+1) e^{2x}] dx$；

(5) $dy = [\tan(1+2x^2)]' dx = [4x\sec^2(1+2x^2)] dx$；

(6) $dy = (e^{2x} \ln x)' dx = \left[\left(2\ln x + \frac{1}{x}\right) e^{2x}\right] dx$；

(7) $dy = (\sqrt{x^2+1} + x)' dx = \left(\frac{x}{\sqrt{x^2+1}} + 1\right) dx$；

(8) $dy = \left(\frac{x}{\sqrt{x^2+1}}\right)' dx = \left[\frac{1}{(x^2+1)^{\frac{3}{2}}}\right] dx$；

(9) $dy = [(2x+1)(1-x)]' dx = (-4x+1) dx$；

(10) $dy = [\sqrt{(1-2x^2)(x^2+2)}]' dx = \left[-\frac{3x}{\sqrt{(1-2x^2)(x^2+2)}}\right] dx$.

3. (1) $d(3x) = 3dx$；   (2) $d(x^2) = 2x dx$；

(3) $d(\sin x) = \cos x dx$；   (4) $d\left(-\frac{1}{a}\cos ax\right) = \sin ax dx$；

(5) $d\left[\dfrac{1}{2}\ln(2x+1)\right] = \dfrac{1}{2x+1}dx$; (6) $d(-e^{-x}) = e^{-x}dx$;

(7) $d(\sqrt{x}) = \dfrac{1}{2\sqrt{x}}dx$; (8) $d\left(\dfrac{1}{3}\tan 3x\right) = \sec^2 3x dx$.

4. (1) 取 $f(x) = \cos x$，此时有 $f'(x) = -\sin x$.

取 $x_0 = 30°$，则 $\Delta x = 29° - 30° = -1° = -\dfrac{\pi}{180} \approx -0.017$，利用近似公式得

$$\cos 29° \approx f(x_0) + f'(x_0)\Delta x = \dfrac{\sqrt{3}}{2} + \left(-\dfrac{1}{2}\right) \cdot \left(-\dfrac{\pi}{180}\right) \approx 0.875$$

(2) 取 $f(x) = \sqrt[3]{x}$，此时有 $f'(x) = \dfrac{1}{3} \times \dfrac{1}{\sqrt[3]{x^2}}$.

取 $x_0 = 1\,000$，则 $\Delta x = 996 - 1\,000 = -4$，利用近似公式得

$$\sqrt[3]{996} \approx f(x_0) + f'(x_0)\Delta x = \sqrt[3]{1\,000} + \dfrac{1}{3}\dfrac{1}{\sqrt[3]{1\,000^2}} \times (-4) \approx 9.987$$

同步训练 2-4

1. (1) $\lim\limits_{x \to 0}\dfrac{\ln(1+x)}{x} = \lim\limits_{x \to 0}\dfrac{\dfrac{1}{1+x}}{1} = \lim\limits_{x \to 0}\dfrac{1}{x+1} = 1$;

(2) $\lim\limits_{x \to a}\dfrac{\sin x - \sin a}{x - a} = \lim\limits_{x \to a}\dfrac{\cos x}{1} = \cos a$;

(3) $\lim\limits_{x \to \pi}\dfrac{\sin 2x}{\tan 3x} = \lim\limits_{x \to \pi}\dfrac{2\cos 2x}{3\sec^2 3x} = \dfrac{2 \times 1}{3 \times (-1)^2} = \dfrac{2}{3}$;

(4) $\lim\limits_{x \to \frac{\pi}{2}}\dfrac{\tan x}{\tan 3x} = \lim\limits_{x \to \frac{\pi}{2}}\dfrac{\sec^2 x}{3\sec^2 3x} = \dfrac{1}{3}\left(\lim\limits_{x \to \frac{\pi}{2}}\dfrac{\cos 3x}{\cos x}\right)^2 = \dfrac{1}{3}\left(\lim\limits_{x \to \frac{\pi}{2}}\dfrac{-3\sin 3x}{-\sin x}\right)^2 = 3$;

(5) $\lim\limits_{x \to 1}\left(\dfrac{2}{x^2-1} - \dfrac{1}{x-1}\right) = \lim\limits_{x \to 1}\dfrac{-x^2+2x-1}{(x-1)(x^2-1)} = \lim\limits_{x \to 1}\dfrac{-(x-1)^2}{(x-1)(x^2-1)} = \lim\limits_{x \to 1}\dfrac{-1}{x+1} = -\dfrac{1}{2}$;

(6) $\lim\limits_{x \to 0}\dfrac{a^x - b^x}{x} = \lim\limits_{x \to 0}\dfrac{a^x \ln a - b^x \ln b}{1} = \ln a - \ln b = \ln\dfrac{a}{b}$;

(7) $\lim\limits_{x \to \infty}x\ln\dfrac{x+a}{x-a} = \lim\limits_{x \to \infty}\dfrac{\ln(x+a) - \ln(x-a)}{x^{-1}} = \lim\limits_{x \to \infty}\dfrac{\dfrac{1}{x+a} - \dfrac{1}{x-a}}{-x^{-2}}$

$$= \lim\limits_{x \to \infty}\dfrac{\dfrac{-2a}{x^2-a^2}}{-x^{-2}} = \lim\limits_{x \to \infty}\dfrac{2ax^2}{x^2-a^2} = 2a;$$

(8) 设 $y = x^{\sin x}$，则 $\ln y = \sin x \ln x$，即 $y = e^{\sin x \ln x}$

$$\lim\limits_{x \to 0^+}\ln y = \lim\limits_{x \to 0^+}\sin x \ln x = \lim\limits_{x \to 0^+}x \ln x \text{（当 } x \to 0, x \sim \sin x\text{）}$$

$$= \lim\limits_{x \to 0^+}\dfrac{\ln x}{x^{-1}} = \lim\limits_{x \to 0^+}\dfrac{x^{-1}}{-x^{-2}} = \lim\limits_{x \to 0^+} -x = 0$$

所以 $\lim\limits_{x \to 0^+}y = \lim\limits_{x \to 0^+}e^{\sin x \ln x} = e^{\lim\limits_{x \to 0^+}\sin x \ln x} = e^0 = 1$;

(9) $\lim\limits_{x \to 0^+}x^2 \ln x = \lim\limits_{x \to 0^+}\dfrac{\ln x}{x^{-2}} = \lim\limits_{x \to 0^+}\dfrac{x^{-1}}{-2x^{-3}} = \lim\limits_{x \to 0^+}\dfrac{-x^2}{2} = 0$;

(10) 设 $y = \left(\dfrac{1}{x}\right)^{\tan x}$，则 $\ln y = -\tan x \ln x$，即 $y = e^{-\tan x \ln x}$；

$$\lim_{x\to 0^+} \ln y = \lim_{x\to 0^+} -\tan x \ln x = \lim_{x\to 0^+} x \ln x \text{（当 } x\to 0, x \sim \tan x)$$

$$= \lim_{x\to 0^+} \dfrac{\ln x}{x^{-1}} = \lim_{x\to 0^+} \dfrac{x^{-1}}{-x^{-2}} = \lim_{x\to 0^+} -x = 0$$

所以 $\lim\limits_{x\to 0^+} y = \lim\limits_{x\to 0^+} e^{-\tan x \ln x} = e^{\lim\limits_{x\to 0^+} -\tan x \ln x} = e^0 = 1$.

2. (1) $y' = 3x^2 - 4x - 4 = (3x+2)(x-2)$,

令 $y' > 0$，解得 $x < -\dfrac{2}{3}$ 或 $x > 2$，即单调增区间为 $\left(-\infty, -\dfrac{2}{3}\right)$ 和 $(2, +\infty)$；

令 $y' < 0$，解得 $-\dfrac{2}{3} < x < 2$，即单调减区间为 $\left(-\dfrac{2}{3}, 2\right)$.

(2) $y' = 2 - \dfrac{8}{x^2}$，

令 $y' > 0$，解得 $x < -2$ 或 $x > 2$，即单调增区间为 $(-\infty, -2)$ 和 $(2, +\infty)$；

令 $y' < 0$，解得 $-2 < x < 2$，且 $x \neq 0$，即单调减区间为 $(-2, 0)$ 和 $(0, 2)$.

(3) $y' = 1 + 2\cos 2x$，

令 $y' > 0$，解得 $-\dfrac{2}{3}\pi + 2k\pi < x < \dfrac{2}{3}\pi + 2k\pi$，$k \in \mathbf{Z}$，

即单调增区间为 $\left(-\dfrac{2}{3}\pi + 2k\pi, \dfrac{2}{3}\pi + 2k\pi\right)$，$k \in \mathbf{Z}$；

令 $y' < 0$，解得 $-\pi + 2k\pi < x < -\dfrac{2}{3}\pi + 2k\pi$ 或 $\dfrac{2}{3}\pi + 2k\pi < x < \pi + 2k\pi$，$k \in \mathbf{Z}$，即单调

减区间为 $\left(-\pi + 2k\pi, -\dfrac{2}{3}\pi + 2k\pi\right)$ 和 $\left(\dfrac{2}{3}\pi + 2k\pi, \pi + 2k\pi\right)$，$k \in \mathbf{Z}$.

(4) $y' = x(x+2)e^x$，

令 $y' > 0$，解得 $x < -2$ 或 $x > 0$，即单调增区间为 $(-\infty, -2)$ 和 $(0, +\infty)$；

令 $y' < 0$，解得 $-2 < x < 0$，即单调减区间为 $(-2, 0)$.

3. (1) 定义域为 $\mathbf{R}$，$y' = 3x^2 - 4x - 4 = (3x+2)(x-2)$，

令 $y' = 0$，解得 $x_1 = -\dfrac{2}{3}$，$x_2 = 2$，没有不可导点.

列表 1，讨论函数的极值：

表 1

x	$\left(-\infty, -\dfrac{2}{3}\right)$	$-\dfrac{2}{3}$	$\left(-\dfrac{2}{3}, 2\right)$	2	$(2, +\infty)$
$f'(x)$	+	0	−	0	+
$f(x)$	↗	极大值	↘	极小值	↗

所以，$x = -\dfrac{2}{3}$ 为极大值点，极大值为 $f\left(-\dfrac{2}{3}\right) = \dfrac{67}{27}$；$x = 2$ 为极小值点，极小值为 $f(2) = -7$.

(2) 定义域为 $\{x \mid x > -1\}$，$y' = 1 - \dfrac{1}{1+x}$.

令 $y' = 0$，解得 $x = 0$，没有不可导点.

列表 2，讨论函数的极值：

表 2

x	$(-1, 0)$	0	$(0, +\infty)$
$f'(x)$	$-$	0	$+$
$f(x)$	↘	极小值	↗

所以，$x = 0$ 为极小值点，极小值为 $f(0) = 0$.

(3) 定义域为 **R**，$y' = 4x + 3$，

令 $y' = 0$，解得 $x = -\dfrac{3}{4}$，没有不可导点.

列表 3，讨论函数的极值：

表 3

x	$\left(-\infty, -\dfrac{3}{4}\right)$	$-\dfrac{3}{4}$	$\left(-\dfrac{3}{4}, +\infty\right)$
$f'(x)$	$-$	0	$+$
$f(x)$	↘	极小值	↗

所以，$x = -\dfrac{3}{4}$ 为极小值点，极小值为 $f\left(-\dfrac{3}{4}\right) = -\dfrac{41}{8}$.

(4) 定义域为 **R**，$y' = e^x - e^{-x}$.

令 $y' = 0$，解得 $x_1 = 0$，没有不可导点.

列表 4，讨论函数的极值：

表 4

x	$(-\infty, 0)$	0	$(0, +\infty)$
$f'(x)$	$-$	0	$+$
$f(x)$	↘	极小值	↗

所以，$x = 0$ 为极小值点，极小值为 $f(0) = 2$.

4. (1) $y' = 4x^3 - 16x = 4x(x^2 - 4)$，令 $y' = 0$，得 $x_1 = -2$，$x_2 = 0$，$x_3 = 2$，
则在区间 $[-1, 3]$ 内，将 $x = -1$、0、2、3 分别代入函数求得
$$f(-1) = -9,\ f(0) = -1,\ f(2) = -18,\ f(3) = 7$$
所以，该函数在区间 $[-1, 3]$ 内，最大值为 $f(3) = 7$，最小值为 $f(2) = -18$.

(2) $y' = 1 - \dfrac{1}{2\sqrt{1-x}}$，令 $y' = 0$，得 $x = \dfrac{3}{4}$，

则在区间 $[-3, 1]$ 内，将 $x = -3$、$\dfrac{3}{4}$、1 分别代入函数求得

$$f(-3) = -1, \quad f\left(\frac{3}{4}\right) = \frac{5}{4}, \quad f(1) = 1$$

所以，该函数在区间 $[-1,3]$ 内，最大值为 $f\left(\frac{3}{4}\right) = \frac{5}{4}$，最小值为 $f(-3) = -1$.

5. 设房租定位为 x 元，$x > 1\,000$ 元.

则在此定位下租出去的公寓数为 $50 - \dfrac{x - 1\,000}{50}$.

此时可获得的收入为
$$\begin{aligned}y &= x\left(50 - \frac{x - 1\,000}{50}\right) - 100 \cdot \left(50 - \frac{x - 1\,000}{50}\right)\\&= (x - 100)\left(-\frac{x}{50} + 70\right)\end{aligned}$$

求导得 $y' = -\dfrac{1}{25}x + 72$，令 $y' = 0$，得 $x = 1\,800$.

又因为 $y'' = -\dfrac{1}{25} < 0$，所以 $x = 1\,800$ 是极大值点.

综上，房租定位在 $1\,800$ 元时，可获最大收入为 $y\big|_{x=1\,800} = 57\,800$ 元.

综合训练一

1. (1) B；(2) C；(3) A；(4) B；(5) C.

2. (1) $2\cos 2x - 2\sin 2x$； (2) $(e-1)x^{e-1} + e^x + \dfrac{1}{x}$；

   (3) $(0, -1)$； (4) $2x + 1$，$\dfrac{2}{2x + 1}$；

   (5) $4y - x - 4 = 0$.

3. (1) $y' = 8x^3 - 9x^2 + 8x$；

   (2) $y' = -\dfrac{2\arccos x}{\sqrt{1 - x^2}}$；

   (3) $y' = \dfrac{\ln x - 1}{\ln^2 x}$；

   (4) $y' = \dfrac{7}{8}x^{-\frac{1}{8}}$；

   (5) $y' = (3\cos 2x - 2\sin 2x)e^{3x}$；

   (6) 等式两边同时对 x 求导得
   $$2x - 2y \cdot y' - \frac{y + xy'}{xy} = 0$$
   化简得
   $$y' = -\frac{xy}{2y^2 + y}$$

4. (1) $y' = 4x^3 - 6x^2 + 6x - 2$，$y'' = 12x^2 - 12x + 6$；

   (2) $y' = a\cos ax - b\sin bx$，$y'' = -a^2\sin ax - b^2\cos bx$；

   (3) $y' = 2x\arctan x + 1$，$y'' = 2\arctan x + \dfrac{2x}{1 + x^2}$；

（4） $y' = (2x^2+1)e^{x^2}$，$y'' = (4x^3+6x)e^{x^2}$.

5. （1） $dy = \left(\dfrac{3}{4}x^{-\frac{1}{4}}\right)dx$；

（2） $dy = \left(\dfrac{2^x \ln 2}{1+4^x}\right)dx$；

（3） $dy = [(1-x)e^{-x}]dx$；

（4） $dy = (-2x\sin 2x^2)dx$.

6. $f'(x) = -\dfrac{1}{x^2}$，且 $f(1)=2$，$f(2)=\dfrac{3}{2}$，即存在 $\xi \in (1,2)$，使得

$$f'(\xi) = \dfrac{f(2)-f(1)}{2-1}$$

将数值代入得

$$-\dfrac{1}{\xi^2} = -\dfrac{1}{2}$$

解得 $\xi = \sqrt{2}$.

7. （1） $\lim\limits_{x\to\infty}\dfrac{x^3+2x-1}{2x^3-3x^2+x+1} = \lim\limits_{x\to\infty}\dfrac{3x^2+2}{6x^2-6x+1} = \lim\limits_{x\to\infty}\dfrac{4x}{12x-6} = \lim\limits_{x\to\infty}\dfrac{4}{12} = \dfrac{1}{3}$；

（2） $\lim\limits_{x\to a}\dfrac{\sin x - \sin a}{x-a} = \lim\limits_{x\to a}\dfrac{\cos x}{1} = \cos a$；

（3） $\lim\limits_{x\to 1}\left[\dfrac{1}{\sin(x-1)} - \dfrac{1}{x-1}\right] = \lim\limits_{x\to 1}\dfrac{x-1-\sin(x-1)}{(x-1)\sin(x-1)} = \lim\limits_{x\to 1}\dfrac{1-\cos(x-1)}{\sin(x-1)+(x-1)\cos(x-1)}$

$= \lim\limits_{x\to 1}\dfrac{\sin(x-1)}{2\cos(x-1)-(x-1)\sin(x-1)} = 0$；

（4） $\lim\limits_{x\to 0^+} x^\alpha \ln x = \lim\limits_{x\to 0^+}\dfrac{\ln x}{x^{-\alpha}} = \lim\limits_{x\to 0^+}\dfrac{x^{-1}}{-\alpha x^{-\alpha-1}} = \lim\limits_{x\to 0^+}\dfrac{1}{-\alpha x^{-\alpha}} = 0$.

8. 定义域为 **R**，$f'(x) = \dfrac{1}{1+x^2} - 1$，

由于 $x^2 \geq 0$，因此 $\dfrac{1}{1+x^2} \leq 1$，即 $f'(x) \leq 0$，且 $f'(x) = 0$ 只在 $x=0$ 处取得.

综上，函数 $f(x) = \arctan x - x$ 在 **R** 上单调递减.

9. （1） $y' = 4x^3 - 16x = 4x(x^2-4)$，

在区间 $[-1,3]$ 内，令 $y'=0$，解得 $x_1=0$，$x_2=2$，没有不可导点.
列表 5，讨论函数的极值：

表 5

x	$(-1, 0)$	0	$(0, 2)$	2	$(2, 3)$
$f'(x)$	$+$	0	$-$	0	$+$
$f(x)$	↗	极大值	↘	极小值	↗

所以，$x=0$ 为极大值点，极大值为 $f(0)=2$；

$x=2$ 为极小值点，极小值为 $f(2)=-14$.

又由于在区间 $[-1,3]$ 内，$f(-1)=-5$, $f(3)=11$，

因此在区间 $[-1,3]$ 上，最大值为 $f(3)=11$，最小值为 $f(2)=-14$.

(2) $y'=\cos x-\sin x$，

在区间 $[0,2\pi]$ 内，令 $y'=0$，解得 $x_1=\dfrac{\pi}{4}$，$x_2=\dfrac{5\pi}{4}$，没有不可导点.

列表 6，讨论函数的极值：

表 6

x	$\left(0,\dfrac{\pi}{4}\right)$	$\dfrac{\pi}{4}$	$\left(\dfrac{\pi}{4},\dfrac{5\pi}{4}\right)$	$\dfrac{5\pi}{4}$	$\left(\dfrac{5\pi}{4},\pi\right)$
$f'(x)$	+	0	−	0	+
$f(x)$	↗	极大值	↘	极小值	↗

所以，$x=\dfrac{\pi}{4}$ 为极大值点，极大值为 $f\left(\dfrac{\pi}{4}\right)=\sqrt{2}$；

$x=\dfrac{5\pi}{4}$ 为极小值点，极小值为 $f\left(\dfrac{5\pi}{4}\right)=\sqrt{2}$.

又由于在区间 $[0,2\pi]$ 内，$f(0)=1$, $f(2\pi)=1$，

所以在区间 $[-1,3]$ 上，最大值为 $f\left(\dfrac{\pi}{4}\right)=\sqrt{2}$，最小值为 $f\left(\dfrac{5\pi}{4}\right)=\sqrt{2}$.

综合训练二

1. (1) C；(2) D；(3) D；(4) B.

2. (1) $y'=\dfrac{\cos x}{1+\sin^2 x}$；

(2) $y'=x^x(\ln x+1)$；（对数求导法）

(3) $y'=\dfrac{e^x}{\sqrt{1+e^{2x}}}$；

(4) $y'=(\ln x)^x\left(\ln\ln x+\dfrac{1}{\ln x}\right)$；（对数求导法）

(5) $y'=\dfrac{1-\sin x}{2\sqrt{x+\cos x}}$；

(6) $y'=\dfrac{1}{x\ln x}$.

3. (1) $\lim\limits_{x\to 0}\dfrac{\sqrt{1+x}-\sqrt{1-x}-2}{x^2}=\lim\limits_{x\to 0}\dfrac{\dfrac{1}{2\sqrt{1+x}}+\dfrac{1}{2\sqrt{1-x}}}{2x}=\lim\limits_{x\to 0}\dfrac{x(\sqrt{1+x}+\sqrt{1-x})}{(1+x)(1-x)}=0$；

(2) $\lim\limits_{x\to\infty}\left(1+\dfrac{1}{x^2}\right)^x=0$.

4. 设球的半径为 x，则球的体积函数为 $f(x) = \dfrac{4}{3}\pi x^3$，$f'(x) = 4\pi x^2$.

取 $x_0 = 1$，则 $\Delta x = 0.01$，利用微分近似公式得
$$\Delta y \approx f'(x_0)\Delta x = 0.04\pi$$

即需要的金粉体积大约为 $0.04\pi \text{ cm}^3$，所以所需金粉重量大约为
$$0.04\pi \times 19.32 \approx 2.43 \text{ (g)}$$

5. $f'(x) = \dfrac{a}{x} + 2bx + 1$，由函数在 $x = 1$ 及 $x = 2$ 处取得极值得

$f'(1) = f'(2) = 0$，代入 $f'(x)$ 解得 $a = -\dfrac{2}{3}$，$b = -\dfrac{1}{6}$，

则有 $f'(x) = -\dfrac{2}{3x} - \dfrac{1}{3}x + 1$，可列表 7：

表 7

x	$(0, 1)$	1	$(1, 2)$	2	$(2, +\infty)$
$f'(x)$	−	0	+	0	−
$f(x)$	↘	极小值	↗	极大值	↘

所以 $x = 1$ 是极小值点，$x = 2$ 是极大值点.

6. 等式的两边同时对 x 求导得
$$\dfrac{y'}{y} + \dfrac{y'}{341.5 - y} = k$$

化简得
$$y' = \dfrac{ky}{341.5}(341.5 - y)$$

由二次函数的性质可知，当 $y = 341.5 \div 2 = 170.75$ 时，y' 最大，即此时婴儿的体重率最大. 将 $y = 170.75$ 代入原函数得
$$\ln 170.75 - \ln 170.75 = k(t - 1.66)$$

解得 $t = 1.66$，即当婴儿月龄为 1.66 个月时，婴儿的体重增长率最大.

本章检测

一、1. D；2. B；3. A；4. C；5. C；6. C.

二、1. $12x(x^2 + 1)^5$；

2. 2；

3. $16\sin 2x$；

4. $-(3\cos 2x + 2\sin 2x)e^{-3x}$；

5. 减；

6. 2.

三、1. $y' = a^x \ln a + ax^{a-1}$；

2. $y' = 2x\sec^2(x^2 + 1)$；

3. $y' = \dfrac{\ln x}{x\sqrt{1+\ln^2 x}}$;

4. $y' = \dfrac{e^x}{\tan(e^x)}$.

四、1. $\lim\limits_{x\to 0}\dfrac{\tan x - \sin x}{x - \sin x} = 3$; 2. $\lim\limits_{x\to +\infty}\dfrac{x^3}{e^x} = 0$.

五、设该医疗器械的利润为 y，则

$$y = (x-50)\cdot n = (x-50)\left(\dfrac{a}{x-50} + b(100-x)\right)$$
$$= a + b(x-50)(100-x)$$

对 y 求导得 $y' = b(100-x) - b(x-50) = -2bx + 150b$，$b > 0$，

令 $y' > 0$，得 $x < 75$；令 $y' < 0$ 得 $x > 75$；

所以当售价 $x \in (50,75)$ 时，利润呈递增趋势；当售价 $x > 75$ 时，利润呈递减趋势。
因此当售价 $x = 75$ 元时，该医疗器械的利润最大为 $y\big|_{x=75} = 625b + a$（元）。

第三章

同步训练 3-1

1. （1）$\dfrac{1}{3}x^3 - \cos x + C$；$2x + \cos x + C$；（2）$F(x) + C$；$f(x)\mathrm{d}x$；（3）$\dfrac{2}{5}x^2\sqrt{x} + e^x + C$.

2. （1）B；（2）A；（3）A；（4）B.

3. （1）原式 $= \int 2x\mathrm{d}x + \int 1\mathrm{d}x = x^2 + x + C$；

（2）原式 $= -\dfrac{1}{x} + C$；

（3）原式 $= \int\left(x - 2 + \dfrac{1}{x}\right)\mathrm{d}x = \dfrac{1}{2}x^2 - 2x + \ln|x| + C$；

（4）原式 $= \int x^{\frac{7}{3}}\mathrm{d}x = \dfrac{3}{10}x^{\frac{10}{3}} + C$ 或 $\dfrac{3}{10}x^3 \cdot \sqrt[3]{x} + C$；

（5）原式 $= \int\left(\dfrac{1}{x^2} - \dfrac{1}{x^2+1}\right)\mathrm{d}x = -\dfrac{1}{x} - \arctan x + C$；

（6）原式 $= \int\dfrac{1-\cos x}{2}\mathrm{d}x = \dfrac{1}{2}x - \dfrac{1}{2}\sin x + C$；

（7）原式 $= \int\left(1 - \dfrac{1}{x^2+1}\right)\mathrm{d}x = x - \arctan x + C$；

（8）原式 $= \int\dfrac{\mathrm{d}x}{2\cos^2 x} = \dfrac{1}{2}\int\sec^2 x\mathrm{d}x = \dfrac{1}{2}\tan x + C$；

（9）原式 $= \int\dfrac{\cos^2 x - \sin^2 x}{\sin x - \cos x}\mathrm{d}x = \int(-\cos x - \sin x)\mathrm{d}x = -\sin x + \cos x + C$；

（10）原式 $= \int\dfrac{\cos^2 x - \sin^2 x}{\sin^2 x \cos^2 x}\mathrm{d}x = \int\left(\dfrac{1}{\sin^2 x} - \dfrac{1}{\cos^2 x}\right)\mathrm{d}x = -\cot x - \tan x + C$.

同步训练 3-2

1. (1) $-\dfrac{1}{3}$; $\ln|x|$; $2\sqrt{x}$; (2) $-\dfrac{1}{2}$; -1; (3) $x^2 + e^x + C$; $\dfrac{1}{3}x^3 + e^x + C$;

   (4) $F(\text{ch}x) + C$.

2. (1) C; (2) C; (3) B; (4) C; (5) A.

3. (1) 原式 $= \int \cos 2x \, d(2x) = \sin 2x + C$;

(2) 原式 $= -\dfrac{1}{2}\int \sqrt{1-x^2}\, d(1-x^2) = -\dfrac{1}{2} \times \dfrac{2}{3}(1-x^2)^{\frac{3}{2}} + C = -\dfrac{1}{3}\sqrt{(1-x^2)^3} + C$;

(3) 设 $\sqrt{x} = t$, 则 $x = t^2$, $dx = 2t\,dt$, 原式 $= \int \dfrac{t}{1+t^2} \cdot 2t\,dt = \int \dfrac{2t^2}{1+t^2}dt = 2\int\left(1 - \dfrac{1}{1+t^2}\right)dt$

$= 2t - 2\arctan t + C = 2\sqrt{x} - 2\arctan\sqrt{x} + C$;

(4) 原式 $= \int \dfrac{1}{1+\sin x}d(1+\sin x) = \ln|1+\sin x| + C$;

(5) 原式 $= \int \dfrac{\sin^2 x + \cos^2 x}{\sin x \cos x}dx = \int\left(\dfrac{\sin^2 x}{\sin x \cos x} + \dfrac{\cos^2 x}{\sin x \cos x}\right)dx = \int\left(\dfrac{\sin x}{\cos x} + \dfrac{\cos x}{\sin x}\right)dx$

$= -\int \dfrac{1}{\cos x}d(\cos x) + \int \dfrac{1}{\sin x}d(\sin x) = -\ln|\cos x| + \ln|\sin x| + C$;

(6) 原式 $= \int \dfrac{d(\ln x)}{\ln x \ln \ln x} = \int \dfrac{d(\ln \ln x)}{\ln \ln x} = \int d(\ln \ln \ln x) = \ln \ln \ln x + C$;

(7) 设 $\dfrac{x-1}{\sqrt{2}} = \tan t$, 则 $x = \sqrt{2}\tan t + 1$, $dx = \sqrt{2}\sec^2 t\,dt$, $\sec t = \dfrac{\sqrt{(x-1)^2 + 2}}{\sqrt{2}} =$

$\dfrac{\sqrt{x^2-2x+3}}{\sqrt{2}}$, 原式 $= \int \dfrac{\sqrt{2}\sec^2 t\,dt}{\sqrt{2}\sqrt{\tan^2 t + 1}} = \int \dfrac{\sec^2 t\,dt}{\sqrt{\sec^2 t}} = \int \sec t\,dt = \int \sec t \cdot \dfrac{\sec t + \tan t}{\sec t + \tan t}dt =$

$\int \dfrac{\sec^2 t + \sec t \tan t}{\sec t + \tan t}dt = \int \dfrac{d(\sec t + \tan t)}{\sec t + \tan t} = \ln|\sec t + \tan t| + C = \ln\left|\dfrac{\sqrt{x^2-2x+3}}{\sqrt{2}} + \dfrac{x-1}{\sqrt{2}}\right| +$

$C\ln(x - 1 + \sqrt{x^2-2x+3}) - \ln\sqrt{2} + C = \ln(x - 1 + \sqrt{x^2-2x+3}) + C$;

(8) 原式 $= \int \dfrac{1}{1+(e^x)^2}d(e^x) = \arctan e^x + C$;

(9) 原式 $= \int \cos^2 x(1-\sin^2 x)\,dx = \int(\cos^2 x - \sin^2 x \cos^2 x)\,dx$

$= \int\left(\dfrac{1+\cos 2x}{2} - \dfrac{1-\cos 2x}{2} \cdot \dfrac{1+\cos 2x}{2}\right)dx$

$= \int\left(\dfrac{1}{2} + \dfrac{1}{2}\cos 2x\right)dx - \int\left(\dfrac{1}{4} - \dfrac{1}{4}\cos^2 2x\right)dx = \dfrac{1}{2}x + \dfrac{1}{4}\sin 2x - \int \dfrac{1}{4}\sin^2 2x\,dx$

$= \dfrac{1}{2}x + \dfrac{1}{4}\sin 2x - \dfrac{1}{8}\int(1 - \cos 4x)\,dx = \dfrac{3}{8}x + \dfrac{1}{4}\sin 2x + \dfrac{1}{32}\sin 4x + C$;

(10) 设 $x = \tan t$, 则 $dx = \sec^2 t\,dt$, $\sin t = \dfrac{x}{\sqrt{x^2+1}}$, 原式 $= \int \dfrac{\sec^2 t\,dt}{\tan^2 t \sqrt{1+\tan^2 t}} = \int \dfrac{\sec^2 t\,dt}{\tan^2 t \sec t} =$

$\int \dfrac{\sec t\,dt}{\tan^2 t} = \int \dfrac{\cos t}{\sin^2 t}dt = \int \dfrac{d(\sin t)}{\sin^2 t} = -\dfrac{1}{\sin t} + C = -\dfrac{\sqrt{x^2+1}}{x} + C$;

(11) 原式 $= x\arcsin x - \int x\mathrm{d}(\arcsin x) = x\arcsin x - \int x \cdot \dfrac{\mathrm{d}x}{\sqrt{1-x^2}}$

$= x\arcsin x + \dfrac{1}{2}\int \dfrac{\mathrm{d}(1-x^2)}{\sqrt{1-x^2}}$

$= x\arcsin x + \sqrt{1-x^2} + C;$

(12) 原式 $= \int x\mathrm{d}(-\cos x) = -x\cos x + \int \cos x \mathrm{d}x = -x\cos x + \sin x + C;$

(13) 原式 $= \int x^2 \mathrm{d}(-\cos x) = -x^2\cos x + \int \cos x \mathrm{d}(x^2)$

$= -x^2\cos x + 2\int x\cos x \mathrm{d}x$

$= -x^2\cos x + 2\int x\mathrm{d}(\sin x)$

$= -x^2\cos x + 2x\sin x - 2\int \sin x \mathrm{d}x;$

$= -x^2\cos x + 2x\sin x + 2\cos x + C;$

(14) 原式 $= \int \ln x \mathrm{d}\left(\dfrac{1}{4}x^4\right) = \dfrac{1}{4}x^4 \ln x - \int \dfrac{1}{4}x^4 \mathrm{d}(\ln x) = \dfrac{1}{4}x^4 \ln x - \int \dfrac{1}{4}x^3 \mathrm{d}x$

$= \dfrac{1}{4}x^4 \ln x - \dfrac{1}{16}x^4 + C;$

(15) 设 $\sqrt{x} = t$，则 $x = t^2$，$\mathrm{d}x = 2t\mathrm{d}t$，原式 $= \int \mathrm{e}^t \cdot 2t\mathrm{d}t = 2\int t\mathrm{d}(\mathrm{e}^t) = 2t\mathrm{e}^t - \int \mathrm{e}^t \mathrm{d}t = 2t\mathrm{e}^t - \mathrm{e}^t + C = 2\sqrt{x}\mathrm{e}^{\sqrt{x}} - 2\mathrm{e}^{\sqrt{x}} + C;$

(16) 设 $\sqrt{3x+9} = t$，则 $x = \dfrac{1}{3}t^2 - 3$，$\mathrm{d}x = \dfrac{2}{3}t\mathrm{d}t$，原式 $= \int \mathrm{e}^t \cdot \dfrac{2}{3}t\mathrm{d}t = \dfrac{2}{3}\int t\mathrm{d}(\mathrm{e}^t) =$

$\dfrac{2}{3}t\mathrm{e}^t - \dfrac{2}{3}\int \mathrm{e}^t \mathrm{d}t = \dfrac{2}{3}t\mathrm{e}^t - \dfrac{2}{3}\mathrm{e}^t + C = \dfrac{2}{3}\sqrt{3x+9}\mathrm{e}^{\sqrt{3x+9}} - \dfrac{2}{3}\mathrm{e}^{\sqrt{3x+9}} + C;$

(17) 原式 $= \int \dfrac{x+1}{(x-2)(x-3)}\mathrm{d}x$，设 $\dfrac{A}{x-2} + \dfrac{B}{x-3} = \dfrac{x+1}{(x-2)(x-3)}$，则 $\begin{cases} A = -3 \\ B = 4 \end{cases}$，

原式 $= \int \left(\dfrac{-3}{x-2} + \dfrac{4}{x-3}\right)\mathrm{d}x = -3\ln|x-2| + 4\ln|x-3| + C;$

(18) 原式 $= \int \dfrac{1}{(x^2-1)(x^2+1)}\mathrm{d}x = \dfrac{1}{2}\int \left(\dfrac{1}{x^2-1} - \dfrac{1}{x^2+1}\right)\mathrm{d}x$

$= \dfrac{1}{4}\int \left(\dfrac{1}{x-1} - \dfrac{1}{x+1}\right)\mathrm{d}x - \dfrac{1}{2}\int \dfrac{\mathrm{d}x}{x^2+1}$

$= \dfrac{1}{4}\ln|x-1| - \dfrac{1}{4}\ln|x+1| - \dfrac{1}{2}\arctan x + C;$

(19) 设 $t = \tan\dfrac{x}{2}$，$x = 2\arctan t$，$\mathrm{d}x = \dfrac{2\mathrm{d}t}{1+t^2}$，$\cos x = \dfrac{1-t^2}{1+t^2}$，原式 $= \int \dfrac{1}{3 + \dfrac{1-t^2}{1+t^2}} \cdot \dfrac{2\mathrm{d}t}{1+t^2} =$

$\int \dfrac{\mathrm{d}t}{t^2+2} = \dfrac{\sqrt{2}}{2}\arctan\dfrac{t}{\sqrt{2}} + C = \dfrac{\sqrt{2}}{2}\arctan\dfrac{\tan\dfrac{x}{2}}{\sqrt{2}} + C;$

(20) 设 $t = \sqrt{x-1}$，则 $x = t^2 + 1$，$dx = 2tdt$，原式 $= \int \dfrac{t}{t^2+1} \cdot 2tdt = 2\int \dfrac{t^2}{t^2+1}dt = 2\int \left(1 - \dfrac{1}{t^2+1}\right)dt = 2t - 2\arctan t + C = 2\sqrt{x-1} - 2\arctan\sqrt{x-1} + C.$

同步训练 3-3

1. (1) 2；0；(2) $2(b-a)$；(3) $\int_0^1 e^x dx$.

2. (1) C；(2) C；(3) D.

3. (1) 1；(2) 2π；(3) ①＞；②＜；(4) ①6；②-2；③-3；④5.

同步训练 3-4

1. (1) $\dfrac{271}{6}$；(2) 1；(3) $-\dfrac{2}{e} - 1$；

(4) 设 $\sqrt{x} = t$，则 $x = t^2$，$dx = 2tdt$，当 $x = 0$ 时，$t = 0$；当 $x = a$ 时，$t = \sqrt{a}$，则
原式 $= \int_0^a e^{\sqrt{x}}dx = \int_0^{\sqrt{a}} e^t \cdot 2tdt = 2\int_0^{\sqrt{a}} td(e^t) = \left[2te^t\right]_0^{\sqrt{a}} - 2\int_0^{\sqrt{a}} e^t dt = 2e^{\sqrt{a}}(\sqrt{a}-1) + 2 = 2$，$2(\sqrt{a}-1) \cdot e^{\sqrt{a}} = 0$，则 $a = 1$.

2. (1) D；(2) B；(3) D；(4) C.

3. (1) 原式 $= [\arctan x]_{\frac{1}{\sqrt{3}}}^{\sqrt{3}} = \dfrac{\pi}{3} - \dfrac{\pi}{6} = \dfrac{\pi}{6}$；

(2) 原式 $= \int_{-e-1}^{-2} \dfrac{d(1+x)}{1+x} = \ln|1+x|\Big|_{-e-1}^{-2} = \ln 1 - \ln e = -1$；

(3) 原式 $= \int_{\frac{\pi}{3}}^{\pi} \sin\left(x + \dfrac{\pi}{3}\right) d\left(x + \dfrac{\pi}{3}\right) = -\cos\left(x + \dfrac{\pi}{3}\right)\Big|_{\frac{\pi}{3}}^{\pi} = -\cos\dfrac{4\pi}{3} + \cos\dfrac{2\pi}{3} = 0$；

(4) 设 $x = \sqrt{2}\sin t$，则 $dx = \sqrt{2}\cos t dt$，当 $x = 0$ 时，$t = 0$；当 $x = \sqrt{2}$ 时，$t = \dfrac{\pi}{2}$，则原式 $=$
$\int_0^{\frac{\pi}{2}} \sqrt{2 - 2\sin^2 t} \cdot \sqrt{2}\cos t dt = \int_0^{\frac{\pi}{2}} 2\cos^2 t dt = \int_0^{\frac{\pi}{2}} (1 + \cos 2t)dt = \left[t + \dfrac{1}{2}\sin 2t\right]_0^{\frac{\pi}{2}} = \dfrac{\pi}{2}$；

(5) 原式 $= \int_0^{\pi} \sqrt{2\cos^2 x} dx = \int_0^{\pi} \sqrt{2}\cos x dx = [\sqrt{2}\sin t]_0^{\pi} = 0$；

(6) 原式 $= \int_0^2 \left[\dfrac{4-(4-e^x)}{4-e^x} + 1\right] dx = \int_0^2 \left(\dfrac{e^x}{4-e^x} + 1\right) dx = \int_0^2 \dfrac{e^x dx}{4-e^x} + \int_0^2 1 dx$

$= -\int_0^2 \dfrac{d(4-e^x)}{4-e^x} + \int_0^2 1 dx$

$= \left[-\ln|4-e^x| + x\right]_0^2 = 2 + \ln 3 - \ln(e^2 - 4)$；

(7) 设 $x = \tan t$，则 $dx = \sec^2 t dt$，当 $x = 1$ 时，$t = \dfrac{\pi}{4}$；当 $x = \sqrt{3}$ 时，$t = \dfrac{\pi}{3}$，原式 $=$
$\int_{\frac{\pi}{4}}^{\frac{\pi}{3}} \dfrac{\sec^2 t dt}{\tan^2 t \sqrt{1+\tan^2 t}} = \int_{\frac{\pi}{4}}^{\frac{\pi}{3}} \dfrac{\sec t dt}{\tan^2 t} = \int_{\frac{\pi}{4}}^{\frac{\pi}{3}} \dfrac{\cos t dt}{\sin^2 t} = \int_{\frac{\pi}{4}}^{\frac{\pi}{3}} \dfrac{d(\sin t)}{\sin^2 t} = \left[-\dfrac{1}{\sin t}\right]_{\frac{\pi}{4}}^{\frac{\pi}{3}} = -\dfrac{2}{3}\sqrt{3} + \sqrt{2}$；

(8) 设 $\sqrt{x} = t$，则 $x = t^2$，$dx = 2tdt$，当 $x = 1$ 时，$t = 1$；当 $x = 4$ 时，$t = 2$，原式 $= \int_1^2 \dfrac{2tdt}{1+t} =$

$2\int_1^2 \dfrac{t\mathrm{d}t}{1+t} = 2\int_1^2 \left(1 - \dfrac{1}{1+t}\right)\mathrm{d}t = [2t - 2\ln|1+t|]_1^2 = 2 + 2\ln 2 - 2\ln 3;$

(9) 设 $x = 2\sin t$，则 $\mathrm{d}x = 2\cos t\mathrm{d}t$，当 $x = 0$ 时，$t = 0$；当 $x = 1$ 时，$t = \dfrac{\pi}{6}$，原式 = $\int_0^{\frac{\pi}{6}} \dfrac{2\cos t\mathrm{d}t}{\sqrt{4-4\sin^2 t}} = \int_0^{\frac{\pi}{6}} \mathrm{d}t = t\big|_0^{\frac{\pi}{6}} = \dfrac{\pi}{6};$

(10) 原式 = $\int_{-1}^0 \dfrac{3x^2(x^2+1)+1}{x^2+1}\mathrm{d}x = \int_{-1}^0 \left(3x^2 + \dfrac{1}{x^2+1}\right)\mathrm{d}x = [x^3 + \arctan x]_{-1}^0 = 1 + \dfrac{\pi}{4};$

(11) 原式 = $[x\arcsin x]_0^{\frac{1}{2}} - \int_0^{\frac{1}{2}} x\mathrm{d}(\arcsin x) = \left(\dfrac{1}{2}\cdot\dfrac{\pi}{6} - 0\right) - \int_0^{\frac{1}{2}} x\cdot \dfrac{1}{\sqrt{1-x^2}}\mathrm{d}x$
$= \dfrac{\pi}{12} + \int_0^{\frac{1}{2}} \mathrm{d}\sqrt{1-x^2} = \dfrac{\pi}{12} + [\sqrt{1-x^2}]_0^{\frac{1}{2}} = \dfrac{\pi}{12} + \dfrac{\sqrt{3}}{2} - 1;$

(12) 原式 = $-\int_0^1 \mathrm{e}^{-\frac{t^2}{2}}\mathrm{d}\left(-\dfrac{t^2}{2}\right) = \left[-\mathrm{e}^{-\frac{t^2}{2}}\right]_0^1 = 1 - \dfrac{1}{\sqrt{\mathrm{e}}};$

(13) 原式 = $\int_0^\pi x\mathrm{d}(\sin x) = [x\sin x]_0^\pi - \int_0^\pi \sin x\mathrm{d}x = 0 - 0 + [\cos x]_0^\pi = -2;$

(14) 设 $x = \sec t$，则 $\mathrm{d}x = \sec t\cdot\tan t\mathrm{d}t$，当 $x = 2$ 时，$t = \dfrac{\pi}{3}$；当 $x = \sqrt{2}$ 时，$t = \dfrac{\pi}{4}$，原式 = $\int_{\frac{\pi}{3}}^{\frac{\pi}{4}} \dfrac{\sec t\cdot\tan t\mathrm{d}t}{\sec t\sqrt{\sec^2 t - 1}} = \int_{\frac{\pi}{3}}^{\frac{\pi}{4}} \mathrm{d}t = t\big|_{\frac{\pi}{3}}^{\frac{\pi}{4}} = -\dfrac{\pi}{12}.$

同步训练 3-5

1. (1) $\int_0^1 (\sqrt{x} - x^2)\mathrm{d}x = \left[\dfrac{2}{3}x^{\frac{3}{2}} - \dfrac{1}{3}x^3\right]_0^1 = \dfrac{1}{3};$

(2) 18. 令 $\begin{cases} y^2 = 2x \\ y = x - 4 \end{cases}$，则交点为 $(-1, -2)$，$(2, 4)$，所围面积为 $\int_{-2}^4 \left[(y+4) - \dfrac{1}{2}y^2\right]\mathrm{d}y = \left[\dfrac{1}{2}y^2 + 4y - \dfrac{1}{6}y^3\right]_{-2}^4 = 18.$

(3) $\dfrac{4}{3}\pi gr^4$. 以球与水面的切点建立直角坐标系，球心坐标为 $(0, -r)$，取 y 为积分变量，则 $y \in [-2r, 0]$，对应于区间 $[y, y+\mathrm{d}y]$ 上薄片体积微元 $\mathrm{d}V = \pi x^2\mathrm{d}y\pi[r^2 - (y+r)^2]\mathrm{d}y = \pi(-2ry - y^2)\mathrm{d}y$，这部分球体在水中移动时外力不需做功，球完全提出水面外力做功微元 $\mathrm{d}W = (y+2r)\rho g\mathrm{d}V = -\rho g\pi(y+2r)^2 y\mathrm{d}y$，则需做功 $W = -\int_{-2r}^0 \rho g\pi(y+2r)^2 y\mathrm{d}y = \dfrac{4}{3}\pi gr^4.$

(4) $1 - \dfrac{2}{\mathrm{e}}$. 平均值为 $\bar{y} = \dfrac{1}{1-0}\int_0^1 x\mathrm{e}^{-x}\mathrm{d}x = [-(1+x)\mathrm{e}^{-x}]_0^1 = 1 - \dfrac{2}{\mathrm{e}}.$

2. (1) 令 $\begin{cases} y = 2x \\ y = x - 1 \end{cases}$，则 $\begin{cases} x = -1 \\ x = -2 \end{cases}$，取 y 为积分变量，则 $y \in [-2, 1]$，对应区间 $[y, y+\mathrm{d}y]$ 上薄片面积为 $\left[(y+1) - \dfrac{y}{2}\right]\mathrm{d}y$，则围成的平面图形面积为

$$\int_{-2}^1 \left[(y+1) - \dfrac{y}{2}\right]\mathrm{d}y = \left[\dfrac{y^2}{4} + y\right]_{-2}^1 = \dfrac{9}{4}$$

(2) [1,4] 内流过导线横截面的电量为

$$Q = it = \int_1^4 \frac{3}{500}t\sqrt{t^2+1}\,dt = \left[\frac{1}{500}(t^2+1)^{\frac{3}{2}}\right]_1^4 \approx 0.134\,5(A)$$

(3) 取 y 为积分变量，则 $y \in [0,2]$，对应区间 $[y, y+dy]$ 上底座的薄片的体积 $dV = \pi(\sqrt[3]{8-y})^2\,dy$，则底座体积 $V = \int_0^2 (\sqrt[3]{8-y})^2\,dy = \left[-\frac{3}{5}(8-y)^{\frac{5}{3}}\right]_0^2 \approx 7.313$.

(4) 由积分中值定理可知，$\bar{C}(t) = \frac{1}{60}\int_0^{60} C(t)\,dt = \frac{1}{60}\left[\int_0^5 C(t)\,dt + \int_5^{60} C(t)\,dt\right] = \frac{1}{60}\left[\int_0^5 (10t - t^2)\,dt + \int_5^{60} 25e^{-k(t-5)}\,dt\right] = \frac{1}{60}\left[5t^2 - \frac{1}{3}t^3\right]_0^5 - \left[\frac{5}{12k}e^{-k(t-5)}\right]_5^{60} \approx 11.63(mL)$.

(5) 血液量等于血流速度与横截面积的乘积，但血液流速随流层而变化，故在横截面积上取一个半径为 r，外半径为 $r+dr$ 的小圆环，其面积为 $\Delta s \approx ds = 2\pi r\,dr$，在该小圆环上血液流速可近似认为相等，则单位时间内流过该小圆环的血流量 $\Delta Q = V(r) \cdot \Delta s \approx 2\pi rV(r)\,dr$，即 $dQ = 2\pi rV(r)\,dr = 2\pi \frac{p_1-p_2}{4\eta L}(R^2-r^2)r\,dr$，$Q = \int_0^R dQ = 2\pi\int_0^R \frac{p_1-p_2}{4\eta L}(R^2-r^2)r\,dr = \frac{p_1-p_2}{2\eta L}\pi \cdot \int_0^R (R^2 r - r^3)\,dr = \left[\frac{p_1-p_2}{2\eta L}\pi\left(\frac{1}{2}R^2 r^2 - \frac{1}{4}r^4\right)\right]_0^R = \frac{p_1-p_2}{8\eta L}\pi R^4$.

综合训练一

1. (1) $F(x)+C$；$f(x)+C$；(2) $\frac{1}{3}$；$\ln|x|$；$-\frac{1}{x}$；(3) $>$.

(4) $2\sqrt{2} - 2\ln(\sqrt{2}+1)$ 解析：设 $\sqrt{x} = t$，则 $x = t^2$，$dx = 2t\,dt$，当 $x=0$ 时，$t=0$；当 $x=2$ 时，$t = \sqrt{2}$，则原式 $= \int_0^{\sqrt{2}} \frac{2t\,dt}{1+t} = 2\int_0^{\sqrt{2}}\left(1 - \frac{1}{1+t}\right)dt = [2t - 2\ln|1+t|]_0^{\sqrt{2}} = 2\sqrt{2} - 2\ln(\sqrt{2}+1)$.

(5) $\frac{33}{4}$.

2. (1) B；(2) D；(3) C；(4) A；

(5) D. 解析：$\lim\limits_{x\to 0} \frac{\int_0^x \cos t^2\,dt}{x}$ 可采用洛必达法则，有 $\lim\limits_{x\to 0} \frac{\frac{d}{dx}\int_0^x \cos t^2\,dt}{1} = \lim\limits_{x\to 0}\cos x^2 = 1$.

3. (1) 原式 $= \int\left(1 - \frac{1}{1+x^2}\right)dx = x - \arctan x + C$；

(2) 原式 $= \int d\sqrt{2+x^2} = \sqrt{2+x^2} + C$；

(3) 设 $\sqrt{x-1} = t$，则 $x = t^2 + 1$，$dx = 2t\,dt$，原式 $= \int (t^2+1)\cdot t \cdot 2t\,dt = 2\int(t^4+t^2)\,dt = \frac{2}{5}t^5 + \frac{2}{3}t^3 + C = \frac{2}{5}(x-1)^2\sqrt{x-1} + \frac{2}{3}(x-1)\sqrt{x-1} + C$；

(4) 原式 $= \int \sin x\,d(e^x) = e^x\sin x - \int e^x\,d(\sin x) = e^x\sin x - \int e^x\cos x\,dx = e^x\sin x - \int \cos x\,d(e^x)\,e^x\sin x - e^x\cos x + \int e^x\,d(\cos x) = e^x\sin x - e^x\cos x - \int e^x\sin x\,dx = e^x\sin x -$

$e^x \cos x$ – 原式，$2 \cdot$ 原式 $= e^x(\sin x - \cos x)$，则原式 $= \dfrac{1}{2}e^x(\sin x - \cos x) + C$；

(5) 原式 $= \int x^2 d(-\cos x) = -x^2 \cos x - \int -\cos x d(x^2) = -x^2 \cos x + \int 2x\cos x dx = -x^2 \cos x + 2\int x d(\sin x) = -x^2 \cos x + 2x\sin x - \int \sin x dx = -x^2 \cos x + 2x\sin x + 2\cos x + C$；

(6) 设 $\sqrt[3]{x+2} = t$，则 $x = t^3 - 2$，$dx = 3t^2 dt$，原式 $= \int \dfrac{3t^2 dt}{1+t} = 3\int\left(\dfrac{t^2-1}{1+t} + \dfrac{1}{1+t}\right)dt = 3\int\left(t - 1 + \dfrac{1}{1+t}\right)dt = \dfrac{3}{2}t^2 - 3t + 3\ln|t+1| + C = \dfrac{3}{2}(\sqrt[3]{x+2})^2 - 3\sqrt[3]{x+2} + 3\ln|\sqrt[3]{x+2} + 1| + C$；

(7) 原式 $= \int_0^2 (2-x)dx + \int_2^3 (x-2)dx = \left[2x - \dfrac{1}{2}x^2\right]_0^2 + \left[\dfrac{1}{2}x^2 - 2x\right]_2^3 = (4 - 2 - 0) + \left(\dfrac{9}{2} - 6 - 2 + 4\right) = \dfrac{5}{2}$；

(8) 原式 $= \int_1^4 (\sqrt{x} + x)dx = \left[\dfrac{2}{3}x^{\frac{3}{2}} + \dfrac{1}{2}x^2\right]_1^4 = \left(\dfrac{2}{3} \times 8 + 8\right) - \left(\dfrac{2}{3} + \dfrac{1}{2}\right) = \dfrac{73}{6}$；

(9) 原式 $= \int_0^{\pi} \sqrt{2\cos^2 x}\, dx = \int_0^{\pi} \sqrt{2}\cos x\, dx = [\sqrt{2}\sin x]_0^{\pi} = 0$；

(10) 原式 $= -\int_0^1 x d(e^{-x}) = [-xe^{-x}]_0^1 + \int_0^1 e^{-x}dx = -\dfrac{1}{e} + 0 + [-e^{-x}]_0^1 = -\dfrac{1}{e} - \dfrac{1}{e} + 1 = 2 - \dfrac{2}{e}$；

(11) 设 $x = a\sin t$，则 $dx = a\cos t dt$，当 $x = 0$ 时，$t = 0$；当 $x = a$ 时，$t = \dfrac{\pi}{2}$，

原式 $= \int_0^{\frac{\pi}{2}} \dfrac{a\cos t dt}{a\sin t + \sqrt{a^2 - (a\sin t)^2}} = \int_0^{\frac{\pi}{2}} \dfrac{a\cos t dt}{a\sin t + a\cos t} = \int_0^{\frac{\pi}{2}} \dfrac{\cos t dt}{\sin t + \cos t}$

$= \dfrac{1}{2}\int_0^{\frac{\pi}{2}} \dfrac{(\sin t + \cos t) - (\cos t - \sin t)}{\sin t + \cos t}dt = \dfrac{1}{2}\int_0^{\frac{\pi}{2}}\left(1 - \dfrac{\cos t - \sin t}{\sin t + \cos t}\right)dt$

$= \left[\dfrac{1}{2}t\right]_0^{\frac{\pi}{2}} - \dfrac{1}{2}\int_0^{\frac{\pi}{2}} \dfrac{d(\sin t + \cos t)}{\sin t + \cos t} = \dfrac{\pi}{4} - \left[\dfrac{1}{2}\ln|\sin t + \cos t|\right]_0^{\frac{\pi}{2}} = \dfrac{\pi}{4}$；

(12) 原式 $= -\int_{-\frac{1}{2}}^{\frac{1}{2}} \arcsin x d(\sqrt{1-x^2}) = [-\arcsin x \sqrt{1-x^2}]_{-\frac{1}{2}}^{\frac{1}{2}} + \int_{-\frac{1}{2}}^{\frac{1}{2}} \sqrt{1-x^2} d(\arcsin x)$

$= \left(-\dfrac{\pi}{6} \cdot \dfrac{\sqrt{3}}{2}\right) - \dfrac{\pi}{6} \cdot \dfrac{\sqrt{3}}{2} + \int_{-\frac{1}{2}}^{\frac{1}{2}} \sqrt{1-x^2} \cdot \dfrac{1}{\sqrt{1-x^2}}dx = -\dfrac{\sqrt{3}}{6}\pi + [t]_{-\frac{1}{2}}^{\frac{1}{2}} = 1 - \dfrac{\sqrt{3}}{6}\pi$.

4. (1) xe^x 为 $f(x)$ 的一个原函数，则 $\int f(x)dx = xe^x + C$，且 $f(x) = \dfrac{d}{dx}(xe^x) = (1+x)e^x$，

$\int_0^1 xf'(x)dx = \int_0^1 xd[f(x)] = [xf(x)]_0^1 - \int_0^1 f(x)dx = [x(1+x)e^x]_0^1 - [xe^x]_0^1 = [x^2 e^x]_0^1 = e$.

(2) 令 $x = 0$ 及 $x = 3$，则两个切点分别为 $(0, -3)$ 和 $(3, 0)$，并对抛物线求导，$\dfrac{dy}{dx} = -2x + 4$，所对应的切线为 $y = 4x - 3$ 和 $y = -2x + 6$，切线交点为 $\left(\dfrac{3}{2}, 3\right)$，则所围成的平面图

形面积为

$$\int_0^{\frac{3}{2}}[(4x-3)-(-x^2+4x-3)]\mathrm{d}x+\int_{\frac{3}{2}}^3[(-2x+6)-(-x^2+4x-3)]\mathrm{d}x=9$$

(3) 以较长底边中点为原点，竖直向下为 x 轴，水平向右为 y 轴建立坐标系，则闸门右侧两点为 $(0,5)$，$(20,3)$，闸门右侧直线方程为 $y=-\frac{1}{10}x+5$，取 x 为积分变量，积分区间为 $[0,20]$，在区间 $[0,20]$ 上任取一小区间 $[x,x+\mathrm{d}x]$，与之对应的小薄片面积约为 $2\left(-\frac{1}{10}x+5\right)\mathrm{d}x$，则闸门所受压力为

$$F=\rho g\int_0^{20}2\left(-\frac{1}{10}x+5\right)\cdot x\mathrm{d}x\approx 1.44\times 10^7(\mathrm{N})$$

综合训练二

1. (1) $y=-\cos x+1+\frac{\sqrt{3}}{2}$；

(2) $2x-x^2+C$. 解析：$\int f(x)\mathrm{d}x=x^2+C$，$f(x)=\frac{\mathrm{d}}{\mathrm{d}x}\int f(x)\mathrm{d}x=2x$，则 $\int f(1-x)\mathrm{d}x=\int 2(1-x)\mathrm{d}x=2x-x^2+C$；

(3) $[-2\mathrm{e}^2,-2\mathrm{e}^{-\frac{1}{4}}]$. 解析：当 $x\in[0,2]$ 时，$-\frac{1}{4}\leqslant x^2-x\leqslant 2$，$(0-2)\times \mathrm{e}^2\leqslant \int_2^0 \mathrm{e}^{x^2-x}\mathrm{d}x\leqslant (0-2)\times \mathrm{e}^{-\frac{1}{4}}$，即 $-2\mathrm{e}^2\leqslant \int_2^0\mathrm{e}^{x^2-x}\mathrm{d}x\leqslant -2\mathrm{e}^{-\frac{1}{4}}$；

(4) 8 解析：$\int_0^2 xf''(x)\mathrm{d}x=\int_0^2 x\mathrm{d}f'(x)=[xf'(x)]_0^2-\int_0^2 f'(x)\mathrm{d}x=2f'(2)-[f(x)]_0^2=2f'(2)-f(2)+f(0)=8$；

(5) $-\frac{1}{\sqrt{1+x^3}}$ 解析：$\Phi(x)=\int_x^0\frac{\mathrm{d}t}{\sqrt{1+t^3}}$，$\Phi'(x)=\frac{\mathrm{d}}{\mathrm{d}x}\int_x^0\frac{\mathrm{d}t}{\sqrt{1+t^3}}=-\frac{\mathrm{d}}{\mathrm{d}x}\int_0^x\frac{\mathrm{d}t}{\sqrt{1+t^3}}=-\frac{1}{\sqrt{1+x^3}}$.

2. (1) A；(2) B；(3) B；(4) C；(5) B.

3. (1) 原式 $=\int x^{\frac{1}{2}}\cdot x^{\frac{1}{4}}\cdot x^{\frac{1}{8}}\mathrm{d}x=\int x^{\frac{7}{8}}\mathrm{d}x=\frac{8}{15}x^{\frac{15}{8}}+C$；

(2) 设 $\sqrt[6]{u}=t$，则 $u=t^6$，$\mathrm{d}u=6t^5\mathrm{d}t$，原式 $=\int\frac{6t^5\mathrm{d}t}{t^3+t^2}=6\int\frac{t^3\mathrm{d}t}{t+1}=6\int\left(\frac{t^3+1}{t+1}-\frac{1}{t+1}\right)\mathrm{d}t$
$=6\int\left[(t^2-t+1)-\frac{1}{t+1}\right]\mathrm{d}t=2t^3-3t^2+6t-\ln|t+1|+C=2\sqrt{u}-3\sqrt[3]{u}+6\sqrt[6]{u}-6\ln(\sqrt[6]{u}+1)+C$；

(3) 原式 $=\int\ln x\mathrm{d}\left(\frac{1}{4}x^4\right)=\frac{1}{4}x^4\ln x-\int\frac{1}{4}x^4\mathrm{d}(\ln x)=\frac{1}{4}x^4\ln x-\int\frac{1}{4}x^3\mathrm{d}x=\frac{1}{4}x^4\ln x-\frac{1}{16}x^4+C$；

(4) 原式 $=\int x\cdot x^2\mathrm{e}^{-x^2}\mathrm{d}x=-\frac{1}{2}\int x^2\mathrm{d}(\mathrm{e}^{-x^2})=-\frac{1}{2}x^2\mathrm{e}^{-x^2}+\frac{1}{2}\int \mathrm{e}^{-x^2}\mathrm{d}(x^2)=-\frac{1}{2}x^2\mathrm{e}^{-x^2}+\int x\mathrm{e}^{-x^2}\mathrm{d}x$

$$= -\frac{1}{2}x^2 e^{-x^2} - \frac{1}{2}\int d(e^{-x^2}) = -\frac{1}{2}(x^2+1)e^{-x^2} + C;$$

(5) 原式 $= \frac{1}{2}\int \sin x^2 d(x^2) = -\frac{1}{2}\sin x^2 + C;$

(6) 原式 $= 2\int e^{\sqrt{x}} d(\sqrt{x}) = 2e^{\sqrt{x}} + C;$

(7) 原式 $= \frac{1}{2}\int_0^1 (e^x - e^{-x})dx = \left[\frac{1}{2}(e^x + e^{-x})\right]_0^1 = \frac{e}{2} + \frac{1}{2e} - 1;$

(8) 设 $x+1 = \tan t$, 则 $x = \tan t - 1$, $dx = \sec^2 t dt$, 当 $x = -2$ 时, $t = -\frac{\pi}{4}$; 当 $x = 0$ 时, $t = \frac{\pi}{4}$, 原式 $= \int_{-\frac{\pi}{4}}^{\frac{\pi}{4}} \frac{dx}{(x+1)^2 + 1} = \int_{-\frac{\pi}{4}}^{\frac{\pi}{4}} \frac{\sec^2 t dt}{\tan^2 t + 1} = \int_{-\frac{\pi}{4}}^{\frac{\pi}{4}} dt = t\Big|_{-\frac{\pi}{4}}^{\frac{\pi}{4}} = \frac{\pi}{2};$

(9) 原式 $= \frac{1}{2}\int_0^1 (2x-1)^{100} d(2x-1) = \frac{1}{2} \times \frac{1}{101}(2x-1)^{101}\Big|_0^1 = \frac{1}{101};$

(10) 原式 $= \int_0^{\frac{\pi}{2}} \sin^4 x d(\sin x) = \frac{1}{5}\sin^5 x\Big|_0^{\frac{\pi}{2}} = \frac{1}{5};$

(11) 设 $x = \sec t$, 则 $dx = \sec t \cdot \tan t dt$, 当 $x = 2$ 时, $t = \frac{\pi}{3}$; 当 $x = \sqrt{2}$ 时, $t = \frac{\pi}{4}$, 原式 $= \int_{\frac{\pi}{3}}^{\frac{\pi}{4}} \frac{\sec t \cdot \tan t dt}{\sec t \sqrt{\sec^2 t - 1}} = \int_{\frac{\pi}{3}}^{\frac{\pi}{4}} dt = t\Big|_{\frac{\pi}{3}}^{\frac{\pi}{4}} = -\frac{\pi}{12};$

(12) 设 $\ln x = t$, 则 $x = e^t$, $dx = e^t dt$, 当 $x = 1$ 时, $t = 0$; 当 $x = e$ 时, $t = 1$, 原式 $= \int_0^1 \sin t \cdot e^t dt = \int_0^1 \sin t d(e^t) = [e^t \sin t]_0^1 - \int_0^1 e^t d(\sin t) = e\sin 1 - \int_0^1 e^t \cos t dt = e\sin 1 - \int_0^1 \cos t d(e^t) = e\sin 1 - [e^t \cos t]_0^1 + \int_0^1 e^t d(\cos t) = e\sin 1 - e\cos 1 + 1 - $ 原式, $2 \cdot$ 原式 $= e(\sin 1 - \cos 1) + 1$, 则原式 $= \frac{1}{2}e(\sin 1 - \cos 1) + \frac{1}{2}.$

4. (1) $\int_{-1}^2 f(x)dx = \int_{-1}^0 e^{-x}dx + \int_0^2 (x+1)dx = [-e^{-x}]_{-1}^0 + \left[\frac{1}{2}x^2 + x\right]_0^2 = 3 + e.$

(2) 取 x 为积分变量, 积分区间为 $[0,1]$, 在区间 $[0,1]$ 上任取一小区间 $[x, x+dx]$, 与之对应的小薄片体积约为 $dV = \pi(x^2)^2 dx$, 则旋转体的体积

$$V = \int_0^1 \pi x^4 dx = \pi \cdot \left[\frac{1}{5}x^5\right]_0^1 = \frac{\pi}{5}$$

(3) 传染病所感染的人数为区间 $[0,10]$ 上的累积, 则染病的人数为
$\int_0^{10} 1\,000 t e^{-0.5t} = 1\,000 \cdot [-2te^{-0.5t} - 4e^{-0.5t}]_0^{10} = 4\,000 - \frac{24\,000}{e^5} \approx 3\,838 (人)$

本章检测

一、1. D; 2. C; 3. C; 4. D; 5. D; 6. B.

二、1. $-e^{-x} + \sin x + C$; 2. $x - \ln(e^x + 1) + C$; 3. 1; 4. 4;

5. $\dfrac{8}{3}a^2$ 解析：抛物线的焦点为 $(a, 0)$，设过焦点的直线为 $y = k(x - a)$，则直线与抛物线的交点纵坐标 $y_1 = \dfrac{2a - 2a\sqrt{1 + k^2}}{k}$，$y_2 = \dfrac{2a + 2a\sqrt{1 + k^2}}{k}$，面积为

$$A = \int_{y_1}^{y_2} \left(a + \dfrac{y}{k} - \dfrac{y^2}{4a}\right)dy = a(y_2 - y_1) + \dfrac{y_2^2 - y_1^2}{2k} - \dfrac{y_2^3 - y_1^3}{12a} = \dfrac{8a^2(1 + k^2)^{\frac{3}{2}}}{3k^3} = \dfrac{8a^2}{3}\left(1 + \dfrac{1}{k^2}\right)^{\frac{3}{2}}$$

则面积 A 随 k 的增加而减少，故当 $k \to \infty$ 时即弦为 $x = a$ 时取得最小值 $\dfrac{8}{3}a^2$.

6. $\dfrac{1}{4}\ln|x - 1| - \dfrac{1}{4}\ln|x + 1| - \dfrac{1}{2}\arctan x + C$

解析：原式 $= \displaystyle\int \dfrac{1}{(x^2 - 1)(x^2 + 1)}dx = \dfrac{1}{2}\int\left(\dfrac{1}{x^2 - 1} - \dfrac{1}{x^2 + 1}\right)dx$

$= \dfrac{1}{4}\displaystyle\int\left(\dfrac{1}{x - 1} - \dfrac{1}{x + 1}\right)dx - \dfrac{1}{2}\int\dfrac{dx}{x^2 + 1}$

$= \dfrac{1}{4}\ln|x - 1| - \dfrac{1}{4}\ln|x + 1| - \dfrac{1}{2}\arctan x + C$.

三、1. 原式 $= \displaystyle\int\left(\dfrac{1}{x^2} - \dfrac{1}{1 + x^2}\right)dx = -\dfrac{1}{x} - \arctan x + C$；

2. 原式 $= \displaystyle\int \sin x \cdot \sin^2 x \cos^5 x \, dx = -\int(1 - \cos^2 x)\cos^5 x \, d(\cos x) = \int(\cos^7 x - \cos^5 x)d(\cos x)$

$= \dfrac{1}{8}\cos^8 x - \dfrac{1}{6}\cos^6 x + C$；

3. 设 $x - 1 = \sec t$，则 $x = \sec t + 1$，$dx = \sec t \cdot \tan t \, dt$，$\tan t = \sqrt{x^2 - 2x}$，$t = \arccos\dfrac{1}{x - 1}$ 或 $t = \arcsin\dfrac{\sqrt{x^2 - 2x}}{x - 1}$，原式 $= \displaystyle\int\dfrac{\sqrt{(x - 1)^2 - 1}}{x - 1}dx = \int\dfrac{\sqrt{\sec^2 t - 1}}{\sec t}\sec t \cdot \tan t \, dt = \int\tan^2 t \, dt =$

$\displaystyle\int(\sec^2 t - 1)dt = \tan t - t + C = \sqrt{x^2 - 2x} - \arccos\dfrac{1}{x - 1} + C$ 或 $\sqrt{x^2 - 2x} - \arcsin\dfrac{\sqrt{x^2 - 2x}}{x - 1} + C$；

4. 原式 $= \displaystyle\int_0^\pi \sqrt{2\cos^2 x}\,dx = \int_0^\pi \sqrt{2}\cos x \, dx = [\sqrt{2}\sin t]_0^\pi = 0$；

5. 原式 $= 5\displaystyle\int_0^\pi \cos 2x \, d(e^x) = [5e^x \cos 2x]_0^\pi - 5\int_0^\pi e^x d(\cos 2x) = 5e^\pi - 5 + 10\int_0^\pi e^x \sin 2x \, dx$

$= 5e^\pi - 5 + 10\displaystyle\int_0^\pi \sin 2x \, d(e^x) = 5e^\pi - 5 + [10e^x \sin 2x]_0^\pi - 10\int_0^\pi e^x d(\sin 2x)$

$= 5e^\pi - 5 + 0 - 20\displaystyle\int_0^\pi e^x \cos 2x \, dx = 5e^\pi - 5 - 4 \cdot$ 原式，

则原式 $= e^\pi - 1$；

6. 设 $\ln x = t$，则 $x = e^t$，$dx = e^t dt$，当 $x = 1$ 时，$t = 0$；当 $x = e$ 时，$t = 1$，原式 $= \displaystyle\int_0^1 \sin t \cdot$

$e^t dt = \displaystyle\int_0^1 \sin t \, d(e^t) = [e^t \sin t]_0^1 - \int_0^1 e^t d(\sin t) = e\sin 1 - \int_0^1 e^t \cos t \, dt = e\sin 1 - \int_0^1 \cos t \, d(e^t) =$

$e\sin 1 - [e^t \cos t]_0^1 + \displaystyle\int_0^1 e^t d(\cos t) = e\sin 1 - e\cos 1 + 1 -$ 原式，$2 \cdot$ 原式 $= e(\sin 1 - \cos 1) + 1$，

则原式 $= \frac{1}{2}e(\sin 1 - \cos 1) + \frac{1}{2}$.

四、以木板上界面为坐标原点,向内为 y 坐标正向建立坐标系,则铁钉所受阻力为 $f = -ky$,第一锤外力的功为 $W_1 = \int_0^1 kydy = \frac{k}{2}$;设第二锤外力的功为 W_2,同理有 $W_2 = \int_1^{y_2} kydy = \frac{1}{2}ky_2^2 - \frac{k}{2}$,铁锤每次锤击铁钉所做的功相等,则有 $\frac{1}{2}ky_2^2 - \frac{k}{2} = \frac{k}{2}$,解得 $y_2 = \sqrt{2}$,则第二次击入木板深度为 $\sqrt{2} - 1 \approx 0.414$（cm）.

第四章

同步训练 4-1

1. (1) C; (2) A; (3) A; (4) C; (5) D.

2. (1) $\frac{\sqrt{2}}{2}$; (2) $\pm \frac{1}{\sqrt{14}}(2, 1, -3)$; (3) $m+n$; (4) 0; (5) $\frac{1}{2}\boldsymbol{a} + \frac{1}{4}\boldsymbol{b} + \frac{1}{4}\boldsymbol{c}$.

3. 因为 $\overrightarrow{AB} = (1,2,3), \overrightarrow{AC} = (3,2,1), \overrightarrow{AB} \times \overrightarrow{AC} = (-4,8,-4)$,

所以 $S_{\triangle ABC} = \frac{1}{2}|\overrightarrow{AB} \times \overrightarrow{AC}| = \frac{1}{2}\sqrt{(-4)^2 + 8^2 + (-4)^2} = 2\sqrt{6}$.

4. (1) 假设在 y 轴上存在点 M,满足 $|MA| = |MB|$. 因 M 在 y 轴上,可设 $M(0,y,0)$,由 $|MA| = |MB|$,可得 $\sqrt{3^2 + y^2 + 1^2} = \sqrt{1^2 + y^2 + 3^2}$,显然,此式对任意 $y \in \mathbf{R}$ 恒成立. 这就是说 y 轴上所有点都满足关系 $|MA| = |MB|$.

(2) 假设在 y 轴上存在点 M,使 $\triangle MAB$ 为等边三角形.

由 (1) 可知,y 轴上任一点都有 $|MA| = |MB|$,所以只要 $|MA| = |AB|$ 就可以使得 $\triangle MAB$ 是等边三角形.

因为 $|MA| = \sqrt{(3-0)^2 + (0-y)^2 + (1-0)^2} = \sqrt{10 + y^2}$;

$|AB| = \sqrt{(1-3)^2 + (0-y)^2 + (-3-1)^2} = \sqrt{20}$;

于是 $\sqrt{10 + y^2} = \sqrt{20}$,解得 $y = \pm\sqrt{10}$.

故 y 轴上存在点 M 使 $\triangle MAB$ 等边,M 坐标为 $(0, \sqrt{10}, 0)$,或 $(0, -\sqrt{10}, 0)$.

5. 因为 $\boldsymbol{a} + \boldsymbol{b} + \boldsymbol{c} = \overrightarrow{AB} + \overrightarrow{BC} + \overrightarrow{BD} = \overrightarrow{AC} + \overrightarrow{BD}$,延长 BC 至 E,使 $CE = BC$,如图 1 所示,连接 DE. 由于 $\overrightarrow{CE} = \overrightarrow{BC} = \overrightarrow{AD}$,

因此四边形 $ACED$ 是平行四边形,

所以 $\overrightarrow{AC} = \overrightarrow{DE}$,

所以 $\overrightarrow{AC} + \overrightarrow{BD} = \overrightarrow{DE} + \overrightarrow{BD} = \overrightarrow{BE}$,

所以 $|\boldsymbol{a} + \boldsymbol{b} + \boldsymbol{c}| = |\overrightarrow{BE}| = 2|\overrightarrow{BC}| = 2|\overrightarrow{AD}| = 8\sqrt{3}$.

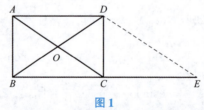

图 1

6. （1） $a+b = (2,-1,3) + (0,-1,2) = (2+0,-1-1,3+2)$
$= (2,-2,5)$.

（2） $2a - 3b = (4,-2,6) - (0,-3,6) = (4,1,0)$.

（3） $a \times b = (2i - 1j + 3k) \times (0i - 1j + 2k) = (1i + 12j - 2k)$,

$a \times b$ 坐标是 （1，12，-2）.

7. $\overrightarrow{BD_1} \cdot \overrightarrow{AD} = (\overrightarrow{AD_1} - \overrightarrow{AB}) \cdot \overrightarrow{AD}$
$= (\overrightarrow{AD} + \overrightarrow{AA_1} - \overrightarrow{AB}) \cdot \overrightarrow{AD}$
$= \overrightarrow{AD}^2 + \overrightarrow{AA_1} \cdot \overrightarrow{AD} - \overrightarrow{AB} \cdot \overrightarrow{AD}$,

因为 $AA_1 \perp AD$，$AB \perp AD$，

所以 $\overrightarrow{AA_1} \cdot \overrightarrow{AD} = 0$，$\overrightarrow{AB} \cdot \overrightarrow{AD} = 0$，

所以 $\overrightarrow{BD_1} \cdot \overrightarrow{AD} = \overrightarrow{AD}^2 = 1$.

同步训练 4-2

1. （1） D；（2） B；（3） A；（4） D；（5） A.

2. （1） $3x - 2y + z - 1 = 0$；（2） $\dfrac{x+1}{1} = \dfrac{y-2}{-2} = \dfrac{z-3}{1}$；（3） $\dfrac{\sqrt{26}}{26}$；（4） $\dfrac{2}{\sqrt{42}}$；（5） 0.

3. 设平面为 $Ax + By + Cz + D = 0$，由平面过原点知 $D = 0$，
由平面过点 （6，-3，2），知 $6A - 3B + 2C = 0$，（1）
因为 $4x - y + 2z = 8$ 法向量为 $\vec{n} = (4,-1,2)$，（2）
所以 $4A - B + 2C = 0$，

由（1）、（2）得 $A = B = -\dfrac{2}{3}C$.

所求平面方程为 $2x + 2y - 3z = 0$.

4. （1） $\cos\theta = \dfrac{|-1 \times 0 + 2 \times 1 - 1 \times 3|}{\sqrt{(-1)^2 + 2^2 + (-1)^2} \cdot \sqrt{1^2 + 3^2}} = \dfrac{1}{\sqrt{60}}$，两平面相交，夹角 $\theta = \arccos\dfrac{1}{\sqrt{60}}$；

（2） $n_1 = (2,-1,1)$，$n_2 = (-4,2,-2) \Rightarrow \dfrac{2}{-4} = \dfrac{-1}{2} = \dfrac{1}{-2}$，两平面平行.

因为 $M(1,1,0) \in \Pi_1$，$M(1,1,0) \notin \Pi_2$，所以两平面平行但不重合.

（3） 因为 $\dfrac{2}{-4} = \dfrac{-1}{2} = \dfrac{-1}{2}$，所以两平面平行.

因为 $M(1,1,0) \in \Pi_1$，$M(1,1,0) \in \Pi_2$，所以两平面重合.

5. 首先，求此直线上一个点的坐标，为此先选定该点的一个坐标，例如，设 $z = 1$，代入原方程组，得 $\begin{cases} 2x - 3y - 4 = 0 \\ 3x + y - 6 = 6 \end{cases}$，解得 $x = 2$，$y = 0$. 于是得该直线上一定点 （2，0，1）.

其次，确定直线的一个方向向量. 由于直线 L 在两个平面上，所以 L 与两个平面的法向量 n_1，n_2 都垂直. 因此可以选取 $n_1 \times n_2$ 为直线 L 的方向向量 s：

$s = (2,-3,1) \times (3,1,-2) = (5,7,11)$. 于是得直线的标准方程为 $\dfrac{x-2}{5} = \dfrac{y-0}{7} = \dfrac{z-1}{11}$.

6. 过点 P 作垂直于直线 L 的平面并求它们的交点，则点 P 到交点的距离及连线即为所求. L 的方向向量为 $a = (0,1,0) \times (1,0,2) = (2,0,-1)$，过点 $P(0,-1,1)$ 以 $a = (2,0,$

-1)为法向量的平面就是过点 P 作垂直于直线 L 的平面.

该平面的方程为 $2(x-0)+0(y+1)-(z-1)=0$，即 $2x-z+1=0$.

解方程组 $\begin{cases} y+2=0 \\ x+2z-7=0 \\ 2x-z+1=0 \end{cases}$,

得平面与直线 L 的交点 $Q(1,-2,3)$.

(1) 点 P 和点 Q 的距离为
$$d=\sqrt{(1-0)^2+(-2+1)^2+(3-1)^2}=\sqrt{6}$$

(2) $\overrightarrow{PQ}=(1,-1,2)$，故过点 P 垂直并相交于直线 L 的垂线方程为 $\dfrac{x}{1}=\dfrac{y+1}{-1}=\dfrac{z-1}{2}$.

同步训练 4-3

1. (1) $x^2+y^2=4$ 在平面解析几何中表示中心在原点，半径是 2 的圆；在空间解析几何中表示母线平行于 z 轴，准线为 $x^2+y^2=4$ 的圆柱面.

(2) $y^2=2x$ 在平面解析几何中表示开口向右的抛物线，在空间解析几何中表示母线平行于 z 轴，准线为 $y^2=2x$ 的抛物柱面.

2. (1) 这是 xOy 面上的椭圆 $\dfrac{x^2}{4}+\dfrac{y^2}{9}=1$ 绕 x 轴旋转一周而形成的，或者是 zOx 面上 $\dfrac{x^2}{4}+\dfrac{z^2}{9}=1$ 绕 x 轴旋转一周而形成的.

(2) 这是 xOy 面上的双曲线 $x^2-\dfrac{y^2}{4}=1$ 绕 y 轴旋转一周而形成的，或者是 yOz 面上双曲线 $z^2-\dfrac{y^2}{4}=1$ 绕 y 轴旋转一周而形成的.

综合训练一

1. (1) C；(2) B；(3) A；(4) B；(5) D.

2. (1) $2x-2y-2z=3$；(2) 2；(3) $x-3y-z+4=0$；(4) $(-3,3,3)$；

(5) 单叶双曲面.

3. 如图所示，d 表示 A 到 BC 的距离，d 为由 BA，BC 构成的平行四边形的高，如图 2 所示，$S_{平行四边形}=|\overrightarrow{BA}\times\overrightarrow{BC}|$，$d=\dfrac{|\overrightarrow{BA}\times\overrightarrow{BC}|}{|\overrightarrow{BC}|}$.

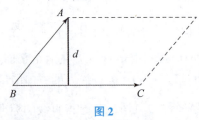

图 2

4. $|\boldsymbol{m}\times\boldsymbol{n}|=|\boldsymbol{m}||\boldsymbol{n}|\sin\langle\boldsymbol{m},\boldsymbol{n}\rangle=4\times2\times1=8$，依题意知 $\boldsymbol{m}\times\boldsymbol{n}$ 与 $\boldsymbol{p}$ 同向，所以，$\theta=\langle\boldsymbol{m}\times\boldsymbol{n},\boldsymbol{p}\rangle=0$，$(\boldsymbol{m}\times\boldsymbol{n})\cdot\boldsymbol{p}=|\boldsymbol{m}\times\boldsymbol{n}|\cdot|\boldsymbol{p}|\cos\theta=8\cdot3=24$.

5. 先找出这平面的法向量 n，$n = \overrightarrow{M_1M_2} \times \overrightarrow{M_1M_3} = 14i + 9j - k$，由点法式方程得平面方程为 $14(x-2) + 9(y+1) - (z-4) = 0$，即 $14x + 9y - z - 15 = 0$.

综合训练二

1. （1）B；（2）A；（3）D；（4）D；（5）A.

2. （1）$\dfrac{\pi}{4}$；（2）8；（3）$\left(-2, \dfrac{5}{3}\right) \cup \left(\dfrac{5}{3}, +\infty\right)$；（4）$x + y + z = 0$；（5）$\dfrac{\sqrt{10}}{5}$.

3. 由 $a = (2, \lambda, 1)$，$b = (1, -2, 2)$，
得 $a \cdot b = 2 - 2\lambda + 2 = 4 - 2\lambda$，
$|a| = \sqrt{2^2 + \lambda^2 + 1^2} = \sqrt{5 + \lambda^2}$，$|b| = \sqrt{1^2 + (-2)^2 + 2^2} = 3$.
由 $a \cdot b = |a||b|\cos\theta$，得
$4 - 2\lambda = \sqrt{5 + \lambda^2} \cdot 3 \cdot \dfrac{2}{3}$，得 $\lambda = -\dfrac{1}{4}$.

4. 设 $a = (a_1, a_2, a_3)$，$b = (b_1, b_2, b_3)$，则有 $a \cdot b = |a| \cdot |b| \cos\langle a,b\rangle \leqslant |a| \cdot |b|$，于是 $\sqrt{a_1^2 + a_2^2 + a_3^2}\sqrt{b_1^2 + b_2^2 + b_3^2} \geqslant |a_1b_1 + a_2b_2 + a_3b_3|$，其中当 $\cos\langle a,b\rangle = 1$ 时，即 a 与 b 平行时等号成立.

5. （1）$d = \left|\dfrac{1 \times 3 - 2 \times 2 + 2 \times 1 - 21}{\sqrt{1^2 + (-2)^2 + 2^2}}\right| = \dfrac{20}{3}$.

（2）平面 $x - 2y + 2z - 21 = 0$ 的法向量为 $n_1 = (1, -2, 2)$，
xOy 平面的方程为 $z = 0$，其法向量为 $k = (0, 0, 1)$，
$\cos\theta = \dfrac{|n_1 \cdot k|}{|n_1||k|} = \dfrac{|1 \times 0 + (-2) \times 0 + 2 \times 1|}{\sqrt{1^2 + (-2)^2 + 2^2} \cdot \sqrt{0^2 + 0^2 + 1^2}} = \dfrac{2}{3}$，
$\theta = \arccos\dfrac{2}{3}$.

本章检测

一、1. D；2. C；3. A；4. A；5. B；6. C.

二、1. 0；2. $\pm\dfrac{\sqrt{6}}{6}(1, -1, 2)$；3. $7y + z - 5 = 0$；4. $\dfrac{x}{0} = \dfrac{y}{2} = -z$；

5. 双曲抛物面；6. $(4, -4, 2)$ 或 $(-4, 4, -2)$.

三、1. $\overrightarrow{P_1P_2} = (-3, 6, 2)$；

2. $|\overrightarrow{P_1P_2}| = \sqrt{(-3)^2 + 6^2 + 2^2} = \sqrt{49} = 7$；

3. $\overrightarrow{P_1P_2}$ 在 x，y，z 三个坐标轴上的方向余弦分别为 $\cos\alpha = -\dfrac{3}{7}$，$\cos\beta = \dfrac{6}{7}$，$\cos\gamma = \dfrac{2}{7}$；

4. $(\overrightarrow{P_1P_2})_0 = \dfrac{\overrightarrow{P_1P_2}}{|\overrightarrow{P_1P_2}|} = \dfrac{-3i + 6j + 2k}{7} = -\dfrac{3}{7}i + \dfrac{6}{7}j + \dfrac{2}{7}k$.

5. 因所求平面过 x 轴，故该平面的法向量 $n = (A, B, C)$ 垂直于 x 轴，且 $A = 0$，又平面过原点，所以可设它的方程为 $By + Cz = 0$，由题设可知 $B \neq 0$（因为 $B = 0$ 时，所求平面方程

为 $Cz = 0$ 又 $C \neq 0$,即 $z = 0$. 这样它与已知平面 $\sqrt{5}x + 2y + z = 0$ 所夹锐角的余弦为

$$\frac{|0 \times \sqrt{5} + 0 \times 2 + 1 \times 1|}{\sqrt{0^2 + 0^2 + 1^2}\sqrt{(\sqrt{5})^2 + 2^2 + 1^2}} = \frac{1}{\sqrt{10}} \neq \cos\frac{\pi}{3} = \frac{1}{2}, \text{所以 } B \neq 0), \text{令 } \frac{C}{B} = C', \text{则有 } y + C'z = 0, 由题设得$$

$$\cos\frac{\pi}{3} = \frac{|0 \times \sqrt{5} + 1 \times 2 + C' \times 1|}{\sqrt{0^2 + 1^2 + C'^2}\sqrt{(\sqrt{5})^2 + 2^2 + 1^2}}$$

解得 $C' = 3$ 或 $C' = -\frac{1}{3}$,于是所求平面方程为 $y + 3z = 0$ 或 $3y - z = 0$.

6. 设所求直线的方向向量为 $s = (m, n, p)$,因垂直于 L,所以 $3m + 2n + p = 0$;又因为直线过点 $A(1, 2, 1)$,则所求直线方程为 $\frac{x-1}{m} = \frac{y-2}{n} = \frac{z-1}{p}$,联立 $\begin{cases} \frac{x-1}{m} = \frac{y-2}{n} = \frac{z-1}{p} & ① \\ x = y = z & ② \\ 3m + 2n + p = 0 & ③ \end{cases}$,

由①,令 $\frac{x-1}{m} = \frac{y-2}{n} = \frac{z-1}{p} = \lambda$,则有 $\begin{cases} x = 1 + \lambda m \\ y = 2 + \lambda n \\ z = 1 + \lambda p \end{cases}$,代入方程②有 $\begin{cases} 1 + \lambda m = 2 + \lambda n \\ 1 + \lambda m = 1 + \lambda p \end{cases}$,可得 $m = p$,代入③,解得 $n = -2p$,因此,所求直线方程为 $\frac{x-1}{1} = \frac{y-2}{-2} = \frac{z-1}{1}$.

7. 将直线 l 的方程由一般式化为标准式得 $\frac{x+1}{0} = \frac{y}{2} = \frac{z-2}{4}$,故过点 M_0 与直线 l 垂直的平面 π 的方程为 $2(y+1) + 4(z-1) = 0$,即 $y + 2z - 1 = 0$,直线 l 的参数式方程为 $\begin{cases} x = -1 \\ y = t \\ z = 2t + 2 \end{cases}$,

将上式代入平面 π 的方程,得 $t + 2(2t + 2) - 1 = 0$,解得 $t = -\frac{3}{5}$,所以直线 l 的交点为 $N\left(-1, -\frac{3}{5}, \frac{4}{5}\right)$,于是点 M_0 到直线 l 的距离为 $d = |\overrightarrow{M_0N}| = \sqrt{(2+1)^2 + \left(\frac{2}{5}\right)^2 + \left(\frac{1}{5}\right)^2} = \frac{\sqrt{230}}{5}$.

第五章

同步训练 5-1

1. (1) $f\left(xy, \frac{y}{x}\right) = \frac{xy^2}{x^3 + y}$; (2) $f(x + y) = \sqrt{\frac{x+y}{(x+y)^2 + 1}}$;

   (3) $f[f(x^2, y), x - y] = 4x^2 - 3x - 3y + 3$; (4) $f(x, y) = \frac{x}{y}e^{x - 2y}$.

2. (1) 定义域:$\{(x, y) | 2k\pi < x < (2k+1)\pi, k \in \mathbf{Z}\}$;

   (2) 定义域:$\{(x, y) | 2x^2 + y^2 > 4\}$;

   (3) 定义域:$\{(x, y) | |x| + |y| < 2\}$;

   (4) 定义域:$\{(x, y) | y^2 \neq 2x\}$.

3. (1) -3; (2) 4; (3) 1; (4) 0.

4. （1）当 $x=0$，动点 $P(x,y)$ 沿着 y 轴趋于原点（0,0）时，有 $\lim\limits_{\substack{x=0\\y\to 0}}f(x,y)=\lim\limits_{\substack{x=0\\y\to 0}}f(0,y)=\lim\limits_{\substack{x=0\\y\to 0}}y^2\ln y^2=0$；

（2）当 $y=0$，动点 $P(x,y)$ 沿着 x 轴趋于原点（0,0）时，有 $\lim\limits_{\substack{y=0\\x\to 0}}f(x,y)=\lim\limits_{\substack{y=0\\x\to 0}}f(x,0)=\lim\limits_{\substack{y=0\\x\to 0}}x^2\ln x^2=0$；

（3）当动点 $P(x,y)$ 沿着直线 $y=kx$ 趋于原点（0,0）时，有 $\lim\limits_{\substack{x\to 0\\y=kx}}f(x,y)=\lim\limits_{\substack{x\to 0\\y=kx}}f(x,kx)=\lim\limits_{\substack{x\to 0\\y=kx}}(x^2+k^2x^2)\ln(x^2+k^2x^2)=\lim\limits_{x\to 0}x^2(1+k^2)\ln x^2(1+k^2)=0$，所以 $\lim\limits_{(x,y)\to(0,0)}f(x,y)=\lim\limits_{(x,y)\to(0,0)}(x^2+y^2)\ln(x^2+y^2)=0$；

而当 $x^2+y^2=0$ 时 $f(x,y)=0$，所以函数在（0,0）处连续．

同步训练 5-2

1. （1）$\Delta f_x(1,2)=f(1+\Delta x,2)-f(1,2)=4\Delta x+2(\Delta x)^2$；

（2）$\Delta f_y(1,2)=f(1,2+\Delta y)-f(1,2)=\Delta y$；

（3）因为 $f'_x(x,y)=2xy$，所以 $f'_x(1,2)=2\times 1\times 2=4$；

（4）因为 $f(x,2)=2x^2$，所以 $g(x)=2x^2$，则 $g'(x)=4x$，$g'(1)=4$．

2. （1）因为 $\dfrac{\partial z}{\partial x}=2x-y$，$\dfrac{\partial z}{\partial y}=-x+2y$，所以 $\dfrac{\partial z}{\partial x}\bigg|_{(1,2)}=0$，$\dfrac{\partial z}{\partial y}\bigg|_{(1,2)}=3$；

（2）因为 $\dfrac{\partial z}{\partial x}=-\mathrm{e}^{-x}\sin(x+y)+\mathrm{e}^{-x}\cos(x+y)$，$\dfrac{\partial z}{\partial y}=\mathrm{e}^{-x}\cos(x+y)$，所以 $\dfrac{\partial z}{\partial x}\bigg|_{(0,\frac{\pi}{2})}=-1$，$\dfrac{\partial z}{\partial y}\bigg|_{(0,\frac{\pi}{2})}=0$；

（3）因为 $\dfrac{\partial u}{\partial x}=\dfrac{1}{x+2y+3z}$，$\dfrac{\partial u}{\partial y}=\dfrac{2}{x+2y+3z}$，$\dfrac{\partial u}{\partial z}=\dfrac{3}{x+2y+3z}$，所以 $\dfrac{\partial u}{\partial x}\bigg|_{(1,2,1)}=\dfrac{1}{8}$，$\dfrac{\partial u}{\partial y}\bigg|_{(1,2,1)}=\dfrac{1}{4}$，$\dfrac{\partial u}{\partial z}\bigg|_{(1,2,1)}=\dfrac{3}{8}$．

3. （1）$\dfrac{\partial^2 z}{\partial x^2}=\mathrm{e}^{xy}(2y+y^2x)$，$\dfrac{\partial^2 z}{\partial x\partial y}=\dfrac{\partial^2 z}{\partial y\partial x}=\mathrm{e}^{xy}(2x+yx^2)$，$\dfrac{\partial^2 z}{\partial y^2}=x^3\mathrm{e}^{xy}$；

（2）$\dfrac{\partial^2 z}{\partial x^2}=\dfrac{2xy}{(1+x^2)^2}$，$\dfrac{\partial^2 z}{\partial x\partial y}=\dfrac{\partial^2 z}{\partial y\partial x}=-\dfrac{1}{1+x^2}$，$\dfrac{\partial^2 z}{\partial y^2}=0$；

（3）$\dfrac{\partial^2 z}{\partial x^2}=2\sec^4(x-y)+4\tan^2(x-y)\sec^2(x-y)$，

$\dfrac{\partial^2 z}{\partial x\partial y}=\dfrac{\partial^2 z}{\partial y\partial x}=-2\sec^4(x-y)-4\tan^2(x-y)\sec^2(x-y)$，

$\dfrac{\partial^2 z}{\partial y^2}=2\sec^4(x-y)+4\tan^2(x-y)\sec^2(x-y)$；

（4）$\dfrac{\partial^2 z}{\partial x^2}=\dfrac{2y}{x^3}$，$\dfrac{\partial^2 z}{\partial x\partial y}=\dfrac{\partial^2 z}{\partial y\partial x}=-\dfrac{1}{x^2}-\dfrac{1}{y^2}$，$\dfrac{\partial^2 z}{\partial y^2}=\dfrac{2x}{y^3}$．

4. （1）$z'''_{xxy}=\dfrac{\partial^3 z}{\partial x^2\partial y}=\mathrm{e}^{x^2y}(4x^5y+6x^3y+4x^3+6x)$；

(2) $z'''_{xyx} = \dfrac{\partial^3 z}{\partial x \partial y \partial x} = -\dfrac{4x+8y}{(x-y)^4}$.

5. (1) $dz = \dfrac{2xy}{x^2+2y}dx + \left[\ln(x^2+2y) + \dfrac{2y}{x^2+2y}\right]dy$;

(2) $dz = \sec^2(x-y)dx - \sec^2(x-y)dy$;

(3) $dz = \left(2x+y+\dfrac{y^3}{x^2}\right)e^{-\frac{y}{x}}dx + \left(2y-x-\dfrac{y^2}{x}\right)e^{-\frac{y}{x}}dy$;

(4) $du = \dfrac{-2y}{(z+2x)\sqrt{(z+2x)^2-y^2}}dx + \dfrac{1}{\sqrt{(z+2x)^2-y^2}}dy - \dfrac{y}{(z+2x)\sqrt{(z+2x)^2-y^2}}dz$.

6. (1) 设 $f(x,y) = e^{2y-x}$, 在点 (0,0), $\Delta x = 0.01$, $\Delta y = -0.02$;

因为 $f'_x(x,y) = -e^{2y-x}$, $f'_y(x,y) = 2e^{2y-x}$, 所以 $f'_x(0,0) = -1$, $f'_y(0,0) = 2$;

再有 $f(0,0) = 1$, 所以 $f(0.01, -0.02) \approx f(0,0) + f'_x(0,0)dx + f'_y(0,0)dy = 1 + (-1) \times 0.01 + 2 \times (-0.02) = 0.05$;

(2) 设 $f(x,y) = \ln(x+2y+3z)$, 在点 (1,3,-2), $\Delta x = 0.1$, $\Delta y = -0.1$, $\Delta z = -0.02$;

因为 $f'_x(x,y,z) = \dfrac{1}{x+2y+3z}$, $f'_y(x,y,z) = \dfrac{2}{x+2y+3z}$, $f'_z(x,y,z) = \dfrac{3}{x+2y+3z}$, 所以 $f'_x(1,3,-2) = 1$, $f'_y(1,3,-2) = 2$, $f'_z(1,3,-2) = 3$;

再有 $f(1,3,-2) = 0$, 所以 $f(1.1, 2.9, -2.02) \approx f(1,3,-2) + f'_x(1,3,-2)dx + f'_y(1,3,-2)dy + f'_z(1,3,-2)dz = -0.16$.

7. 设 $V = \pi R^2 h$, 由题意知, $R_0 = 30$ cm, $h_0 = 60$ cm, $\Delta R = 0.1$ cm, $\Delta h = 0.2$ cm,

因为 $V'_R = 2\pi R h$, $V'_h = \pi R^2$, 所以

$\Delta V \approx V'_R(R_0, h_0)dR + V'_h(R_0, h_0)dh = 2\pi \times 30 \times 60 \times 0.1 + \pi \times 30^2 \times 0.2 = 540\pi$

8. (1) $y' = \dfrac{-2x-6y}{e^y + 6x}$; (2) $y' = \dfrac{(3x^2y + \cos x)(x^2+y) - 2x}{1 - x^5 + x^3 y}$; (3) $y' = \dfrac{\ln x + 1}{\ln y + 1}$.

9. (1) $\dfrac{\partial^2 z}{\partial x^2} = -\dfrac{2y^3 xz}{(3z^2 + yx)^3}$; (2) $\dfrac{\partial^2 z}{\partial x \partial y} = \dfrac{2(z-x-2y)}{(1-x-2y+z)^3}$.

10. (1) 因为 $\dfrac{\partial f(x,y)}{\partial x} = 6xy - 6x$, $\dfrac{\partial f(x,y)}{\partial y} = 3x^2 + 3y^2 - 6y$,

$A = \dfrac{\partial^2 f(x,y)}{\partial x^2} = 6y - 6$, $B = \dfrac{\partial^2 f(x,y)}{\partial x \partial y} = 6x$, $C = \dfrac{\partial^2 f(x,y)}{\partial y^2} = 6y - 6$,

令 $\dfrac{\partial f(x,y)}{\partial x} = 0$, $\dfrac{\partial f(x,y)}{\partial y} = 0$, 解得 $x = \pm 1$, $y = 2$ 或 0, 则驻点为 (0,0)、(0,2)、(1,1)、(-1,1).

驻点为 (0,0) 时, $AC - B^2 = 36 > 0$, $A < 0$, 在该点为极大值点, 极大值为 0; 驻点为 (0,2) 时, $AC - B^2 = 36 > 0$, $A > 0$, 在该点为极小值点, 极小值为 -4; 驻点为 (1,1) 时, $AC - B^2 = -36 < 0$, 该点不是极值点; 驻点为 (-1,1) 时, $AC - B^2 = -36 < 0$; 该点不是极值点;

(2) 驻点为 (0,0)、(0,1)、(1,0)、$\left(\dfrac{1}{3}, \dfrac{1}{3}\right)$, 极大值点为 $\left(\dfrac{1}{3}, \dfrac{1}{3}\right)$, 极大值为 $\dfrac{1}{27}$;

(3) 驻点为 $\left(\dfrac{1}{2},-1\right)$，极小值点为 $\left(\dfrac{1}{2},-1\right)$，极小值为 $-\dfrac{e}{2}$；

(4) 驻点为 $(0,0)$，(a,a)，极大值点为 (a,a)，极大值为 a^3.

11. 设长宽分别为 x，y，因为容积 10 cm，则高为 $\dfrac{10}{xy}$，不妨设单位面积的费用为 1，则水箱的费用为 $f(x,y)=xy+2x\cdot\dfrac{10}{xy}+2y\cdot\dfrac{10}{xy}+3xy$，整理得 $f(x,y)=4xy+\dfrac{20}{y}+\dfrac{20}{x}$；

$\dfrac{\partial f(x,y)}{\partial x}=4y-\dfrac{20}{x^2}$，$\dfrac{\partial f(x,y)}{\partial y}=4x-\dfrac{20}{y^2}$，令 $\dfrac{\partial f(x,y)}{\partial x}=0$，$\dfrac{\partial f(x,y)}{\partial y}=0$，解得 $x=y=\sqrt[3]{5}$，

即当长宽高分别为 $\sqrt[3]{5}$、$\sqrt[3]{5}$、$\dfrac{10}{\sqrt[3]{25}}$ 时，费用最省.

同步训练 5-3

1. (1) 8；(2) $\dfrac{2\pi}{3}$.

2. $-\dfrac{1}{2}$.

3. $\dfrac{11}{6}$.

4. $\dfrac{8}{3}\sqrt{2}-\dfrac{4}{3}$.

5. 由对称性，立体体积为第一卦限的四倍，即 $V=4\iint\limits_{D}\sqrt{4a^2-x^2-y^2}\,\mathrm{d}x\mathrm{d}y$，其中，$D$ 为半圆周 $y=\sqrt{2ax-x^2}$ 及 x 轴所围成的闭区域.

解得 $V=4\iint\limits_{D}\sqrt{4a^2-x^2-y^2}\,\mathrm{d}x\mathrm{d}y=\dfrac{32}{3}a^3\left(\dfrac{\pi}{2}-\dfrac{2}{3}\right)$.

6. (1) $\dfrac{\pi}{2}\ln 2$；(2) $\dfrac{7\pi}{12}$.

7. (1) $\dfrac{76}{3}$；(2) $\dfrac{3\pi^2}{64}$；(3) $\dfrac{49}{72}$.

8. (1) $V=\iint\limits_{D}7\left(1-\dfrac{x}{3}-\dfrac{y}{5}\right)\mathrm{d}x\mathrm{d}y$，其中，$D$ 是由直线 $\dfrac{x}{3}+\dfrac{y}{5}=1$ 及 x 轴，y 轴围成的封闭区域.

$V=\iint\limits_{D}7\left(1-\dfrac{x}{3}-\dfrac{y}{5}\right)\mathrm{d}x\mathrm{d}y=\int_0^3\mathrm{d}x\int_0^{5\left(1-\frac{x}{3}\right)}7\left(1-\dfrac{x}{3}-\dfrac{y}{5}\right)\mathrm{d}y=\dfrac{35}{2}$

(2) $V=\iint\limits_{D}(4-x^2-y^2)\mathrm{d}x\mathrm{d}y$，其中，$D$ 是由曲线 $x^2+y^2\leqslant 4$ 围成的封闭区域，解得 $V=\iint\limits_{D}(4-x^2-y^2)\mathrm{d}x\mathrm{d}y=8\pi$.

综合训练一

1. (1) B；(2) B；(3) D；(4) B；(5) C；(6) C.

2. (1) $\{(x,y) | 0 \leq x^2 + y^2 \leq 4\}$；(2) $\dfrac{1}{x}$；(3) $\dfrac{\pi}{3}$；(4) $(1,1)$；(5) 2；(6) $y\mathrm{d}x$.

3. (1) ① $\dfrac{\partial z}{\partial x} = \arctan(xy) + (x+y)\dfrac{y}{1+(xy)^2}$；$\dfrac{\partial z}{\partial y} = \arctan(xy) + (x+y)\dfrac{x}{1+(xy)^2}$；

② $\dfrac{\partial z}{\partial x} = \mathrm{e}^u y \sin v + 2\mathrm{e}^u \cos v$；$\dfrac{\partial z}{\partial y} = \mathrm{e}^u x \sin v - 3\mathrm{e}^u \cos v$.

(2) $z''_{xy} = \mathrm{e}^x \cdot \dfrac{2yx^2 + 2y^3 - 4xy}{(x^2+y^2)^2}$.

(3) 因为 $\dfrac{\partial z}{\partial x} = -\dfrac{x+yz}{xy}\dfrac{\sqrt{x^2+y^2+z^2}}{\sqrt{x^2+y^2+z^2}+z}$，$\dfrac{\partial z}{\partial y} = -\dfrac{y+xz}{xy}\dfrac{\sqrt{x^2+y^2+z^2}}{\sqrt{x^2+y^2+z^2}+z}$. 所以 $\dfrac{\partial z}{\partial x}\Big|_{(1,0,-1)} = 0$，

$\dfrac{\partial z}{\partial y}\Big|_{(1,0,-1)} = -\sqrt{2}$. 则 $\mathrm{d}z = \dfrac{\partial z}{\partial x}\mathrm{d}x + \dfrac{\partial z}{\partial y}\mathrm{d}y = -\sqrt{2}\,\mathrm{d}y$.

(4) 因为 $\dfrac{\partial f(x,y)}{\partial x} = 3x^2 - 3y$，$\dfrac{\partial f(x,y)}{\partial y} = 3y^2 - 3x$，

$A = \dfrac{\partial^2 f(x,y)}{\partial x^2} = 6x$，$B = \dfrac{\partial^2 f(x,y)}{\partial x \partial y} = -3$，$C = \dfrac{\partial^2 f(x,y)}{\partial y^2} = 6y$，

令 $\dfrac{\partial f(x,y)}{\partial x} = 0$，$\dfrac{\partial f(x,y)}{\partial y} = 0$，解得 $x=1$，$y=1$ 或 $x=y=0$，则驻点为 $(0,0)$、$(1,1)$.

驻点为 $(0,0)$ 时，$AC - B^2 = -9 < 0$，该点不是极值；驻点为 $(1,1)$ 时，$AC - B^2 = 27 > 0$，$A > 0$，在该点为极小值点，极小值为 -1.

(5) X 型区域：$\iint\limits_D f(x,y)\mathrm{d}\sigma = \int_0^2 \mathrm{d}x \int_0^{\sqrt{2x}} f(x,y)\mathrm{d}y + \int_2^{\sqrt{3}} \mathrm{d}x \int_0^{\sqrt{8-x^2}} f(x,y)\mathrm{d}y$；

Y 型区域：$\iint\limits_D f(x,y)\mathrm{d}\sigma = \int_0^4 \mathrm{d}y \int_{\frac{y^2}{2}}^{\sqrt{8-y^2}} f(x,y)\mathrm{d}x$.

(6) (1) $\dfrac{1}{2}(\mathrm{e}^4 - \mathrm{e}^2) - \mathrm{e}$；(2) $\dfrac{5\pi^2}{192}$.

综合训练二

1. (1) D；(2) D；(3) B；(4) D；(5) D.

2. (1) $\{(x,y) | 4 < x^2 + y^2 \leq 9\}$；(2) 4；(3) $(-1,-1)$；(4) $-\sin 2t + 3t^2 \cos t^3$；

(5) $\int_0^1 \mathrm{d}y \int_0^{1-y} f(x,y)\mathrm{d}x$.

3. (1) $\dfrac{\partial z}{\partial x}\Big| = \mathrm{e}^{xy}(1 + xy + y^2)\Big| = 7\mathrm{e}^2$；$\dfrac{\partial z}{\partial y}\Big| = \mathrm{e}^{xy}(1 + xy + x^2)\Big| = 4\mathrm{e}^2$；

(2) $\mathrm{d}z = (2xy + y\mathrm{e}^{xy})\mathrm{d}x + (x^2 + x\mathrm{e}^{xy})\mathrm{d}y$；

(3) $z''_{xx} = -\dfrac{1}{(x-2y)^2}$，$z''_{xy} = z''_{yx} = \dfrac{2}{(x-2y)^2}$，$z''_{yy} = -\dfrac{4}{(x-2y)^2}$；

(4) $\dfrac{\partial z}{\partial x} = 2y\mathrm{e}^u + 2x\mathrm{e}^u \cos v$；$\dfrac{\partial z}{\partial y} = 2x\mathrm{e}^u + \mathrm{e}^u \cos v$；(5) $\dfrac{1}{8}$；(6) $\dfrac{49}{72}$；(7) $4\pi^5 - \dfrac{\pi}{4}$；

(8) $(2,2,1)$.

本章检测

一、1. B； 2. B； 3. A； 4. A； 5. C； 6. D．

二、1. $\{(x,y)\mid 4-x^2-y^3>0, x^2+y^2-2>0\}$； 2. $f'_x(x,y)$； 3. $-\dfrac{x}{x^2+y^2}$；

4. $\int_0^1 \mathrm{d}x \int_{x^2}^{x} f(x,y)\mathrm{d}y$； 5. 0，1．

三、1. 连续；

2. 在点 $(3,-2)$ 处取得极大值 30；

3. （1） $\dfrac{\partial z}{\partial x}=4x^3y^2-2xy^3+1$； $\dfrac{\partial z}{\partial y}=2x^4y-3x^2y^2$； $\dfrac{\partial^2 z}{\partial x^2}=12x^2y^2-2y^3$； $\dfrac{\partial^2 z}{\partial x \partial y}=\dfrac{\partial^2 z}{\partial y \partial x}=8x^3y-6xy^2$； $\dfrac{\partial^2 z}{\partial y^2}=2x^4-6x^2y$；

（2） $\dfrac{\partial z}{\partial x}=\dfrac{1}{x+y^2}$； $\dfrac{\partial z}{\partial y}=\dfrac{2y}{x+y^2}$； $\dfrac{\partial^2 z}{\partial x^2}=\dfrac{-1}{(x+y^2)^2}$； $\dfrac{\partial^2 z}{\partial x \partial y}=\dfrac{\partial^2 z}{\partial y \partial x}=\dfrac{-2y}{(x+y^2)^2}$； $\dfrac{\partial^2 z}{\partial y^2}=\dfrac{2x-2y^2}{(x+y^2)^2}$．

4. （1） $\dfrac{15}{8}$； （2） $\dfrac{1}{15}$； （3） $\dfrac{38}{3}\pi$．

第六章

同步训练 6-1

1. （1） $0, \dfrac{1}{4}, \dfrac{2}{9}, \dfrac{3}{16}, \dfrac{4}{25}$； （2） $\dfrac{1}{3}, \dfrac{2}{9}, \dfrac{1}{9}, \dfrac{4}{81}, \dfrac{5}{243}$；

（3） $-\dfrac{1}{2}, \dfrac{1}{8}, -\dfrac{1}{48}, \dfrac{1}{384}, -\dfrac{1}{3\,840}$； （4） $1, \dfrac{1}{2}, \dfrac{2}{9}, \dfrac{3}{32}, \dfrac{24}{625}$．

2. （1） $\dfrac{1+n}{1+2^n}$； （2） $\dfrac{1}{4n-3}$； （3） $\dfrac{1}{n(n+1)(n+2)}$； （4） $\dfrac{2n}{1\cdot 3\cdot\cdots\cdot(2n+1)}$．

3. （1） 因为 $\lim\limits_{n\to\infty} e^n = \infty \neq 0$，所以该级数发散．

（2） 因为

$$\dfrac{1}{4n^2-1}=\dfrac{1}{(2n-1)(2n+1)}=\dfrac{1}{2}\left(\dfrac{1}{2n-1}-\dfrac{1}{2n+1}\right)$$

所以部分和

$$S_n=\dfrac{1}{2}\left(1-\dfrac{1}{3}+\dfrac{1}{3}-\dfrac{1}{5}+\dfrac{1}{5}-\dfrac{1}{7}+\cdots+\dfrac{1}{2n-3}-\dfrac{1}{2n-1}+\dfrac{1}{2n-1}-\dfrac{1}{2n+1}\right)=\dfrac{1}{2}\left(1-\dfrac{1}{2n+1}\right)$$

从而

$$\lim_{n\to\infty}S_n=\dfrac{1}{2}\lim_{n\to\infty}\left(1-\dfrac{1}{2n+1}\right)=\dfrac{1}{2}$$

故该级数收敛，其和为 $\dfrac{1}{2}$．

（3） 因为 $\sum\limits_{n=1}^{\infty}\dfrac{1}{2^n}$ 是公比为 $\dfrac{1}{2}$ 的等比级数，收敛于 $\dfrac{\frac{1}{2}}{1-\frac{1}{2}}=1$．同理，$\sum\limits_{n=0}^{\infty}\dfrac{1}{3^n}$ 是公比为 $\dfrac{1}{3}$ 的

等比级数，收敛于 $\dfrac{\frac{1}{3}}{1-\frac{1}{3}}=\dfrac{1}{2}$. 因此 $\sum\limits_{n=1}^{\infty}\left(\dfrac{1}{2^{n}}-\dfrac{2}{3^{n}}\right)$ 也收敛，且其和为

$$\sum_{n=1}^{\infty}\left(\dfrac{1}{2^{n}}-\dfrac{2}{3^{n}}\right)=\sum_{n=1}^{\infty}\dfrac{1}{2^{n}}-2\sum_{n=1}^{\infty}\dfrac{1}{3^{n}}=1-2\times\dfrac{1}{2}=0$$

（4）因为

$$\sqrt{n+2}-2\sqrt{n+1}+\sqrt{n}=(\sqrt{n+2}-\sqrt{n+1})-(\sqrt{n+1}-\sqrt{n})$$

所以部分和

$$S_{n}=(\sqrt{3}-\sqrt{2})-(\sqrt{2}-1)+(\sqrt{4}-\sqrt{3})-(\sqrt{3}-\sqrt{2})+(\sqrt{5}-\sqrt{4})-(\sqrt{4}-\sqrt{3})+\cdots+$$
$$(\sqrt{n+2}-\sqrt{n+1})-(\sqrt{n+1}-\sqrt{n})=(\sqrt{n+2}-\sqrt{n+1})-(\sqrt{2}-1)$$

从而

$$S_{n}=\lim_{n\to\infty}[(\sqrt{n+2}-\sqrt{n+1})-(\sqrt{2}-1)]=1-\sqrt{2}+\lim_{n\to\infty}\dfrac{1}{\sqrt{n+2}+\sqrt{n+1}}=1-\sqrt{2}$$

故该级数收敛，其和为 $1-\sqrt{2}$.

4. （1）$\sum\limits_{n=1}^{\infty}u_{n}$ 收敛时 $\sum\limits_{n=1}^{\infty}(u_{n}+2\,024)$ 一定发散；$\sum\limits_{n=1}^{\infty}u_{n}$ 发散时 $\sum\limits_{n=1}^{\infty}(u_{n}+2\,024)$ 的敛散性不定.

（2）$\sum\limits_{n=1}^{\infty}u_{n+2\,024}$ 与 $\sum\limits_{n=1}^{\infty}u_{n}$ 具有相同的敛散性.

（3）$\sum\limits_{n=1}^{\infty}u_{n}$ 收敛时 $\sum\limits_{n=1}^{\infty}(u_{2n-1}+u_{2n})$ 一定收敛；$\sum\limits_{n=1}^{\infty}u_{n}$ 发散时 $\sum\limits_{n=1}^{\infty}(u_{2n-1}+u_{2n})$ 的敛散性不定.

（4）$\sum\limits_{n=1}^{\infty}2\,024u_{n}$ 与 $\sum\limits_{n=1}^{\infty}u_{n}$ 具有相同的敛散性.

5. （1）该级数的部分和为

$$S_{n}=1+2+3+\cdots+n=\dfrac{n(n+1)}{2}$$

因为

$$\lim_{n\to\infty}S_{n}=\lim_{n\to\infty}\dfrac{n(n+1)}{2}=\infty$$

所以该级数发散.

（2）因为 $\lim\limits_{n\to\infty}n=\infty$，所以该级数发散.

同步训练 6 – 2

1. （1）由于

$$\lim_{n\to\infty}\dfrac{\frac{1+n}{1+n^{2}}}{\frac{1}{n}}=\lim_{n\to\infty}\dfrac{n+n^{2}}{1+n^{2}}=1$$

而调和级数 $\sum\limits_{n=1}^{\infty}\dfrac{1}{n}$ 发散，根据比较判别法的极限形式可知该级数发散.

（2）由于

$$\frac{1}{n(n+1)} = \frac{1}{n^2+n} < \frac{1}{n^2}$$

而级数 $\sum_{n=1}^{\infty} \frac{1}{n^2}$ 收敛,根据比较判别法可知该级数收敛.

2. (1) 由于

$$\lim_{n\to\infty} \frac{u_{n+1}}{u_n} = \lim_{n\to\infty} \frac{\frac{3^{n+1}}{(n+1)\cdot 2^{n+1}}}{\frac{3^n}{n\cdot 2^n}} = \lim_{n\to\infty} \frac{3n}{2(n+1)} = \frac{3}{2} > 1$$

根据比值判别法可知该级数发散.

(2) 由于

$$\lim_{n\to\infty} \frac{u_{n+1}}{u_n} = \lim_{n\to\infty} \frac{\frac{2^{n+1}\cdot(n+1)!}{(n+1)^{n+1}}}{\frac{2^n\cdot n!}{n^n}} = \lim_{n\to\infty} \frac{\frac{2^{n+1}\cdot n!}{(n+1)^n}}{\frac{2^n\cdot n!}{n^n}} = \lim_{n\to\infty} 2\left(\frac{n}{n+1}\right)^n$$

$$= \lim_{n\to\infty} 2\left[1 + \frac{1}{-(n+1)}\right]^{-(n+1)\cdot\frac{n}{-(n+1)}} = \frac{2}{e} < 1$$

根据比值判别法可知该级数收敛.

3. (1) 由于

$$\lim_{n\to\infty} \sqrt[n]{u_n} = \lim_{n\to\infty} \sqrt[n]{\left(\frac{n}{3n-1}\right)^{2n-1}} = \lim_{n\to\infty} \left(\frac{n}{3n-1}\right)^{\frac{2n-1}{n}} = \frac{1}{9} < 1$$

根据根值判别法可知该级数收敛.

(2) 由于

$$\lim_{n\to\infty} \sqrt[n]{u_n} = \lim_{n\to\infty} \sqrt[n]{\left(\frac{b}{a_n}\right)^n} = \lim_{n\to\infty} \frac{b}{a_n} = \frac{b}{a}$$

根据根值判别法可知该级数在当 $b < a$ 时收敛,当 $b > a$ 时发散,当 $b = a$ 时敛散性不确定.

4. (1) 因为

$$\lim_{n\to\infty} \frac{u_{n+1}}{u_n} = \lim_{n\to\infty} \frac{\frac{1}{3\cdot 2^{n+1}}}{\frac{1}{3\cdot 2^n}} = \lim_{n\to\infty} \frac{1}{2} = \frac{1}{2} < 1$$

根据比值判别法可知级数 $\sum_{n=1}^{\infty} \left|\frac{(-1)^n}{3\cdot 2^n}\right| = \sum_{n=1}^{\infty} \frac{1}{3\cdot 2^n}$ 收敛,所以级数 $\sum_{n=1}^{\infty} \frac{(-1)^n}{3\cdot 2^n}$ 绝对收敛.

(2) 因为 $\lim_{n\to\infty} \frac{\ln n}{n} = \lim_{n\to\infty} \frac{1}{n} = 0$,且由 $\left(\frac{\ln n}{n}\right)' = \frac{\frac{1}{n}\cdot n - \ln n}{n^2} = \frac{1-\ln n}{n^2} < 0 (n=3,4,5,\cdots)$ 知 $\frac{\ln n}{n} \geq \frac{\ln(n+1)}{n+1} (n=3,4,5,\cdots)$,所以由莱布尼茨判别法知该级数收敛. 又因 $\frac{\ln n}{n} > \frac{1}{n}$ $(n=3,4,5,\cdots)$,而调和级数 $\sum_{n=1}^{\infty} \frac{1}{n}$ 发散,根据比较判别法可知级数 $\sum_{n=1}^{\infty} \left|(-1)^n \frac{\ln n}{n}\right| = \sum_{n=1}^{\infty} \frac{\ln n}{n}$ 发散,所以级数 $\sum_{n=1}^{\infty} (-1)^n \frac{\ln n}{n}$ 条件收敛.

(3) 由 $\lim\limits_{n\to\infty}\dfrac{n}{2\,024n+1}=\dfrac{1}{2\,024}\neq 0$，知 $\lim\limits_{n\to\infty}(-1)^n\dfrac{n}{2\,024n+1}$ 不存在，所以该级数发散.

(4) 由于

$$\lim_{n\to\infty}\dfrac{\left|(-1)^{n+1}\dfrac{(n+1)^{n+2}}{(n+2)!}\right|}{\left|(-1)^n\dfrac{n^{n+1}}{(n+1)!}\right|}=\lim_{n\to\infty}\dfrac{\dfrac{(n+1)^{n+2}}{(n+2)!}}{\dfrac{n^{n+1}}{(n+1)!}}=\lim_{n\to\infty}\left(\dfrac{n+1}{n}\right)^n\cdot\dfrac{(n+1)^2}{n(n+2)}=\lim_{n\to\infty}\left(1+\dfrac{1}{n}\right)^n=\mathrm{e}>1$$

根据数列极限的保号性可知从某一项 n 开始有 $\left|(-1)^{n+1}\dfrac{(n+1)^{n+2}}{(n+2)!}\right|>\left|(-1)^n\dfrac{n^{n+1}}{(n+1)!}\right|$，说明 $\lim\limits_{n\to\infty}\left|(-1)^n\dfrac{n^{n+1}}{(n+1)!}\right|\neq 0$，从而 $\lim\limits_{n\to\infty}(-1)^n\dfrac{n^{n+1}}{(n+1)!}\neq 0$，故级数 $\sum\limits_{n=1}^{\infty}(-1)^n\dfrac{n^{n+1}}{(n+1)!}$ 发散.

同步训练 6-3

1. (1) 该幂级数的收敛半径为

$$R=\lim_{n\to\infty}\left|\dfrac{a_n}{a_{n+1}}\right|=\lim_{n\to\infty}\left|\dfrac{\dfrac{(-1)^n}{n^2}}{\dfrac{(-1)^{n+1}}{(n+1)^2}}\right|=\lim_{n\to\infty}\dfrac{(n+1)^2}{n^2}=1$$

故幂级数 $\sum\limits_{n=1}^{\infty}\dfrac{(-1)^n x^n}{n^2}$ 的收敛区间为 $(-1,1)$.

(2)

$$\lim_{n\to\infty}\left|\dfrac{\dfrac{2n+3}{2^{n+1}}x^{2n+2}}{\dfrac{2n+1}{2^n}x^{2n}}\right|=\lim_{n\to\infty}\left|\dfrac{2n+3}{2n+1}\cdot\dfrac{x^2}{2}\right|=\lim_{n\to\infty}\dfrac{1}{2}|x|^2$$

由正项级数的比值判别法知，当 $\dfrac{1}{2}|x|^2<1$ 时，该幂级数收敛；当 $\dfrac{1}{2}|x|^2>1$ 时，该幂级数发散. 令 $\dfrac{1}{2}|x|^2=1$，解得 $|x|=\sqrt{2}$，所以该幂级数的收敛区间为 $(-\sqrt{2},\sqrt{2})$.

(3) 该幂级数的收敛半径为

$$R=\lim_{n\to\infty}\left|\dfrac{a_n}{a_{n+1}}\right|=\lim_{n\to\infty}\left|\dfrac{\dfrac{1}{n^n}}{\dfrac{1}{(n+1)^{n+1}}}\right|=\lim_{n\to\infty}(n+1)\left(\dfrac{n+1}{n}\right)^n=+\infty$$

故幂级数 $\sum\limits_{n=1}^{\infty}\dfrac{x^n}{n^n}$ 的收敛区间为 $(-\infty,+\infty)$.

(4) 该幂级数的收敛半径为

$$R=\lim_{n\to\infty}\left|\dfrac{a_n}{a_{n+1}}\right|=\lim_{n\to\infty}\left|\dfrac{(-1)^n n^n}{(-1)^{n+1}(n+1)^{n+1}}\right|=\lim_{n\to\infty}\dfrac{1}{n+1}\left(\dfrac{n}{n+1}\right)^n=0$$

故幂级数 $\sum\limits_{n=1}^{\infty}(-1)^n n^n x^n$ 仅在 $x=0$ 处收敛.

2. (1) 该幂级数的收敛半径为

$$R=\lim_{n\to\infty}\left|\dfrac{a_n}{a_{n+1}}\right|=\lim_{n\to\infty}\left|\dfrac{\dfrac{1}{2n-1}}{\dfrac{1}{2n+1}}\right|=\lim_{n\to\infty}\dfrac{2n+1}{2n-1}=1$$

设和函数为 $S(x)$，即 $S(x) = \sum_{n=1}^{\infty} \dfrac{x^{2n-1}}{2n-1}$，在其收敛区间内对其逐项求导得

$$S'(x) = \left(\sum_{n=1}^{\infty} \dfrac{x^{2n-1}}{2n-1}\right)' = \sum_{n=1}^{\infty} \left(\dfrac{x^{2n-1}}{2n-1}\right)' = \sum_{n=1}^{\infty} x^{2n-2} = \dfrac{1}{1-x^2}, |x|<1$$

故

$$S(x) = \int_0^x S'(t)\,dt = \int_0^x \dfrac{1}{1-t^2}\,dt = \dfrac{1}{2}\int_0^x \left(\dfrac{1}{1-t} + \dfrac{1}{1+t}\right)dt$$

$$= -\dfrac{1}{2}\int_0^x \dfrac{1}{1-t}\,d(1-t) + \dfrac{1}{2}\int_0^x \dfrac{1}{1+t}\,d(1+t)$$

$$= \left(-\dfrac{1}{2}\ln|1-t| + \dfrac{1}{2}\ln|1+t|\right)\bigg|_0^x = \left(\dfrac{1}{2}\ln\left|\dfrac{1+t}{1-t}\right|\right)\bigg|_0^x = \dfrac{1}{2}\ln\dfrac{1+x}{1-x}, |x|<1$$

(2) 该幂级数的收敛半径为

$$R = \lim_{n\to\infty}\left|\dfrac{a_n}{a_{n+1}}\right| = \lim_{n\to\infty}\left|\dfrac{2n}{2(n+1)}\right| = \lim_{n\to\infty}\dfrac{n}{n+1} = 1$$

设和函数为 $S(x)$，即 $S(x) = \sum_{n=1}^{\infty} 2n \cdot x^{2n-1}$，在其收敛区间内对其逐项积分得

$$\int_0^x S(t)\,dt = \int_0^x \sum_{n=1}^{\infty} 2n\cdot t^{2n-1}\,dt = \sum_{n=1}^{\infty}\int_0^x 2n\cdot t^{2n-1}\,dt = \sum_{n=1}^{\infty} x^{2n} = \dfrac{x^2}{1-x^2}, |x|<1$$

两边求导得

$$S(x) = \left(\dfrac{x^2}{1-x^2}\right)' = \dfrac{2x(1-x^2)-x^2(-2x)}{(1-x^2)^2} = \dfrac{2x}{(1-x^2)^2}, \ |x|<1$$

同步训练 6-4

1. (1) $\operatorname{ch} x = \dfrac{e^x + e^{-x}}{2} = \dfrac{\sum_{n=0}^{\infty}\dfrac{x^n}{n!} + \sum_{n=0}^{\infty}\dfrac{(-x)^n}{n!}}{2}$

$$= \dfrac{1}{2}\sum_{n=0}^{\infty}\dfrac{[1+(-1)^n]x^n}{n!} = \dfrac{1}{2}\left(2 + \dfrac{2x^2}{2!} + \dfrac{2x^4}{4!} + \dfrac{2x^6}{6!} + \cdots\right)$$

$$= 1 + \dfrac{x^2}{2!} + \dfrac{x^4}{4!} + \dfrac{x^6}{6!} + \cdots = \sum_{n=0}^{\infty}\dfrac{x^{2n}}{(2n)!}, -\infty < x < +\infty$$

(2) $(1+x)\ln(1+x) = (1+x)\sum_{n=0}^{\infty}\dfrac{(-1)^n (x)^{n+1}}{n+1} = \sum_{n=0}^{\infty}\dfrac{(-1)^n (x)^{n+1}}{n+1} + \sum_{n=0}^{\infty}\dfrac{(-1)^n (x)^{n+2}}{n+1}$

$$= \sum_{n=0}^{\infty}\dfrac{(-1)^n (x)^{n+1}}{n+1} + \sum_{n=1}^{\infty}\dfrac{(-1)^{n-1} (x)^{n+1}}{n}$$

$$= x + \sum_{n=1}^{\infty}\dfrac{(-1)^n (x)^{n+1}}{n+1} - \sum_{n=1}^{\infty}\dfrac{(-1)^n (x)^{n+1}}{n}$$

$$= x - \sum_{n=1}^{\infty}\dfrac{(-1)^n (x)^{n+1}}{(n+1)n}, -1<x<1$$

(3) $\sin^2 x = \dfrac{1-\cos 2x}{2} = \dfrac{1}{2} - \dfrac{1}{2}\sum_{n=0}^{\infty}\dfrac{(-1)^n}{(2n)!}(2x)^{2n}$

$$= \sum_{n=1}^{\infty}\dfrac{(-1)^{n-1}}{2(2n)!}(2x)^{2n}, -\infty<x<+\infty$$

(4) 因为

$$(\text{arccot}\, x)' = -\frac{1}{1+x^2} = -\sum_{n=0}^{\infty}(-x^2)^n = -\sum_{n=0}^{\infty}(-1)^n x^{2n}$$

所以

$$\text{arccot}\, x = \frac{\pi}{2} + \int_0^x (\text{arccot}\, t)' dt = \frac{\pi}{2} - \int_0^x \sum_{n=0}^{\infty}(-1)^n t^{2n} dt = \frac{\pi}{2} - \sum_{n=0}^{\infty} \int_0^x (-1)^n t^{2n} dt$$

$$= \frac{\pi}{2} - \sum_{n=0}^{\infty}(-1)^n \frac{x^{2n+1}}{2n+1}$$

且 x 需满足

$$-1 < -x^2 < 1$$

解得

$$-1 < x < 1$$

2. $\dfrac{1}{x} = \dfrac{1}{3+(x-3)} = \dfrac{1}{3\left(1+\dfrac{x-3}{3}\right)} = \dfrac{1}{3}\sum_{n=0}^{\infty}(-1)^n \left(\dfrac{x-3}{3}\right)^n = \sum_{n=0}^{\infty}\dfrac{(-1)^n}{3^{n+1}}(x-3)^n$

且 x 需满足

$$-1 < \frac{x-3}{3} < 1$$

解得

$$0 < x < 6$$

3. $\cos x = \cos\left[\left(x+\dfrac{\pi}{3}\right)-\dfrac{\pi}{3}\right] = \cos\left(x+\dfrac{\pi}{3}\right)\cos\dfrac{\pi}{3} + \sin\left(x+\dfrac{\pi}{3}\right)\sin\dfrac{\pi}{3}$

$$= \frac{1}{2}\cos\left(x+\frac{\pi}{3}\right) + \frac{\sqrt{3}}{2}\sin\left(x+\frac{\pi}{3}\right)$$

$$= \frac{1}{2}\sum_{n=0}^{\infty}\frac{(-1)^n}{(2n)!}\left(x+\frac{\pi}{3}\right)^{2n} + \frac{\sqrt{3}}{2}\sum_{n=0}^{\infty}\frac{(-1)^n}{(2n+1)!}\left(x+\frac{\pi}{3}\right)^{2n+1}$$

$$= \frac{1}{2}\sum_{n=0}^{\infty}(-1)^n\left[\frac{\left(x+\frac{\pi}{3}\right)^{2n}}{(2n)!} + \sqrt{3}\frac{\left(x+\frac{\pi}{3}\right)^{2n+1}}{(2n+1)!}\right]$$

$$-\infty < x < \infty$$

综合训练一

1. (1) C; (2) A; (3) D; (4) A; (5) B.

2. 因为

$$\frac{1}{(5n-4)(5n+1)} = \frac{1}{5}\left(\frac{1}{5n-4} - \frac{1}{5n+1}\right)$$

所以部分和

$$S_n = \frac{1}{5}\left(1 - \frac{1}{6} + \frac{1}{6} - \frac{1}{11} + \cdots + \frac{1}{5n-9} - \frac{1}{5n-4} + \frac{1}{5n-4} - \frac{1}{5n+1}\right) = \frac{1}{5}\left(1 - \frac{1}{5n+1}\right)$$

从而

$$\lim_{n\to\infty} S_n = \frac{1}{5}\lim_{n\to\infty}\left(1 - \frac{1}{5n+1}\right) = \frac{1}{5}$$

故该级数收敛，其和为 $\frac{1}{5}$.

3.（1）由于

$$\lim_{n\to\infty} \frac{\sin\frac{\pi}{3^n}}{\frac{\pi}{3^n}} = 1$$

而等比级数 $\sum\limits_{n=1}^{\infty} \frac{\pi}{3^n}$ 收敛，根据比较判别法的极限形式可知该级数收敛.

（2）由于

$$\lim_{n\to\infty}\frac{u_{n+1}}{u_n} = \lim_{n\to\infty}\frac{\frac{(n+1)^2}{3^{n+1}}}{\frac{n^2}{3^n}} = \lim_{n\to\infty}\frac{1}{3}\left(\frac{n+1}{n}\right)^2 = \frac{1}{3} < 1$$

根据比值判别法可知该级数收敛.

（3）由于

$$\lim_{n\to\infty}\sqrt[n]{u_n} = \lim_{n\to\infty}\sqrt[n]{\frac{a^n}{n^b}} = \lim_{n\to\infty}\frac{a}{n^{\frac{b}{n}}} = \frac{a}{\lim\limits_{n\to\infty} e^{\ln n^{\frac{b}{n}}}} = \frac{a}{\lim\limits_{n\to\infty} e^{\frac{b}{n}\ln n}} = \frac{a}{e^{b\lim\limits_{n\to\infty}\frac{\ln n}{n}}} = \frac{a}{e^{b\lim\limits_{n\to\infty}\frac{1}{n}}} = \frac{a}{e^0} = a$$

根据根值判别法可知该级数在当 $0 < a < 1$ 时收敛；当 $a > 1$ 时发散；当 $a = 1$ 时级数为 $\sum\limits_{n=1}^{\infty}\frac{1}{n^b}$，当 $b > 1$ 时收敛，当 $b \leq 1$ 时发散.

（4）因为 $\frac{1}{\ln(n+1)} \geq \frac{1}{\ln(n+2)}$，且 $\lim\limits_{n\to\infty}\frac{1}{\ln(n+1)} = 0$，所以由莱布尼茨判别法知该级数收敛. 又因

$$\lim_{n\to\infty}\frac{\frac{1}{\ln(n+1)}}{\frac{1}{n}} = \lim_{n\to\infty}\frac{n}{\ln(n+1)} = \lim_{n\to\infty}\frac{1}{\frac{1}{n+1}} = \lim_{n\to\infty}(n+1) = +\infty$$

而调和级数 $\sum\limits_{n=1}^{\infty}\frac{1}{n}$ 发散，根据比较判别法的极限形式可知级数 $\sum\limits_{n=1}^{\infty}\left|\frac{(-1)^{n+1}}{\ln(n+1)}\right| = \sum\limits_{n=1}^{\infty}\frac{1}{\ln(n+1)}$ 发散，所以级数 $\sum\limits_{n=1}^{\infty}\frac{(-1)^{n+1}}{\ln(n+1)}$ 条件收敛.

4.（1）该幂级数的收敛半径为

$$R = \lim_{n\to\infty}\left|\frac{a_n}{a_{n+1}}\right| = \lim_{n\to\infty}\left|\frac{\frac{1}{n\cdot 2^n}}{\frac{1}{(n+1)\cdot 2^{n+1}}}\right| = \lim_{n\to\infty} 2\,\frac{n+1}{n} = 2$$

故幂级数 $\sum\limits_{n=1}^{\infty}\frac{x^n}{n\cdot 2^n}$ 的收敛区间为 $(-2, 2)$.

(2)
$$\lim_{n\to\infty}\left|\frac{\frac{x^{3n+2}}{(2n+1)3^{n+1}}}{\frac{x^{3n-1}}{(2n-1)3^n}}\right|=\lim_{n\to\infty}\left|\frac{2n-1}{2n+1}\frac{x^3}{3}\right|=\lim_{n\to\infty}\frac{1}{3}|x|^3$$

由正项级数的比值判别法知,当 $\frac{1}{3}|x|^3<1$ 时,该幂级数收敛;当 $\frac{1}{3}|x|^3>1$ 时,该幂级数发散. 令 $\frac{1}{3}|x|^3=1$,解得 $|x|=\sqrt[3]{3}$,所以该幂级数的收敛区间为 $(-\sqrt[3]{3},\sqrt[3]{3})$.

5. 该幂级数的收敛半径为
$$R=\lim_{n\to\infty}\left|\frac{a_n}{a_{n+1}}\right|=\lim_{n\to\infty}\left|\frac{\frac{2n-1}{2^n}}{\frac{2n+1}{2^{n+1}}}\right|=\lim_{n\to\infty}2\cdot\frac{2n-1}{2n+1}=2$$

设和函数为 $S(x)$,即 $S(x)=\sum_{n=1}^{\infty}\frac{2n-1}{2^n}x^{2n-2}$,在其收敛区间内对其逐项积分得

$$\int_0^x S(t)\,dt=\int_0^x \sum_{n=1}^{\infty}\frac{2n-1}{2^n}t^{2n-2}\,dt=\sum_{n=1}^{\infty}\int_0^x \frac{2n-1}{2^n}t^{2n-2}\,dt=\sum_{n=1}^{\infty}\frac{x^{2n-1}}{2^n}$$

$$=\frac{\frac{x}{2}}{1-\frac{x^2}{2}}=\frac{x}{2-x^2},\quad |x|<2$$

两边求导得

$$S(x)=\left(\frac{x}{2-x^2}\right)'=\frac{2-x^2-x(-2x)}{(2-x^2)^2}=\frac{2+x^2}{(2-x^2)^2},\quad |x|<2$$

因此
$$\sum_{n=1}^{\infty}\frac{2n-1}{2^n}=S(1)=\frac{2+1^2}{(2-1^2)^2}=3$$

$$\sum_{n=1}^{\infty}\frac{2n-1}{2^{3n-2}}=\sum_{n=1}^{\infty}\frac{2n-1}{2^n}\cdot\left(\frac{1}{2}\right)^{2n-2}=S\left(\frac{1}{2}\right)=\frac{2+\left(\frac{1}{2}\right)^2}{\left[2-\left(\frac{1}{2}\right)^2\right]^2}=\frac{36}{49}$$

6. $\sin x\cdot\cos x=\frac{1}{2}\sin 2x=\frac{1}{2}\sum_{n=0}^{\infty}\frac{(-1)^n}{(2n+1)!}(2x)^{2n+1},\ -\infty<x<+\infty.$

7. $e^x=e^{-1+(x+1)}=\frac{1}{e}\cdot e^{x+1}=\frac{1}{e}\sum_{n=0}^{\infty}\frac{(x+1)^n}{n!},\ -\infty<x<+\infty.$

综合训练二

1. (1) C; (2) B; (3) D; (4) A; (5) C; (6) B.
2. 因为
$$\ln\frac{n+1}{n}=\ln(n+1)-\ln n$$

所以部分和

$$S_n = \ln 2 - \ln 1 + \ln 3 - \ln 2 + \cdots + \ln(n+1) - \ln n = \ln(n+1)$$

从而

$$\lim_{n\to\infty} S_n = \lim_{n\to\infty} \ln(n+1) = \infty$$

故该级数发散.

3.（1）由于

$$\frac{1}{\sqrt{n(n+1)}} > \frac{1}{n+1}$$

而调和级数 $\sum_{n=1}^{\infty} \frac{1}{n+1}$ 发散，根据比较判别法可知该级数发散.

（2）因为

$$\frac{n^2}{\left(2+\frac{1}{n}\right)^n} < \frac{n^2}{2^n}$$

又因

$$\lim_{n\to\infty} \frac{u_{n+1}}{u_n} = \lim_{n\to\infty} \frac{\frac{(n+1)^2}{2^{n+1}}}{\frac{n^2}{2^n}} = \lim_{n\to\infty} \frac{1}{2} \cdot \left(\frac{n+1}{n}\right)^2 = \frac{1}{2} < 1$$

由比值判别法知级数 $\sum_{n=1}^{\infty} \frac{n^2}{2^n}$ 收敛，所以根据比较判别法可知级数 $\sum_{n=1}^{\infty} \frac{n^2}{\left(2+\frac{1}{n}\right)^n}$ 收敛.

（3）由于

$$\lim_{n\to\infty} \sqrt[n]{u_n} = \lim_{n\to\infty} \sqrt[n]{\frac{\left(1+\frac{1}{n}\right)^{n^2}}{3^n}} = \lim_{n\to\infty} \frac{\left(1+\frac{1}{n}\right)^n}{3} = \frac{\lim_{n\to\infty}\left(1+\frac{1}{n}\right)^n}{3} = \frac{e}{3} < 1$$

根据根值判别法可知该级数收敛.

（4）因为

$$\frac{1}{\sqrt{2n^3+4}} < \frac{1}{\sqrt{2n^3}} = \frac{1}{\sqrt{2}} \cdot \frac{1}{n^{\frac{3}{2}}}$$

而级数 $\sum_{n=1}^{\infty} \frac{1}{n^{\frac{3}{2}}}$ 收敛，所以由比较判别法知级数 $\sum_{n=1}^{\infty} \left|\frac{(-1)^n}{\sqrt{2n^3+4}}\right| = \sum_{n=1}^{\infty} \frac{1}{\sqrt{2n^3+4}}$ 收敛，故级数 $\sum_{n=1}^{\infty} \frac{(-1)^n}{\sqrt{2n^3+4}}$ 绝对收敛.

4.（1）该幂级数的收敛半径为

$$R = \lim_{n\to\infty} \left|\frac{a_n}{a_{n+1}}\right| = \lim_{n\to\infty} \left|\frac{\frac{\ln n}{n}}{\frac{\ln(n+1)}{n+1}}\right| = \lim_{n\to\infty} \frac{n+1}{n} \left|\frac{\ln n}{\ln(n+1)}\right| = \lim_{n\to\infty} \frac{n+1}{n} \left|\frac{\frac{1}{n}}{\frac{1}{n+1}}\right| = 1$$

故幂级数 $\sum_{n=1}^{\infty} \frac{\ln n}{n} x^n$ 的收敛区间为 $(-1, 1)$.

(2) $\lim\limits_{n\to\infty}\left|\dfrac{(n+1)2^{n+1}x^{2(n+1)}}{n2^n x^{2n}}\right|=\lim\limits_{n\to\infty}\left|\dfrac{n+1}{n}\cdot 2x^2\right|=\lim\limits_{n\to\infty}2|x|^2$

由正项级数的比值判别法知,当 $2|x|^2<1$ 时,该幂级数收敛;当 $2|x|^2>1$ 时,该幂级数发散. 令 $2|x|^2=1$,解得 $|x|=\dfrac{1}{\sqrt{2}}$,所以该幂级数的收敛区间为 $\left(-\dfrac{1}{\sqrt{2}},\dfrac{1}{\sqrt{2}}\right)$.

5. 该幂级数的收敛半径为

$$R=\lim\limits_{n\to\infty}\left|\dfrac{a_n}{a_{n+1}}\right|=\lim\limits_{n\to\infty}\left|\dfrac{(-1)^n(2n+1)}{(-1)^{n+1}(2n+3)}\right|=\lim\limits_{n\to\infty}\dfrac{2n+1}{2n+3}=1$$

设和函数为 $S(x)$,即 $S(x)=\sum\limits_{n=0}^{\infty}(-1)^n(2n+1)x^{2n}$,在其收敛区间内对其逐项积分得

$$\int_0^x S(t)\mathrm{d}t=\int_0^x\sum_{n=0}^{\infty}(-1)^n(2n+1)t^{2n}\mathrm{d}t=\sum_{n=0}^{\infty}\int_0^x(-1)^n(2n+1)t^{2n}\mathrm{d}t=\sum_{n=0}^{\infty}(-1)^n x^{2n+1}$$

$$=\dfrac{x}{1-(-x^2)}=\dfrac{x}{1+x^2},\quad |x|<1$$

两边求导得

$$S(x)=\left(\dfrac{x}{1+x^2}\right)'=\dfrac{1+x^2-x\cdot 2x}{(1+x^2)^2}=\dfrac{1-x^2}{(1+x^2)^2},\quad |x|<1$$

因此

$$\sum_{n=0}^{\infty}\dfrac{(-1)^n(2n+1)}{4^n}=\sum_{n=0}^{\infty}(-1)^n(2n+1)\cdot\left(\dfrac{1}{2}\right)^{2n}=S\left(\dfrac{1}{2}\right)=\dfrac{1-\left(\dfrac{1}{2}\right)^2}{\left(1+\left(\dfrac{1}{2}\right)^2\right)^2}=\dfrac{12}{25}$$

6. $\ln\dfrac{1+x}{1-x}=\ln(1+x)-\ln(1-x)=\sum\limits_{n=0}^{\infty}\dfrac{(-1)^n x^{n+1}}{n+1}-\sum\limits_{n=0}^{\infty}\dfrac{(-1)^n(-x)^{n+1}}{n+1}$

$$=\sum_{n=0}^{\infty}\dfrac{(-1)^n x^{n+1}}{n+1}+\sum_{n=0}^{\infty}\dfrac{x^{n+1}}{n+1}=2\left(x+\dfrac{x^3}{3}+\dfrac{x^5}{5}+\dfrac{x^7}{7}+\cdots\right)$$

$$=2\sum_{n=1}^{\infty}\dfrac{x^{2n-1}}{2n-1},\quad -1<x<1$$

7. $\ln(1+x)=\ln[2+(x-1)]=\ln 2\left(1+\dfrac{x-1}{2}\right)=\ln 2+\ln\left(1+\dfrac{x-1}{2}\right)$

$$=\ln 2+\sum_{n=0}^{\infty}\dfrac{(-1)^n\left(\dfrac{x-1}{2}\right)^{n+1}}{n+1}$$

$$=\ln 2+\sum_{n=1}^{\infty}\dfrac{(-1)^{n-1}}{n2^n}(x-1)^n$$

且 x 需满足

$$-1<\dfrac{x-1}{2}<1$$

解得

$$-1<x<3$$

本章检测

一、1. C; 2. A; 3. D; 4. D; 5. A; 6. B.

二、1. $\dfrac{2}{7}$; 2. 发散,收敛; 3. 5; 4. $\sum\limits_{n=0}^{\infty}\dfrac{x^n}{n!}$.

三、1. 该级数的部分和为

$$S_n = \cos\pi + \cos 2\pi + \cos 3\pi + \cos 4\pi + \cdots + \cos n\pi = -1 + 1 - 1 + 1 - \cdots + (-1)^n$$

因为当 n 为偶数时 $S_n = 0$,当 n 为奇数时 $S_n = -1$,所以极限 $\lim\limits_{n\to\infty} S_n$ 不存在,从而该级数发散.

2. 因为 $\lim\limits_{n\to\infty}\cos n\pi \neq 0$,所以该级数发散.

3. 由于 $\dfrac{1}{n2^n} \leq \dfrac{1}{2^n}$,而等比级数 $\sum\limits_{n=1}^{\infty}\dfrac{1}{2^n}$ 收敛,根据比较判别法可知该级数收敛.

4.
$$\lim_{n\to\infty}\frac{u_{n+1}}{u_n} = \lim_{n\to\infty}\frac{(n+1)\sin\dfrac{1}{2^{n+1}}}{n\sin\dfrac{1}{2^n}} = \lim_{n\to\infty}\frac{n+1}{n}\cdot\frac{\sin\dfrac{1}{2^{n+1}}}{\sin\dfrac{1}{2^n}} = \lim_{n\to\infty}\frac{n+1}{n}\cdot\frac{\sin\dfrac{1}{2^{n+1}}}{2\sin\dfrac{1}{2^{n+1}}\cos\dfrac{1}{2^{n+1}}}$$

$$= \lim_{n\to\infty}\frac{n+1}{2n}\cdot\frac{1}{\cos\dfrac{1}{2^{n+1}}} = \frac{1}{2} < 1$$

根据比值判别法可知该级数收敛.

5. 因为 $\dfrac{\sqrt[n]{2}}{3} < \sqrt[n]{\dfrac{3+(-1)^n}{3^n}} < \dfrac{\sqrt[n]{4}}{3}$,且 $\lim\limits_{n\to\infty}\dfrac{\sqrt[n]{2}}{3} = \lim\limits_{n\to\infty}\dfrac{\sqrt[n]{4}}{3} = \dfrac{1}{3}$,所以由夹逼准则知

$$\lim_{n\to\infty}\sqrt[n]{u_n} = \lim_{n\to\infty}\sqrt[n]{\dfrac{3+(-1)^n}{3^n}} = \dfrac{1}{3} < 1$$

从而根据根值判别法可知该级数收敛.

6. 因为 $\sqrt{n+1} - \sqrt{n} = \dfrac{(\sqrt{n+1}-\sqrt{n})(\sqrt{n+1}+\sqrt{n})}{\sqrt{n+1}+\sqrt{n}} = \dfrac{1}{\sqrt{n+1}+\sqrt{n}}$,$\dfrac{1}{\sqrt{n+1}+\sqrt{n}} \geq \dfrac{1}{\sqrt{n+2}+\sqrt{n+1}}$,且 $\lim\limits_{n\to\infty}\dfrac{1}{\sqrt{n+1}+\sqrt{n}} = 0$,所以由莱布尼茨判别法知该级数收敛. 又因 $\dfrac{1}{\sqrt{n+1}+\sqrt{n}} \geq \dfrac{1}{2\sqrt{n+1}}$,而级数 $\sum\limits_{n=1}^{\infty}\dfrac{1}{\sqrt{n+1}}$ 发散,根据比较判别法知级数 $\sum\limits_{n=1}^{\infty}|(-1)^n(\sqrt{n+1}-\sqrt{n})| = \sum\limits_{n=1}^{\infty}(\sqrt{n+1}-\sqrt{n}) = \sum\limits_{n=1}^{\infty}\dfrac{1}{\sqrt{n+1}+\sqrt{n}}$ 发散,所以级数 $\sum\limits_{n=1}^{\infty}(-1)^n(\sqrt{n+1}-\sqrt{n})$ 条件收敛.

四、1. 该幂级数的收敛半径为

$$R = \lim_{n\to\infty}\left|\frac{a_n}{a_{n+1}}\right| = \lim_{n\to\infty}\left|\frac{\dfrac{1}{7^n}}{\dfrac{1}{7^{n+1}}}\right| = \lim_{n\to\infty} 7 = 7$$

故幂级数 $\sum_{n=1}^{\infty} \dfrac{x^{n-1}}{7^n}$ 的收敛区间为 $(-7,7)$.

2. 该幂级数的收敛半径为

$$R = \lim_{n\to\infty}\left|\dfrac{a_n}{a_{n+1}}\right| = \lim_{n\to\infty}\left|\dfrac{\dfrac{1}{n!}}{\dfrac{1}{(n+1)!}}\right| = \lim_{n\to\infty}(n+1) = +\infty$$

设和函数为 $S(x)$，即 $S(x) = \sum_{n=0}^{\infty} \dfrac{x^n}{n!}$，在其收敛区间内对其逐项求导得

$$S'(x) = \left(\sum_{n=0}^{\infty}\dfrac{x^n}{n!}\right)' = \left(\dfrac{x^0}{0!} + \sum_{n=1}^{\infty}\dfrac{x^n}{n!}\right)' = \left(1 + \sum_{n=1}^{\infty}\dfrac{x^n}{n!}\right)' = \left(\sum_{n=1}^{\infty}\dfrac{x^n}{n!}\right)' = \sum_{n=1}^{\infty}\left(\dfrac{x^n}{n!}\right)'$$

$$= \sum_{n=1}^{\infty}\dfrac{x^{n-1}}{(n-1)!} = \sum_{n=0}^{\infty}\dfrac{x^n}{n!} = S(x),\ x\in\mathbf{R}$$

于是

$$\dfrac{S'(x)}{S(x)} = 1 \Rightarrow \int\dfrac{\mathrm{d}S(x)}{S(x)} = \int\mathrm{d}x \Rightarrow \ln|S(x)| = x + C'$$

从而

$$|S(x)| = \mathrm{e}^{x+C'} \Rightarrow S(x) = C\mathrm{e}^x,\ C = \pm\mathrm{e}^{C'}$$

由 $S(0) = 1$，知 $C = 1$，故

$$S(x) = \mathrm{e}^x,\quad x\in\mathbf{R}$$

3. $\dfrac{1}{x^2 - 4x + 3} = \dfrac{1}{(x-1)(x-3)} = \dfrac{1}{2}\left(\dfrac{1}{x-3} - \dfrac{1}{x-1}\right) = \dfrac{1}{2}\left[\dfrac{1}{1-x} - \dfrac{1}{3\left(1-\dfrac{x}{3}\right)}\right]$

$$= \dfrac{1}{2}\sum_{n=0}^{\infty}x^n - \dfrac{1}{6}\sum_{n=0}^{\infty}\left(\dfrac{x}{3}\right)^n = \dfrac{1}{2}\sum_{n=0}^{\infty}\left(1 - \dfrac{1}{3^{n+1}}\right)x^n$$

且 x 需满足

$$\begin{cases} -1 < x < 1 \\ -1 < \dfrac{x}{3} < 1 \end{cases}$$

解得

$$-1 < x < 1$$

4. $\dfrac{1}{x^2 - 4x + 3} = \dfrac{1}{(x-1)(x-3)} = \dfrac{1}{2}\left(\dfrac{1}{x-3} - \dfrac{1}{x-1}\right) = \dfrac{1}{2}\left[\dfrac{1}{1+(x-4)} - \dfrac{1}{3+(x-4)}\right]$

$$= \dfrac{1}{2}\left[\dfrac{1}{1+(x-4)} - \dfrac{1}{3\left(1+\dfrac{x-4}{3}\right)}\right]$$

$$= \dfrac{1}{2}\left[\sum_{n=0}^{\infty}(-1)^n(x-4)^n - \dfrac{1}{3}\sum_{n=0}^{\infty}(-1)^n\left(\dfrac{x-4}{3}\right)^n\right]$$

$$= \dfrac{1}{2}\sum_{n=0}^{\infty}(-1)^n\left(1 - \dfrac{1}{3^{n+1}}\right)(x-4)^n$$

且 x 需满足

$$\begin{cases} -1 < x - 4 < 1 \\ -1 < \dfrac{x-4}{3} < 1 \end{cases}$$

解得
$$3 < x < 5$$

五、设病人每天应服用的药量为 a，则病人在第 n 天时累计共有
$$S_n = a + 0.4a + 0.4^2 a + \cdots + 0.4^i a + \cdots + 0.4^{n-1} a$$
保持在体内。当 n 很大很大时，级数
$$a + 0.4a + 0.4^2 a + \cdots + 0.4^n a + \cdots$$
的和
$$\sum_{n=0}^{\infty} 0.4^n a = \lim_{n \to \infty} S_n = \lim_{n \to \infty} \frac{a(1-0.4^n)}{1-0.4} = \frac{a}{0.6}$$
即是病人在服药很多天以后体内能一直保持的药量值。因为需要保持 150 mg 左右的药量，所以有
$$\frac{a}{0.6} = 150$$
解得 $a = 90$，即病人每天需服用 90 mg 药量。

第七章

同步训练 7-1

1. (1) 是；(2) 不是；(3) 是；(4) 是.

2. (1) 二阶；(2) 三阶；(3) 一阶；(4) 二阶.

3. (1) $y' = \dfrac{1}{x}$，$\int y' \mathrm{d}x = \int \dfrac{1}{x} \mathrm{d}x$，所以 $y = \ln|x| + C$;

(2) $\int y''' \mathrm{d}x = \int \mathrm{e}^x \mathrm{d}x$，$y'' = \mathrm{e}^x + C_1$;

$\int y'' \mathrm{d}x = \int (\mathrm{e}^x + C_1) \mathrm{d}x$，$y' = \mathrm{e}^x + C_1 x + C_2$;

$\int y' \mathrm{d}x = \int (\mathrm{e}^x + C_1 x + C_2) \mathrm{d}x$，$y = \mathrm{e}^x + \dfrac{1}{2} C_1 x^2 + C_2 x + C_3$;

所以 $y = \mathrm{e}^x + C_1 x^2 + C_2 x + C_3$.

(3) $\dfrac{\mathrm{d}y}{\mathrm{d}x} = \dfrac{2}{x} - 1$，$y' = \dfrac{2}{x} - 1$，$\int y' \mathrm{d}x = \int \left(\dfrac{2}{x} - 1\right) \mathrm{d}x$，所以 $y = 2\ln|x| - x + C$，又因为 $y|_{x=1} = 1$，即 $1 = 2\ln 1 - 1 + C$，求得 $C = 2$，所以 $y = 2\ln|x| - x + 2$.

4. (1) 是；(2) 是；(3) 是；(4) 不是.

5. 由题可得，$y' = 5x^4$，$\int y' \mathrm{d}x = \int 5x^4 \mathrm{d}x$，所以 $y = x^5 + C$.

同步训练 7-2

1. (1) $\int \dfrac{\mathrm{d}y}{1+y} \mathrm{d}x = \int \dfrac{\mathrm{d}x}{1-x} \mathrm{d}x$，

所以 $y = C(1-x)^{-1} - 1$;

(2) $\dfrac{dx}{dx} = \dfrac{x^2}{y^2}$, $y^2 dy = x^2 dx$,

$\int y^2 dy = \int x^2 dx$, $y^3 = x^3 + C$;

(3) $\int \dfrac{1}{y} dy = -\int x dx$,

$\ln|y| = -\dfrac{1}{2}x^2 + C_1$, 所以 $|y| = e^{-\frac{1}{2}x^2 + C_1} = e^{C_1} e^{-\frac{1}{2}x^2}$,

$y = \pm e^{C_1} e^{-\frac{1}{2}x^2}$ ($C = \pm e^{C_1}$),

$y = Ce^{-\frac{1}{2}x^2}$ (C 为任意常数);

(4) $\dfrac{dy}{y} = 2x^3 dx \int \dfrac{1}{y} dy = \int 2x^3 dx$,

$\ln|y| = \dfrac{1}{2}x^4 + C_1$,

$|y| = e^{\frac{1}{2}x^4 + C_1} = e^{C_1} e^{\frac{1}{2}x^4}$,

$y = Ce^{\frac{1}{2}x^4}$ (C 为任意常数).

2. (1) $\int \dfrac{dy}{y} = \int \dfrac{dx}{x}$, $y = Cx$, 因为 $y|_{x=1} = 2$, 所以 $C = 2$, $y = 2x$,

$\int \dfrac{2dy}{y} = \int \dfrac{dx}{\sqrt{x}}$, $2\ln|y| = 2x^{\frac{1}{2}} + C$;

(2) $y = e^{\sqrt{x} + C}$, 因为 $y|_{x=4} = 1$, $C = -2$,

所以 $y = e^{\sqrt{x} - 2}$;

(3) 由题可得, $P(x) = -1$, $Q(x) = 2xe^x$,

$$y = e^{-\int P(x)dx} \left[\int e^{\int P(x)dx} \cdot Q(x) dx + C \right]$$

所以 $y = x^2 e^x + Ce^x$.

当 $x = 0$ 时, $y = 2$, 求得 $C = 2$.

所以 $y^* = x^2 e^x + 2e^x$.

3. (1) 由题可得, $P(x) = 1$, $Q(x) = e^{-2x}$,

$$y = e^{-\int P(x)dx} \left[\int e^{\int P(x)dx} \cdot Q(x) dx + C \right]$$

所以 $y = -e^{-2x} + Ce^{-x}$;

(2) 由题可得, $P(x) = -3x$, $Q(x) = x$,

$$y = e^{-\int P(x)dx} \left[\int e^{\int P(x)dx} \cdot Q(x) dx + C \right]$$

所以 $y = Ce^{\frac{1}{2}x^2} - \dfrac{1}{3}$;

(3) 由题可得, $P(x) = -\dfrac{2}{x}$, $Q(x) = x^2 \sin x$,

$$y = e^{-\int P(x)dx} \left[\int e^{\int P(x)dx} \cdot Q(x) dx + C \right]$$

所以 $y = -x^2\cos x + Cx^2$；

(4) 由题可得，$P(x) = \dfrac{2}{x}$，$Q(x) = \dfrac{e^{-x^2}}{x}$，

$$y = e^{-\int P(x)dx}\left[\int e^{\int P(x)dx} \cdot Q(x)dx + C\right]$$

所以 $y = -\dfrac{e^{-x^2}}{2x^2} + \dfrac{C}{x^2}$.

同步训练 7-3

1. (1) $y'' - 9y = 0$，
$r^2 - 9r = 0$，$r_1 = 0$，$r_2 = 9$，
$y = C_1 + C_2 e^{9x}$；

(2) $r^2 - 2r = 0$，$r_1 = 0$，$r_2 = 2$，
$y = C_1 + C_2 e^{2x}$；

(3) $r^2 - 4 = 0$，$r_1 = 2$，$r_2 = -2$，
$y = C_1 e^{2x} + C_2 e^{-2x}$；

(4) $r^2 + r + 1 = 0$，$r = -\dfrac{1}{2} \pm \dfrac{\sqrt{3}}{2}i$，
$y = e^{\alpha x}(C_1 \cos\beta x + C_2 \sin\beta x)$；
$y = e^{-\frac{1}{2}x}\left(C_1 \cos\dfrac{\sqrt{3}}{2}x + C_2 \sin\dfrac{\sqrt{3}}{2}x\right)$.

2. (1) $y = x + 2$；

(2) $r^2 + r - 6 = 0$，$r_1 = 2$，$r_2 = -3$，
因为 $\lambda = 2$ 是特征方程的单根，
所以设方程的特解为 $y^* = axe^{2x}$，
代入原方程可得 $a = \dfrac{3}{5}$，

所以 $y^* = \dfrac{3}{5}xe^{2x}$；

(3) 特征方程 $r^2 - 4r + 4 = 0$，$r_1 = r_2 = 2$，
所以 $y = (C_1 + C_2 x)e^{2x}$；
$\lambda = 2$ 是特征方程的单根，$P_n(x) = 3x$ 为一次多项式，
设原方程的特解 $y^* = x^2(ax + b)e^{2x}$，
代入原方程 $6ax + 2b = 3x$，
$a = \dfrac{1}{2}$，$b = 0$，所以 $y^* = \dfrac{1}{2}x^3 e^{2x}$，

$$y = (C_1 + C_2 x)e^{2x} + \dfrac{1}{2}x^3 e^{2x}$$

(4) 特征方程为 $r^2 - 2r + 2 = 0$，$r_1 = 1 \pm i$，
因为 $\beta = 1$，$\beta i = i$ 不是特征方程的根，
故可设方程的特解为 $y^* = a\cos x + b\sin x$；

代入整理可得 $a = \dfrac{2}{5}$，$b = \dfrac{1}{5}$；

因此原方程的特解为 $y^* = \dfrac{2}{5}\cos x + \dfrac{1}{5}\sin x$。

综合训练一

1. (1) D；(2) A；(3) B；(4) B；(5) C。
2. (1) 三；(2) 二；(3) $y' + y^2 = 0$；(4) $y = Cx^2$；(5) $x^2 + y^2 = C$。
3. (1) 特征方程 $r^2 + 2r + 5 = 0$，$r = -1 \pm 2i$，
$a = -1$，$\beta = 2$，
$y = e^{-x}(C_1\cos 2x + C_2\sin 2x)$；

(2) 由题可得，$P(x) = 2x$，$Q(x) = 2xe^{-x^2}$，所以得微分方程的通解为
$$y = e^{-\int 2x dx}\left(\int 2xe^{-x^2}e^{\int 2x dx}dx + C\right) = e^{-x^2}\left(\int 2xe^{-x^2}e^{2x^2}dx + C\right)$$
$$= e^{-x^2}\left(\int 2x dx + C\right) = e^{-x^2}(x^2 + C)$$

(3) 特征方程 $r^2 + r - 2 = 0$，$r_1 = -2$，$r = 1$，
$$y = C_1 e^{-2x} + C_2 e^x$$

(4) $P(x) = -\dfrac{1}{x}$，$Q(x) = x^2$，
$$y = e^{-\int P(x)dx}\left[\int Q(x)e^{\int P(x)dx}dx + C\right]$$

代入可得 $y = Cx + \dfrac{1}{2}x^3$；

(5) 原方程可化为 $\dfrac{dy}{dx} - \dfrac{2x}{1+x^2}y = 1$，
$$P(x) = -\dfrac{2x}{1+x^2},\ Q(x) = 1$$
$$y = e^{-\int P(x)dx}\left[\int Q(x)e^{\int P(x)dx}dx + C\right]$$
$$y = C(1 + x^2) + (1 + x^2)\arctan x$$

由初始条件可得，$C = 1$，
所以 $y = (1 + x^2)(1 + \arctan x)$；

(6) 特征方程 $r^2 - 4r + 4 = 0$，$r_1 = r_2 = 2$，
$$y = (C_1 + C_2 x)e^{2x}$$

综合训练二

1. (1) C；(2) C；(3) C；(4) C；(5) A。
2. (1) $y = C_1\cos x + C_2\sin x$；(2) $y = C_1 e^{-x} + C_2 e^{3x}$；(3) $y = (C_1 + C_2 x)e^x$；
(4) $y = \dfrac{1}{8}e^{2x} + C_1 x^2 + C_2 x + C_3$；(5) $y = C_1 e^x + C_2$。

3. （1） $y = (C_1 + x)\cos 3x + (C_2 + 2x^2 - x)\sin 3x$；

（2） $y = C_1 e^{6x} + C_2 e^x + \dfrac{1}{74}(7\cos x + 5\sin x)$；

（3） $y^2 - xy - x^2 = \dfrac{C}{x}$；

（4） $y = Cx^2 - x^2 \ln x$；

（5） $y = C_1 e^x + C_2 e^{2x}$.

本章检测

一、1. A；2. B；3. C；4. A；5. A；6. B.

二、1. $y = e^{2x}(C_1 \cos x + C_2 \sin x)$；

2. $y = C_1(x-1) + C_2(x^2 - 1) + 1$；

3. $y = e^x(C_1 \cos x + C_2 \sin x + 1)$；

4. $y = C e^{x^2}$；

5. $y = \dfrac{1}{4} e^{-2x} + C_1 x + C_2$；

6. $y = \dfrac{1}{120} x^6 + C_1 x^2 + C_2 x + C_3$.

三、1. $\dfrac{\mathrm{d}y}{\mathrm{d}x} = (1 + y^2)\ln x$，$\dfrac{\mathrm{d}y}{1+y^2} = \ln x \,\mathrm{d}x$，

$\displaystyle\int \dfrac{\mathrm{d}y}{1+y^2} = \int \ln x \,\mathrm{d}x$，通解 $\arctan y = x\ln x - x + C$，

所以 $y = \tan(x\ln x - x + C)$.

2. 特征方程为 $r^2 + 2 = 0$，$r = \pm \sqrt{2}\mathrm{i}$，

$\alpha = 0$，$\beta = \sqrt{2}$，

所以通解 $y = C_1 \cos \sqrt{2}x + C_2 \sin \sqrt{2}x$.

3. $y_1' = \cos x$，$y_1'' = -\sin x$，所以 $y_1'' + y_1 = 0$，

即 $y_1 = \sin x$ 是方程 $y'' + y = 0$ 的解，

同理 $y_2 = \cos x$ 是方程的另一个解，

又因为 $\dfrac{y_1}{y_2} = \dfrac{\sin x}{\cos x} \neq$ 常数，y_1 和 y_2 线性无关，

通解 $y = C_1 \sin x + C_2 \cos x$.

4. 特解方程 $r^2 + r = 0$，特征根 $r = \pm \mathrm{i}$，

通解 $y = C_1 \cos x + C_2 \sin x$，

因为 $f(x) = 4\sin x$，$\lambda = 0$，$\omega = 1$，$\lambda \pm \omega \mathrm{i} = \pm \mathrm{i}$ 是特征根，

所以设特解方程 $y^* = x e^{0x}(a\cos x + b\sin x) = x(a\cos x + b\sin x)$，

代入原方程，得 $a = -2$，$b = 0$，所以 $y^* = -2x\cos x$，

通解 $y = C_1 \cos x + C_2 \sin x - 2x\cos x$，

由初始条件可得 $C_1 = 1$，$C_2 = 2$，

所以 $y = \cos x + 2\sin x - 2x\cos x$.

5. 特征方程 $4r^2 - 4r + 1 = 0$，$r_1 = r_2 = \dfrac{1}{2}$，

通解 $y = (C_1 + C_2 x)\mathrm{e}^{\frac{1}{2}x}$，

初始条件可得 $C_1 = 1$，$C_2 = \dfrac{3}{2}$，

所以 $y = \left(1 + \dfrac{3}{2}x\right)\mathrm{e}^{\frac{1}{2}x}$.

四、由题可得 $\int y'' \mathrm{d}y = \int x \mathrm{d}x$，

$y' = \dfrac{1}{2}x^2 + C_1$，$\int y' \mathrm{d}y = \int \left(\dfrac{1}{2}x^2 + C_1\right)\mathrm{d}x$，

$y = \dfrac{1}{6}x^3 + C_1 x + C_2$，因为曲线经过点 $M(0,1)$，代入求得 $C_2 = 1$，与直线 $y = \dfrac{1}{2}x + 1$ 相切，则 $y' = \dfrac{1}{2}$，求得 $C_1 = \dfrac{1}{2}$，

所以 $y = \dfrac{1}{6}x^3 + \dfrac{1}{2}x + 1$.

第八章

同步训练 8-1

1. （1）1；（2）5；（3）0；（4）$x^3 - x^2 - 1$.
2. （1）18；（2）5；（3）-7；（4）0.
3. $k = 1$ 或 $k = 3$.
4. 0，29.
5. -18.
6. （1）$ab(b-a)$；（2）0；（3）6 123 000；（4）$-2(x^3 + y^3)$；
7. （1）8；（2）1；（3）160；（4）-153；（5）40；（6）-270.

8. （1）$D = \begin{vmatrix} 2 & 3 & 5 \\ 1 & 2 & 0 \\ 0 & 3 & 5 \end{vmatrix} \xlongequal{r_1 - r_3} \begin{vmatrix} 2 & 0 & 0 \\ 1 & 2 & 0 \\ 0 & 3 & 5 \end{vmatrix} = 2\begin{vmatrix} 2 & 0 \\ 3 & 5 \end{vmatrix} = 2 \times 2 \times 5 = 20$，

$D_1 = \begin{vmatrix} 2 & 3 & 5 \\ 5 & 2 & 0 \\ 4 & 3 & 5 \end{vmatrix} \xlongequal{r_1 - r_3} \begin{vmatrix} -2 & 0 & 0 \\ 5 & 2 & 0 \\ 4 & 3 & 5 \end{vmatrix} = (-2) \times 2 \times 5 = -20$，

$D_2 = \begin{vmatrix} 2 & 2 & 5 \\ 1 & 5 & 0 \\ 0 & 4 & 5 \end{vmatrix} \xlongequal{r_1 - 2r_2} \begin{vmatrix} 0 & -8 & 5 \\ 1 & 5 & 0 \\ 0 & 4 & 5 \end{vmatrix} \xlongequal{r_1 \leftrightarrow r_2} - \begin{vmatrix} 1 & 5 & 0 \\ 0 & -8 & 5 \\ 0 & 4 & 5 \end{vmatrix} = -\begin{vmatrix} -8 & 5 \\ 4 & 5 \end{vmatrix} = 60$，

$D_3 = \begin{vmatrix} 2 & 3 & 2 \\ 1 & 2 & 5 \\ 0 & 3 & 4 \end{vmatrix} \xlongequal{r_1 - 2r_2} \begin{vmatrix} 0 & -1 & -8 \\ 1 & 2 & 5 \\ 0 & 3 & 4 \end{vmatrix} \xlongequal{r_1 \leftrightarrow r_2} - \begin{vmatrix} 1 & 2 & 5 \\ 0 & -1 & -8 \\ 0 & 3 & 4 \end{vmatrix} = -\begin{vmatrix} -1 & -8 \\ 3 & 4 \end{vmatrix} = -20$.

由克莱姆法则，

$$x_1 = \frac{D_1}{D} = -1, \quad x_2 = \frac{D_2}{D} = 3, \quad x_3 = \frac{D_3}{D} = -1$$

(2) $D = \begin{vmatrix} 2 & 1 & -5 & 1 \\ 1 & -3 & 0 & -6 \\ 0 & 2 & -1 & 2 \\ 1 & 4 & -7 & 6 \end{vmatrix} \xrightarrow[r_4 - r_2]{r_1 - 2r_2} \begin{vmatrix} 0 & 7 & -5 & 13 \\ 1 & -3 & 0 & -6 \\ 0 & 2 & -1 & 2 \\ 0 & 7 & -7 & 12 \end{vmatrix} = -\begin{vmatrix} 7 & -5 & 13 \\ 2 & -1 & 2 \\ 7 & -7 & 12 \end{vmatrix} \xrightarrow[c_3 + 2c_2]{c_1 + 2c_2}$

$-\begin{vmatrix} -3 & -5 & 3 \\ 0 & -1 & 0 \\ -7 & -7 & -2 \end{vmatrix} = \begin{vmatrix} -3 & 3 \\ -7 & -2 \end{vmatrix} = 27.$

$D_1 = \begin{vmatrix} 8 & 1 & -5 & 1 \\ 9 & -3 & 0 & -6 \\ -5 & 2 & -1 & 2 \\ 0 & 4 & -7 & 6 \end{vmatrix} = 81, \quad D_2 = \begin{vmatrix} 2 & 8 & -5 & 1 \\ 1 & 9 & 0 & -6 \\ 0 & -5 & -1 & 2 \\ 1 & 0 & -7 & 6 \end{vmatrix} = -108,$

$D_3 = \begin{vmatrix} 2 & 1 & 8 & 1 \\ 1 & -3 & 9 & -6 \\ 0 & 2 & -5 & 2 \\ 1 & 4 & 0 & 6 \end{vmatrix} = -27, \quad D_4 = \begin{vmatrix} 2 & 1 & -5 & 8 \\ 1 & -3 & 0 & 9 \\ 0 & 2 & -1 & -5 \\ 1 & 4 & -7 & 0 \end{vmatrix} = 27,$

所以 $x_1 = \frac{D_1}{D} = \frac{81}{27} = 3, \quad x_2 = \frac{D_2}{D} = \frac{-108}{27} = -4,$

$x_3 = \frac{D_3}{D} = \frac{-27}{27} = -1, \quad x_4 = \frac{D_4}{D} = \frac{27}{27} = 1.$

同步训练 8-2

1. $\begin{pmatrix} 9 & 2 \\ 1 & 10 \end{pmatrix}; \begin{pmatrix} -5 & -2 \\ 3 & 1 \end{pmatrix}.$

2. (1) $\begin{pmatrix} 35 \\ 6 \\ 49 \end{pmatrix};$ (2) $(10);$ (3) $\begin{pmatrix} -2 & 4 \\ -1 & 2 \\ -3 & 6 \end{pmatrix};$ (4) $\begin{pmatrix} 6 & -7 & 8 \\ 20 & -5 & -6 \end{pmatrix};$

(5) $a_{11}x_1^2 + a_{22}x_2^2 + a_{33}x_3^2 + 2a_{12}x_1x_2 + 2a_{13}x_1x_3 + 2a_{23}x_2x_3;$

(6) $\begin{pmatrix} 1 & 2 & 5 & 2 \\ 0 & 1 & 2 & -4 \\ 0 & 0 & -4 & 3 \\ 0 & 0 & 0 & -9 \end{pmatrix}.$

3. (1) $\begin{pmatrix} 1 & 0 & 0 & 0 \\ 0 & 0 & 1 & 0 \\ 0 & 0 & 0 & 1 \end{pmatrix};$ (2) $\begin{pmatrix} 0 & 1 & 0 & 5 \\ 0 & 0 & 1 & 3 \\ 0 & 0 & 0 & 0 \end{pmatrix}.$

4. (1) $\begin{pmatrix} 5 & -2 \\ -2 & 1 \end{pmatrix};$ (2) $\begin{pmatrix} \cos\theta & \sin\theta \\ -\sin\theta & \cos\theta \end{pmatrix};$ (3) $\begin{pmatrix} -2 & 1 & 0 \\ -\frac{13}{2} & 3 & -\frac{1}{2} \\ -16 & 7 & -1 \end{pmatrix};$

(4) $\begin{pmatrix} \frac{1}{a_1} & & & 0 \\ & \frac{1}{a_2} & & \\ & & \ddots & \\ 0 & & & \frac{1}{a_n} \end{pmatrix}.$

同步训练 8-3

1. 对矩阵 A 施行初等行变换：

$$A = \begin{pmatrix} 1 & 1 & 2 & 5 & 7 \\ 1 & 2 & 3 & 7 & 10 \\ 1 & 3 & 4 & 9 & 13 \\ 1 & 4 & 5 & 11 & 16 \end{pmatrix} \xrightarrow[r_4-r_1]{\substack{r_2-r_1 \\ r_3-r_1}} \begin{pmatrix} 1 & 1 & 2 & 5 & 7 \\ 0 & 1 & 1 & 2 & 3 \\ 0 & 2 & 2 & 4 & 6 \\ 0 & 3 & 3 & 6 & 9 \end{pmatrix} \xrightarrow[r_4-3r_2]{r_3-2r_2} \begin{pmatrix} 1 & 1 & 2 & 5 & 7 \\ 0 & 1 & 1 & 2 & 3 \\ 0 & 0 & 0 & 0 & 0 \\ 0 & 0 & 0 & 0 & 0 \end{pmatrix}$$

所以，$R(A) = 2$.

2. （1）因为 $|A| = \begin{vmatrix} 4 & 1 & 5 \\ 1 & 1 & 2 \\ 0 & 2 & 2 \end{vmatrix} = 0$，所以 A 不可逆.

（2） $(A \vdots E) = \begin{pmatrix} 1 & 1 & -1 & 1 & 0 & 0 \\ 2 & 1 & 0 & 0 & 1 & 0 \\ 1 & -1 & 1 & 0 & 0 & 1 \end{pmatrix} \xrightarrow{r_1+r_2} \begin{pmatrix} 2 & 0 & 0 & 1 & 0 & 1 \\ 2 & 1 & 0 & 0 & 1 & 0 \\ 1 & -1 & 1 & 0 & 0 & 1 \end{pmatrix}$

$\xrightarrow{\frac{1}{2}r_1} \begin{pmatrix} 1 & 0 & 0 & \frac{1}{2} & 0 & \frac{1}{2} \\ 2 & 1 & 0 & 0 & 1 & 0 \\ 1 & -1 & 1 & 0 & 0 & 1 \end{pmatrix} \xrightarrow[r_3-r_1]{r_2-2r_1} \begin{pmatrix} 1 & 0 & 0 & \frac{1}{2} & 0 & \frac{1}{2} \\ 0 & 1 & 0 & -1 & 1 & -1 \\ 0 & -1 & 1 & -\frac{1}{2} & 0 & \frac{1}{2} \end{pmatrix}$

$\xrightarrow{r_3+r_2} \begin{pmatrix} 1 & 0 & 0 & \frac{1}{2} & 0 & \frac{1}{2} \\ 0 & 1 & 0 & -1 & 1 & -1 \\ 0 & 0 & 0 & -\frac{3}{2} & 1 & -\frac{1}{2} \end{pmatrix} = (E \vdots A^{-1})$

所以，$A^{-1} = \begin{pmatrix} \frac{1}{2} & 0 & \frac{1}{2} \\ -1 & 1 & -1 \\ -\frac{3}{2} & 1 & -\frac{1}{2} \end{pmatrix}.$

3. $AB = A + 2B$，即 $(A - 2E)B = A$，而

$(A - 2E)^{-1} = \begin{pmatrix} 2 & 2 & 3 \\ 1 & -1 & 0 \\ -1 & 2 & 1 \end{pmatrix}^{-1} = \begin{pmatrix} 1 & -4 & -3 \\ 1 & -5 & -3 \\ -1 & 6 & 4 \end{pmatrix}$

所以 $\boldsymbol{B} = (\boldsymbol{A} - 2\boldsymbol{E})^{-1}\boldsymbol{A} = \begin{pmatrix} 1 & -4 & -3 \\ 1 & -5 & -3 \\ -1 & 6 & 4 \end{pmatrix} \begin{pmatrix} 4 & 2 & 3 \\ 1 & 1 & 0 \\ -1 & 2 & 3 \end{pmatrix} = \begin{pmatrix} 3 & -8 & -6 \\ 2 & -9 & -6 \\ -2 & 12 & 9 \end{pmatrix}.$

4. (1) 对系数的增广矩阵施行初等行变换，有

$$\begin{pmatrix} 4 & 2 & -1 & 2 \\ 3 & -1 & 2 & 10 \\ 11 & 3 & 0 & 8 \end{pmatrix} \longrightarrow \begin{pmatrix} 1 & 3 & -3 & -8 \\ 0 & -10 & 11 & 34 \\ 0 & 0 & 0 & -6 \end{pmatrix}$$

$R(\boldsymbol{A}) = 2$，而 $R(\boldsymbol{B}) = 3$，故方程组无解.

(2) 对系数的增广矩阵施行初等行变换：

$$\begin{pmatrix} 2 & 3 & 1 & 4 \\ 1 & -2 & 4 & -5 \\ 3 & 8 & -2 & 13 \\ 4 & -1 & 9 & -6 \end{pmatrix} \longrightarrow \begin{pmatrix} 1 & 0 & 2 & -1 \\ 0 & 1 & -1 & 2 \\ 0 & 0 & 0 & 0 \\ 0 & 0 & 0 & 0 \end{pmatrix}, \text{即得} \begin{cases} x = -2z - 1 \\ y = z + 2 \\ z = z \end{cases}.$$

(3) 对系数的增广矩阵施行初等行变换：

$$\begin{pmatrix} 2 & 1 & -1 & 1 & 1 \\ 4 & 2 & -2 & 1 & 2 \\ 2 & 1 & -1 & -1 & 1 \end{pmatrix} \longrightarrow \begin{pmatrix} 2 & 1 & -1 & 1 & 1 \\ 0 & 0 & 0 & 1 & 0 \\ 0 & 0 & 0 & 0 & 0 \end{pmatrix}, \text{即得} \begin{cases} x = -\dfrac{1}{2}y + \dfrac{1}{2}z + \dfrac{1}{2} \\ y = y \\ z = z \\ w = 0 \end{cases}.$$

(4) 对系数的增广矩阵施行初等行变换：

$$\begin{pmatrix} 2 & 1 & -1 & 1 & 1 \\ 3 & -2 & 1 & -3 & 4 \\ 1 & 4 & -3 & 5 & -2 \end{pmatrix} \longrightarrow \begin{pmatrix} 1 & 4 & -3 & 5 & -2 \\ 0 & 1 & -\dfrac{5}{7} & \dfrac{9}{7} & -\dfrac{5}{7} \\ 0 & 0 & 0 & 0 & 0 \end{pmatrix} \longrightarrow \begin{pmatrix} 1 & 0 & -\dfrac{1}{7} & -\dfrac{1}{7} & \dfrac{6}{7} \\ 0 & 1 & -\dfrac{5}{7} & \dfrac{9}{7} & -\dfrac{5}{7} \\ 0 & 0 & 0 & 0 & 0 \end{pmatrix}$$

即得 $\begin{cases} x = \dfrac{1}{7}z + \dfrac{1}{7}w + \dfrac{6}{7} \\ y = \dfrac{5}{7}z - \dfrac{9}{7}w - \dfrac{5}{7} \\ z = z \\ w = w \end{cases}.$

5. (1) $\begin{vmatrix} \lambda & 1 & 1 \\ 1 & \lambda & 1 \\ 1 & 1 & \lambda \end{vmatrix} \neq 0$，即 $\lambda \neq 1, -2$ 时方程组有唯一解.

(2) $R(\boldsymbol{A}) < R(\boldsymbol{B})$.

$$\boldsymbol{B} = \begin{pmatrix} \lambda & 1 & 1 & 1 \\ 1 & \lambda & 1 & \lambda \\ 1 & 1 & \lambda & \lambda^2 \end{pmatrix} \longrightarrow \begin{pmatrix} 1 & 1 & \lambda & \lambda^2 \\ 0 & \lambda - 1 & 1 - \lambda & \lambda(1 - \lambda) \\ 0 & 0 & (1-\lambda)(2+\lambda) & (1-\lambda)(\lambda+1)^2 \end{pmatrix}$$

由 $(1-\lambda)(2+\lambda) = 0, (1-\lambda)(1+\lambda)^2 \neq 0$，得 $\lambda = -2$ 时，方程组无解.

(3) $R(\boldsymbol{A}) = R(\boldsymbol{B}) < 3$，由 $(1-\lambda)(2+\lambda) = (1-\lambda)(1+\lambda)^2 = 0$，得 $\lambda = 1$ 时，方程组

有无穷多个解.

综合训练一

1. (1) C；(2) A；(3) C；(4) D；(5) A；(6) B；(7) C；(8) B；(9) D；(10) B.

2. (1) $(-1)^{n-1}n!$；(2) $-3M$；(3) x^4；(4) 1 或 -1；(5) 81；(6) $\begin{pmatrix} 2 & 3 & 7 \\ 2 & -2 & -1 \\ 2 & -5 & 6 \end{pmatrix}$, $\begin{pmatrix} 0 & 0 & 4 \\ -1 & 4 & 2 \\ -1 & -2 & 2 \end{pmatrix}$；(7) $\begin{pmatrix} 4 & 4 & 1 \\ 10 & 8 & 5 \end{pmatrix}$；(8) $\begin{pmatrix} \frac{3}{5} & -\frac{2}{5} \\ \frac{1}{5} & \frac{1}{5} \end{pmatrix}$；(9) $k \neq -2$ 且 $k \neq 3$；(10) $a = -1$.

3. (1) ① $D = \begin{vmatrix} 1 & 2 & 3 & 4 \\ 1 & 0 & 1 & 2 \\ 3 & -1 & -1 & 0 \\ 1 & 2 & 0 & -5 \end{vmatrix} \xlongequal{\substack{r_1 + 2r_3 \\ r_4 + 2r_3}} \begin{vmatrix} 7 & 0 & 1 & 4 \\ 1 & 0 & 1 & 2 \\ 3 & -1 & -1 & 0 \\ 7 & 0 & -2 & -5 \end{vmatrix}$

$= (-1) \times (-1)^{3+2} \begin{vmatrix} 7 & 1 & 4 \\ 1 & 1 & 2 \\ 7 & -2 & -5 \end{vmatrix} \xlongequal{\substack{r_1 - r_2 \\ r_3 + 2r_2}} \begin{vmatrix} 6 & 0 & 2 \\ 1 & 1 & 2 \\ 9 & 0 & -1 \end{vmatrix}$

$= 1 \times (-1)^{2+2} \begin{vmatrix} 6 & 2 \\ 9 & -1 \end{vmatrix} = -6 - 18 = -24.$

② $D = \begin{vmatrix} 5 & 3 & -1 & 2 & 0 \\ 1 & 7 & 2 & 5 & 2 \\ 0 & -2 & 3 & 1 & 0 \\ 0 & -4 & -1 & 4 & 0 \\ 0 & 2 & 3 & 5 & 0 \end{vmatrix} = (-1)^{2+5} \times 2 \begin{vmatrix} 5 & 3 & -1 & 2 \\ 0 & -2 & 3 & 1 \\ 0 & -4 & -1 & 4 \\ 0 & 2 & 3 & 5 \end{vmatrix}$

$= -2 \times 5 \begin{vmatrix} -2 & 3 & 1 \\ -4 & -1 & 4 \\ 2 & 3 & 5 \end{vmatrix} \xlongequal{\substack{r_2 + (-2)r_1 \\ r_3 + r_1}} -10 \begin{vmatrix} -2 & 3 & 1 \\ 0 & -7 & 2 \\ 0 & 6 & 6 \end{vmatrix}$

$= -10 \times (-2) \begin{vmatrix} -7 & 2 \\ 6 & 6 \end{vmatrix} = 20 \times (-42 - 12) = -1\,080.$

(2) 注意到 $A_{11} + A_{12} + A_{13} + A_{14}$ 等于用 1，1，1，1 代替 D 的第 1 行所得的行列式，即

$A_{11} + A_{12} + A_{13} + A_{14} = \begin{vmatrix} 1 & 1 & 1 & 1 \\ 1 & 1 & 0 & -5 \\ -1 & 3 & 1 & 3 \\ 2 & -4 & -1 & -3 \end{vmatrix} \xlongequal{\substack{r_4 + r_3 \\ r_3 - r_1}} \begin{vmatrix} 1 & 1 & 1 & 1 \\ 1 & 1 & 0 & -5 \\ -2 & 2 & 0 & 2 \\ 1 & -1 & 0 & 0 \end{vmatrix}$

$$= \begin{vmatrix} 1 & 1 & -5 \\ -2 & 2 & 2 \\ 1 & -1 & 0 \end{vmatrix} \xequal{c_2+c_1} \begin{vmatrix} 1 & 1 & -5 \\ -2 & 0 & 2 \\ 1 & 0 & 0 \end{vmatrix} = \begin{vmatrix} 2 & -5 \\ 0 & 2 \end{vmatrix} = 4$$

又按定义知

$$M_{11}+M_{21}+M_{31}+M_{41} = A_{11}-A_{21}+A_{31}-A_{41} = \begin{vmatrix} 1 & -5 & 2 & 1 \\ -1 & 1 & 0 & -5 \\ 1 & 3 & 1 & 3 \\ -1 & -4 & -1 & -3 \end{vmatrix}$$

$$\xequal{r_4+r_3} \begin{vmatrix} 1 & -5 & 2 & 1 \\ -1 & 1 & 0 & -5 \\ 1 & 3 & 1 & 3 \\ 0 & -1 & 0 & 0 \end{vmatrix} = (-1) \begin{vmatrix} 1 & 2 & 1 \\ -1 & 0 & -5 \\ 1 & 1 & 3 \end{vmatrix} \xequal{r_1-2r_3} - \begin{vmatrix} -1 & 0 & -5 \\ -1 & 0 & -5 \\ 1 & 1 & 3 \end{vmatrix} = 0$$

(3) $$D_n \xequal{r_1+(r_2+\cdots+r_n)} [x+(n-1)a] \begin{vmatrix} 1 & 1 & \cdots & 1 \\ a & x & \cdots & a \\ \vdots & \vdots & & \vdots \\ a & a & \cdots & x \end{vmatrix}$$

$$= [x+(n-1)a] \begin{vmatrix} 1 & 1 & \cdots & 1 \\ 0 & x-a & \cdots & 0 \\ \vdots & \vdots & & \vdots \\ 0 & 0 & \cdots & x-a \end{vmatrix}$$

$$= [x+(n+1)a](x-a)^{n-1}$$

(4) 设 x_1, x_2, x_3 分别为三种食物的量,则由表中的数据可得出下列线性方程组:

$$\begin{cases} 10x_1+20x_2+20x_3=105 \\ 0x_1+10x_2+3x_3=60 \\ 50x_1+40x_2+10x_3=525 \end{cases}$$

由克莱姆法则可得

$$D = \begin{vmatrix} 10 & 20 & 20 \\ 0 & 10 & 3 \\ 50 & 40 & 10 \end{vmatrix} = -7\,200, \quad D_1 = \begin{vmatrix} 105 & 20 & 20 \\ 60 & 10 & 3 \\ 525 & 40 & 10 \end{vmatrix} = -39\,600$$

$$D_2 = \begin{vmatrix} 10 & 105 & 20 \\ 0 & 60 & 3 \\ 50 & 525 & 10 \end{vmatrix} = -54\,000, \quad D_3 = \begin{vmatrix} 10 & 20 & 105 \\ 0 & 10 & 60 \\ 50 & 40 & 525 \end{vmatrix} = -36\,000$$

则

$$x_1 = \frac{D_1}{D} = 5.5, \quad x_2 = \frac{D_2}{D} = 7.5, \quad x_3 = \frac{D_3}{D} = 5$$

从而我们每天可以摄入 5.5 个单位的食物一、7.5 个单位的食物二、5 个单位的食物三就可以保证我们的健康饮食了.

(5) 对矩阵 A 施行初等行变换:

$$A = \begin{pmatrix} 1 & 1 & 2 & 5 & 7 \\ 1 & 2 & 3 & 7 & 10 \\ 1 & 3 & 4 & 9 & 13 \\ 1 & 4 & 5 & 11 & 16 \end{pmatrix} \xrightarrow[r_4-r_1]{\substack{r_2-r_1 \\ r_3-r_1}} \begin{pmatrix} 1 & 1 & 2 & 5 & 7 \\ 0 & 1 & 1 & 2 & 3 \\ 0 & 2 & 2 & 4 & 6 \\ 0 & 3 & 3 & 6 & 9 \end{pmatrix} \xrightarrow[r_4-3r_2]{r_3-2r_2} \begin{pmatrix} 1 & 1 & 2 & 5 & 7 \\ 0 & 1 & 1 & 2 & 3 \\ 0 & 0 & 0 & 0 & 0 \\ 0 & 0 & 0 & 0 & 0 \end{pmatrix}$$

所以，$R(A) = 2$.

(6) $AX + E = A^2 + X \Rightarrow (A - E)X = A^2 - E$

$$A = \begin{pmatrix} 1 & 0 & 1 \\ 0 & 2 & 0 \\ 1 & 0 & 1 \end{pmatrix} \Rightarrow A - E = \begin{pmatrix} 0 & 0 & 1 \\ 0 & 1 & 0 \\ 1 & 0 & 0 \end{pmatrix}$$

显然 $A - E$ 可逆，所以，$(A-E)^{-1}(A-E)X = X = (A-E)^{-1}(A^2 - E) = (A-E)^{-1}(A-E)(A+E) = A + E$.

所以，$X = \begin{pmatrix} 2 & 0 & 1 \\ 0 & 3 & 0 \\ 1 & 0 & 2 \end{pmatrix}$.

(7) $A = \begin{pmatrix} 1 & 2 & a & 1 \\ 2 & -3 & 1 & 0 \\ 4 & 1 & a & b \end{pmatrix} \rightarrow \begin{pmatrix} 1 & 2 & a & 1 \\ 0 & -7 & 1-2a & -2 \\ 0 & 7 & a-2 & b \end{pmatrix} \rightarrow \begin{pmatrix} 1 & 2 & a & 1 \\ 0 & -7 & 1-2a & -2 \\ 0 & 0 & -a-1 & b-2 \end{pmatrix}$

因为矩阵 A 的秩为 2，所以 $-a-1=0$，$b-2=0 \Rightarrow a = -1$，$b = 2$.

(8) $\bar{A} = \begin{pmatrix} 1 & 3 & -1 & -1 & 6 \\ 3 & -1 & 5 & -3 & 6 \\ 2 & 1 & 2 & -2 & 8 \end{pmatrix} \xrightarrow[r_3-2r_1]{r_2-3r_1} \begin{pmatrix} 1 & 3 & -1 & -1 & 6 \\ 0 & -10 & 8 & 0 & -12 \\ 0 & -5 & 4 & 0 & -4 \end{pmatrix}$

$$\xrightarrow{2r_3-r_2} \begin{pmatrix} 1 & 3 & -1 & -1 & 6 \\ 0 & -10 & 8 & 0 & -12 \\ 0 & 0 & 0 & 0 & 2 \end{pmatrix}$$

故 $r(\bar{A}) = 3$，$r(A) = 2$，$r(\bar{A}) \neq r(A)$. 根据定理 1 知线性方程组无解.

(9) $D = \begin{vmatrix} 1-\lambda & -2 & 4 \\ 2 & 3-\lambda & 1 \\ 1 & 1 & 1-\lambda \end{vmatrix} = \begin{vmatrix} 1-\lambda & -3+\lambda & 4 \\ 2 & 1-\lambda & 1 \\ 1 & 0 & 1-\lambda \end{vmatrix}$

$= (1-\lambda)^3 + (\lambda-3) - 4(1-\lambda) - 2(1-\lambda)(-3+\lambda)$

$= (1-\lambda)^3 + 2(1-\lambda)^2 + \lambda - 3 = \lambda(\lambda-2)(3-\lambda)$

齐次线性方程组有非零解，则 $D = 0$，所以 $\lambda = 0$，$\lambda = 2$ 或 $\lambda = 3$ 时齐次线性方程组有非零解.

(10) $\bar{A} = \begin{pmatrix} 1 & 1 & -3 & -1 & 1 \\ 3 & -1 & -3 & 4 & 4 \\ 1 & 5 & -9 & -8 & 0 \end{pmatrix} \xrightarrow[r_3-r_1]{r_2-3r_1} \begin{pmatrix} 1 & 1 & -3 & -1 & 1 \\ 0 & -4 & 6 & 7 & 1 \\ 0 & 4 & -6 & -7 & -1 \end{pmatrix}$

$$\xrightarrow{r_3+r_2} \begin{pmatrix} 1 & 1 & -3 & -1 & 1 \\ 0 & -4 & 6 & 7 & 1 \\ 0 & 0 & 0 & 0 & 0 \end{pmatrix}$$

由于 $R(\bar{A}) = R(A) = 2 < 4$，所以线性方程组有无穷多解．最后一个矩阵所对应的线性方程组为

$$\begin{cases} x_1 + x_2 - 3x_3 - x_4 = 1 \\ -4x_2 + 6x_3 + 7x_4 = 1 \end{cases}$$

这个线性方程组有 $n - r = 2$ 个自由未知量，取 x_3, x_4 为自由未知量，得

$$\begin{cases} x_1 = \dfrac{3}{2}c - \dfrac{3}{4}d + \dfrac{5}{4} \\ x_2 = \dfrac{3}{2}c + \dfrac{7}{4}d - \dfrac{1}{4} \\ x_3 = c \\ x_4 = d \end{cases}$$

综合训练二

1. (1) A；(2) D；(3) B；(4) B；(5) B；(6) D；(7) C；(8) A；(9) C；(10) C.

2. (1) $a_{14}a_{22}a_{31}a_{43}$；(2) 0；(3) $(\lambda + n)\lambda^{n-1}$；(4) A 的列秩为 n；(5) 1；
(6) 2；(7) $-\dfrac{1}{2}$；(8) 1；(9) $k \neq -2, 3$；(10) $k = 7$.

3. (1) 行列式的特点是各列 4 个数的和为 10，于是，各行加到第 1 行，得

$$D = \begin{vmatrix} 1 & 2 & 3 & 4 \\ 2 & 3 & 4 & 1 \\ 3 & 4 & 1 & 2 \\ 4 & 1 & 2 & 3 \end{vmatrix} = \begin{vmatrix} 10 & 10 & 10 & 10 \\ 2 & 3 & 4 & 1 \\ 3 & 4 & 1 & 2 \\ 4 & 1 & 2 & 3 \end{vmatrix} = 10 \begin{vmatrix} 1 & 1 & 1 & 1 \\ 2 & 3 & 4 & 1 \\ 3 & 4 & 1 & 2 \\ 4 & 1 & 2 & 3 \end{vmatrix}$$

$$= 10 \begin{vmatrix} 1 & 1 & 1 & 1 \\ 0 & 1 & 2 & -1 \\ 0 & 1 & -2 & -1 \\ 0 & -3 & -2 & -1 \end{vmatrix} = 10 \begin{vmatrix} 1 & 1 & 1 & 1 \\ 0 & 1 & 2 & -1 \\ 0 & 0 & -4 & 0 \\ 0 & 0 & 0 & -4 \end{vmatrix} = 160$$

(2) 利用行列式的性质，将第 2，3，4 列加到第 1 列得

$$\begin{vmatrix} 1 & -1 & 1 & x-1 \\ 1 & -1 & x+1 & -1 \\ 1 & x-1 & 1 & -1 \\ x+1 & -1 & 1 & -1 \end{vmatrix} = \begin{vmatrix} x & -1 & 1 & x-1 \\ x & -1 & x+1 & -1 \\ x & x-1 & 1 & -1 \\ x & -1 & 1 & -1 \end{vmatrix} = x \begin{vmatrix} 1 & -1 & 1 & x-1 \\ 1 & -1 & x+1 & -1 \\ 1 & x-1 & 1 & -1 \\ 1 & -1 & 1 & -1 \end{vmatrix}$$

$$= x \begin{vmatrix} 1 & -1 & 1 & x-1 \\ 0 & 0 & x & -x \\ 0 & x & 0 & -x \\ 0 & 0 & 0 & -1 \end{vmatrix} = x \begin{vmatrix} 0 & x & -1 \\ x & 0 & -x \\ 0 & 0 & -x \end{vmatrix} = x^4$$

(3) ① $A + B = \begin{pmatrix} 1+1 & 2+1 & 3+4 \\ 0+2 & 1+(-3) & -1+0 \\ 3+1(-1) & -2+(-3) & 4+2 \end{pmatrix} = \begin{pmatrix} 2 & 3 & 7 \\ 2 & -2 & -1 \\ 2 & -5 & 6 \end{pmatrix}$.

② $A - B^T = \begin{pmatrix} 1 & 2 & 3 \\ 0 & 1 & -1 \\ 3 & -2 & 4 \end{pmatrix} - \begin{pmatrix} 1 & 2 & -1 \\ 1 & -3 & -3 \\ 4 & 0 & 2 \end{pmatrix}$

$= \begin{pmatrix} 1-1 & 2-2 & 3-(-1) \\ 0-1 & 1-(-3) & -1-(-3) \\ 3-4 & -2-0 & 4-2 \end{pmatrix}$

$= \begin{pmatrix} 0 & 0 & 4 \\ -1 & 4 & 2 \\ -1 & -2 & 2 \end{pmatrix}.$

(4) 由 $A + 2B = AB$, 得 $(A - 2E)B = A$, $A - 2E = \begin{pmatrix} 0 & 2 & 1 \\ 1 & -1 & 0 \\ -1 & 2 & 1 \end{pmatrix}$,

$(A - 2E, A) = \begin{pmatrix} 0 & 2 & 1 & 2 & 2 & 1 \\ 1 & -1 & 0 & 1 & 1 & 0 \\ -1 & 2 & 1 & -1 & 2 & 3 \end{pmatrix} \xrightarrow{r} \begin{pmatrix} 1 & 0 & 0 & 3 & 0 & -2 \\ 0 & 1 & 0 & 2 & -1 & -2 \\ 0 & 0 & 1 & -2 & 4 & 5 \end{pmatrix}$

所以, $B = \begin{pmatrix} 3 & 0 & -2 \\ 2 & -1 & -2 \\ -2 & 4 & 5 \end{pmatrix}.$

(5) 系数行列式 $D = \begin{vmatrix} 1 & 1 & 1 \\ a & b & c \\ bc & ca & ab \end{vmatrix} \xrightarrow[c_2 - c_3]{c_1 - c_2} \begin{vmatrix} 0 & 0 & 1 \\ a-b & b-c & c \\ c(b-a) & a(c-b) & ab \end{vmatrix} \xrightarrow[c_2 \div (b-c)]{c_1 \div (a-b)}$

$(a-b)(b-c) \begin{vmatrix} 0 & 0 & 1 \\ 1 & 1 & c \\ -c & -a & ab \end{vmatrix} = (a-b)(b-c) \begin{vmatrix} 1 & 1 \\ -c & -a \end{vmatrix}$

$= (a-b)(b-c)(c-a)$

显然, 当 a, b, c 互不相等时, $D \neq 0$, 该方程组有唯一解. 又

$D_1 = \begin{vmatrix} a+b+c & 1 & 1 \\ a^2+b^2+c^2 & b & c \\ 3abc & ca & ab \end{vmatrix} \xrightarrow{c_1 - bc_2 - cc_3} \begin{vmatrix} a & 1 & 1 \\ a^2 & b & c \\ abc & ca & ab \end{vmatrix} \xrightarrow{c_1 \div a} a \begin{vmatrix} 1 & 1 & 1 \\ a & b & c \\ bc & ca & ab \end{vmatrix} = aD.$

同理可得 $D_2 = bD$, $D_3 = cD$, 于是

$$x = \frac{D_1}{D} = a, \quad y = \frac{D_2}{D} = b, \quad z = \frac{D_3}{D} = c$$

(6) $(A \vdots I) = \begin{pmatrix} 1 & 1 & -1 & 1 & 0 & 0 \\ 2 & 1 & 0 & 0 & 1 & 0 \\ 1 & -1 & 1 & 0 & 0 & 1 \end{pmatrix} \xrightarrow{r_1 + r_2} \begin{pmatrix} 2 & 0 & 0 & 1 & 0 & 1 \\ 2 & 1 & 0 & 0 & 1 & 0 \\ 1 & -1 & 1 & 0 & 0 & 1 \end{pmatrix}$

$\xrightarrow{\frac{1}{2}r_1} \begin{pmatrix} 1 & 0 & 0 & \frac{1}{2} & 0 & \frac{1}{2} \\ 2 & 1 & 0 & 0 & 1 & 0 \\ 1 & -1 & 1 & 0 & 0 & 1 \end{pmatrix} \xrightarrow[r_3 - r_1]{r_2 - 2r_1} \begin{pmatrix} 1 & 0 & 0 & \frac{1}{2} & 0 & \frac{1}{2} \\ 0 & 1 & 0 & -1 & 1 & -1 \\ 0 & -1 & 1 & -\frac{1}{2} & 0 & \frac{1}{2} \end{pmatrix}$

$$\xrightarrow{r_3+r_2} \begin{pmatrix} 1 & 0 & 0 & \frac{1}{2} & 0 & \frac{1}{2} \\ 0 & 1 & 0 & -1 & 1 & -1 \\ 0 & 0 & 0 & -\frac{3}{2} & 1 & -\frac{1}{2} \end{pmatrix} = (\boldsymbol{I} \vdots \boldsymbol{A}^{-1})$$

所以，$\boldsymbol{A}^{-1} = \begin{pmatrix} \frac{1}{2} & 0 & \frac{1}{2} \\ -1 & 1 & -1 \\ -\frac{3}{2} & 1 & -\frac{1}{2} \end{pmatrix}$.

（7）对矩阵 $\boldsymbol{A}$ 施行初等行变换：

$$\boldsymbol{A} = \begin{pmatrix} 1 & 1 & 2 & 5 & 7 \\ 1 & 2 & 3 & 7 & 10 \\ 1 & 3 & 4 & 9 & 13 \\ 1 & 4 & 5 & 11 & 16 \end{pmatrix} \xrightarrow[r_4-r_1]{\substack{r_2-r_1\\r_3-r_1}} \begin{pmatrix} 1 & 1 & 2 & 5 & 7 \\ 0 & 1 & 1 & 2 & 3 \\ 0 & 2 & 2 & 4 & 6 \\ 0 & 3 & 3 & 6 & 9 \end{pmatrix} \xrightarrow[r_4-3r_2]{r_3-2r_2} \begin{pmatrix} 1 & 1 & 2 & 5 & 7 \\ 0 & 1 & 1 & 2 & 3 \\ 0 & 0 & 0 & 0 & 0 \\ 0 & 0 & 0 & 0 & 0 \end{pmatrix}$$

所以，$R(\boldsymbol{A}) = 2$.

（8）增广矩阵 $\bar{\boldsymbol{A}} = \begin{pmatrix} 2 & 1 & -1 & 1 & 1 \\ 4 & 2 & -2 & 1 & 2 \\ 2 & 1 & -1 & 1 & 1 \end{pmatrix} \xrightarrow[r_3-r_1]{r_2-2r_1} \begin{pmatrix} 2 & 1 & -1 & 1 & 1 \\ 0 & 0 & 0 & -1 & 0 \\ 0 & 0 & 0 & 0 & 0 \end{pmatrix}$

由于 $r(\bar{\boldsymbol{A}}) = r(\boldsymbol{A}) = 2 < 4$，因此线性方程组有无穷多解. 最后一个矩阵所对应的线性方程组为

$$\begin{cases} 2x_1 + x_2 - x_3 + x_4 = 1 \\ -x_4 = 0 \end{cases}$$

自由未知量有 $n - r = 2$ 个，取 x_2, x_3 为自由未知量，线性方程组的全部解为

$$\begin{cases} x_1 = \frac{1}{2}d - \frac{1}{2}c + \frac{1}{2} \\ x_2 = c \\ x_3 = d \\ x_4 = 0 \end{cases}$$

（9）增广矩阵 $\bar{\boldsymbol{A}} = \begin{pmatrix} 1 & 2 & -2 & 2 & 2 \\ 0 & 1 & -1 & -1 & 1 \\ 1 & 1 & -1 & 3 & a \\ 1 & -1 & 1 & 5 & b \end{pmatrix} \xrightarrow[r_4-r_1]{r_3-r_1} \begin{pmatrix} 1 & 2 & -2 & 2 & 2 \\ 0 & 1 & -1 & -1 & 1 \\ 0 & -1 & 1 & 1 & a-2 \\ 0 & -3 & 3 & 3 & b-2 \end{pmatrix}$

$$\xrightarrow{r_4+3r_2} \begin{pmatrix} 1 & 2 & -2 & 2 & 2 \\ 0 & 1 & -1 & -1 & 1 \\ 0 & 0 & 0 & 0 & a-1 \\ 0 & 0 & 0 & 0 & b+1 \end{pmatrix}$$

因为当 $a = 1$，$b = -1$ 时，有 $r(\boldsymbol{A}) = r(\bar{\boldsymbol{A}}) = 2 < 4$，所以线性方程组有无穷多解，当

$a \neq 1$ 或 $b \neq -1$ 时，有 $r(A) = 2 \neq r(\bar{A}) = 3$，所以线性方程组无解.

(10) 系数矩阵 $D = \begin{vmatrix} 1 & -1 & 1 \\ \lambda & 2 & 1 \\ 2 & \lambda & 0 \end{vmatrix} = (\lambda+2)(\lambda-3)$，当 $D = 0$，即 $\lambda = -2$，或 $\lambda = 3$ 时，齐次线性方程组有非零解.

本章检测

一、1. D；2. D；3. A；4. D；5. B；6. C；7. C；8. C；9. A；10. C.

二、1. 3；2. 160；3. $\begin{pmatrix} -4 & 9 & 5 \\ -6 & 12 & 8 \\ -4 & 8 & 6 \end{pmatrix}$；4. $R(A) = n$；5. 1；

6. $\begin{pmatrix} 0 & -1 \\ -1 & 0 \end{pmatrix}$；7. $a \neq 3$ 且 $a \neq -1$；8. 0；9. 2，-1；10. 6 m.

三、1. $\begin{vmatrix} 3 & 1 & -1 & 2 \\ -5 & 1 & 3 & -4 \\ 2 & 0 & 1 & -1 \\ 1 & -5 & 3 & -3 \end{vmatrix} = \begin{vmatrix} 5 & 1 & -1 & 1 \\ -11 & 1 & 3 & -1 \\ 0 & 0 & 1 & 0 \\ -5 & -5 & 3 & 0 \end{vmatrix}$

$= \begin{vmatrix} 5 & 1 & 1 \\ -11 & 1 & -1 \\ -5 & -5 & 0 \end{vmatrix} = \begin{vmatrix} 5 & 1 & 1 \\ -6 & 2 & 0 \\ -5 & -5 & 0 \end{vmatrix} = \begin{vmatrix} -6 & 2 \\ -5 & -5 \end{vmatrix} = 30 + 10 = 40.$

2. $AB^T = \begin{pmatrix} 1 & 2 & 0 \\ 3 & 4 & 0 \\ -1 & 2 & 1 \end{pmatrix} \begin{pmatrix} 2 & -2 \\ 3 & 4 \\ -1 & 0 \end{pmatrix} = \begin{pmatrix} 8 & 6 \\ 18 & 10 \\ 3 & 10 \end{pmatrix}$.

$|A| = \begin{vmatrix} 1 & 2 & 0 \\ 3 & 4 & 0 \\ -1 & 2 & 1 \end{vmatrix} = -2.$

因此 $|4A| = 4^3 |A| = 64|A| = -128$.

3. $AB = A + 2B$，即 $(A-2E)B = A$，而

$(A-2E)^{-1} = \begin{pmatrix} 2 & 2 & 3 \\ 1 & -1 & 0 \\ -1 & 2 & 1 \end{pmatrix}^{-1} = \begin{pmatrix} 1 & -4 & -3 \\ 1 & -5 & -3 \\ -1 & 6 & 4 \end{pmatrix}.$

所以 $B = (A-2E)^{-1}A = \begin{pmatrix} 1 & -4 & -3 \\ 1 & -5 & -3 \\ -1 & 6 & 4 \end{pmatrix} \begin{pmatrix} 4 & 2 & 3 \\ 1 & 1 & 0 \\ -1 & 2 & 3 \end{pmatrix} = \begin{pmatrix} 3 & -8 & -6 \\ 2 & -9 & -6 \\ -2 & 12 & 9 \end{pmatrix}.$

4. $\begin{vmatrix} x & y & y & \cdots & y \\ y & x & y & \cdots & y \\ y & y & x & \cdots & y \\ \vdots & \vdots & \vdots & & \vdots \\ y & y & y & \cdots & x \end{vmatrix} = [x+(n-1)y] \begin{vmatrix} 1 & 1 & 1 & \cdots & 1 \\ y & x & y & \cdots & y \\ y & y & x & \cdots & y \\ \vdots & \vdots & \vdots & & \vdots \\ y & y & y & \cdots & x \end{vmatrix}$

$$= [x+(n-1)y] \begin{vmatrix} 1 & 1 & 1 & \cdots & 1 \\ 0 & x-y & 0 & \cdots & 0 \\ 0 & 0 & x-y & \cdots & 0 \\ \vdots & \vdots & \vdots & & \vdots \\ 0 & 0 & 0 & \cdots & x-y \end{vmatrix}$$

$$= [x+(n-1)y](x-y)^{n-1}.$$

5. 对矩阵 A 施行初等行变换

$$A \to \begin{pmatrix} 1 & -2 & -1 & 0 & 2 \\ 0 & 0 & 0 & 6 & -2 \\ 0 & 3 & 2 & 8 & -2 \\ 0 & 9 & 6 & 3 & -2 \end{pmatrix} \to \begin{pmatrix} 1 & -2 & -1 & 0 & 2 \\ 0 & 3 & 2 & 8 & -3 \\ 0 & 0 & 0 & 6 & -2 \\ 0 & 0 & 0 & -21 & 7 \end{pmatrix} \to \begin{pmatrix} 1 & -2 & -1 & 0 & 2 \\ 0 & 3 & 2 & 8 & -3 \\ 0 & 0 & 0 & 3 & -1 \\ 0 & 0 & 0 & 0 & 0 \end{pmatrix} = B.$$

（1）$R(B) = 3$，所以 $R(A) = R(B) = 3$.

（2）A 的列向量组的一个最大线性无关组.

6. $|A| = \begin{vmatrix} 2 & \lambda & -1 \\ \lambda & -1 & 1 \\ 4 & 5 & -5 \end{vmatrix} = (\lambda-1)(5\lambda+4)$，由克莱姆法则

当 $\lambda \neq 1$ 且 $\lambda \neq -\dfrac{4}{5}$ 时，方程组有唯一解；

当 $\lambda = -\dfrac{4}{5}$ 时

$$R(A,b) = \begin{pmatrix} 2 & -\dfrac{4}{5} & -1 & 1 \\ -\dfrac{4}{5} & -1 & 1 & 2 \\ 4 & 5 & -5 & -1 \end{pmatrix} \to \cdots \to \begin{pmatrix} 10 & -4 & -5 & 5 \\ -4 & -5 & 5 & 10 \\ 0 & 0 & 0 & 9 \end{pmatrix}$$

有 $R(A) \neq R(A,b)$，所以方程组无解；

当 $\lambda = 1$ 时

$$R(A,b) = \begin{pmatrix} 2 & 1 & -1 & 1 \\ 1 & -1 & 1 & 2 \\ 4 & 5 & -5 & -1 \end{pmatrix} \to \cdots \to \begin{pmatrix} 1 & 0 & 0 & 1 \\ 0 & 1 & -1 & -1 \\ 0 & 0 & 0 & 0 \end{pmatrix}$$

有 $R(A) = R(A,b) = 2 < 3$，方程组有无穷多组解，原方程组等价于方程组

$$\begin{cases} x_1 = 1 \\ x_2 - x_3 = -1 \end{cases}$$

取 $x_3 = 0$，得到特解 $\boldsymbol{\eta} = (1,-1,0)^T$.

令 $x_3 = 1$，代入等价方程组的齐次线性方程组中求得基础解系为

$$\boldsymbol{\xi} = (1,0,1)^T$$

方程组的全部解为

$$x = \boldsymbol{\eta} + k\boldsymbol{\xi}$$

其中，k 为任意常数.

第九章

同步训练 9-1

1. 概率型决策方法又称为风险型决策方法.

2. 风险型决策问题应具备下列五个条件：①存在着决策人企图达到的一个明确目标；②存在着决策人可以选择的两个以上的行动方案；③存在着不以决策人的主观意志为转移的两种以上的客观状态或自然状态；④不同的行动方案在不同自然状态下的损益数值（即风险值、损益函数值等）可以计算出来；⑤未来将出现哪种自然状态决策人不能肯定，但其出现的概率决策人大致可以预先估计出来.

同步训练 9-2

1. 医生利用不同疾病的各种临床表现的医学知识对患者询问病情、病史，让病人做一些必要的化验和检查，然后进行分析、综合评价，初步做出符合病人资料的诊断，确定亟待解决的问题，这就是决策的目标，是决策的首要任务.

2. 当医生对病情做出明确诊断后，就要利用疾病的成因、发展以及不同的治疗方案对疾病的效应等知识，拟定多种治疗方案，它是决策的基础.

同步训练 9-3

1. 矩阵决策法有以下四个要素：状态变量；决策变量；各种自然状态出现的概率；各种结果的损益值.

2. 如果矩阵决策表中的元素 V_{ij} 是损益值，且决策目标是收益最大，则选取期望值最大的行动方案. 如果 V_{ij} 是损失值，决策目标又是使损失最小，则应选取期望值最小的行动目标. 若遇两个方案 A_i 与 A_j 的期望值相等，则比较这两个方案的期望值与其下界值即 $\min\{V_{ij}\}$ 的差，选取差额小者为最优方案.

同步训练 9-4

1. 决策树法的优点：层次清楚，形象直观，便于掌握；可为决策者构建一个有序的、合理的、完整的决策过程，还可以帮助决策者检验全部的可能结果.

2. 把方案的一连串因素，按它们的相互关系用树形图表示出来就构成了决策树.

同步训练 9-5

由贝叶斯公式知

$$P(A|B) = \frac{P(A)P(B|A)}{P(A)P(B|A) + P(\bar{A})P(B|\bar{A})}$$

$$= \frac{0.0004 \times 0.94}{0.0004 \times 0.94 + 0.9996 \times 0.04} = 0.93\% = 0.0093$$

也就是说，AFP 检测结果为阳性的人，实际患肝癌的可能性只有 0.93%，还不到 1%.

同步训练 9-6

这主要是因为肝癌的发病率 $P(A) = 0.0004$，大大小于检测方法的错误率 $P(B|\bar{A}) = 0.04$，$P(\bar{B}|A) = 0.06$. 例如：平均来讲，在一万人中，肝癌患者实际只有 4 人左右，而这一万人进行 AFP 检测后，出现错误检测结果的有 400 至 600 人，大大多于实际患者 4 人.

因此，对稀有病例来讲，必须澄清一个观点：在对稀有病例的普查中，一次检测为阳性者，实际患此病的概率并不大．对医生来讲，不能根据一次检测的结果就武断下结论，需做进一步检验；对病人来讲，医生应该做一些必要的解释工作，告知病人一次检测的结果并不能说明问题，不必太紧张，但也要认真对待，可进一步复查，并结合其他项目的检查加以确诊．

本章检测

1. 两种治疗的病人总数不一样，每种效果也不一样，因而不能个别比较，只能用期望值方法来确定两种方法的好坏．

治疗方法甲得分的数学期望值为 $100 \times 0.42 + 70 \times 0.26 + 50 \times 0.2 + 0 \times 0.12 = 70.2$

治疗方法乙得分的数学期望值为 $100 \times 0.4 + 70 \times 0.35 + 50 \times 0.2 + 0 \times 0.05 = 74.5$

因为治疗方法乙得分的数学期望值 74.5 大于治疗方法甲得分的数学期望值 70.2，因此乙种治疗方法比甲种治疗方法好．

2.
$$TP = \frac{260}{310} \times 100\% = 83.87\%$$

$$TN = \frac{69}{220} \times 100\% = 31.36\%$$

$$FP = \frac{151}{220} \times 100\% = 68.64\%$$

$$LR = \frac{TP}{FP} = \frac{83.87\%}{68.64\%} = 1.22$$

所以 AKP 诊断肝癌的灵敏度为 83.87%，特异度为 31.36%，似然比为 1.22．

3. 这就是一个临床决策问题．当医生面临这个问题时，首先要根据病人的各种病象表现，在"做活检"与"不做活检"中做出抉择，这种抉择是由决策者主要是医生（假定病人听从医生的安排）控制的．假如医生决定"做活检"，那么做活检的结果病人可能存活，也可能死亡；前者的概率是 $\frac{999}{1\,000}$，后者的概率是 $\frac{1}{1\,000}$．这里，病人"存活"或"死亡"是两个随机事件，不是医生所能控制的，假如病人"存活"，那么检查结果可能是"肝炎"或者是"肝硬变"，这又是两个随机事件．它们的概率可从文献资料或本院的既往病案资料中做出估计，这里假定做肝活检的慢性进行性肝衰竭病人中有 80% 是肝硬变，20% 是肝炎．接着，医生便要选择处理："用甾体化合物"或"不用甾体化合物"，对于肝炎病人，这两种处理的两年存活率分别为 85% 和 67%；对于肝硬变病人，则分别为 48% 和 50%．

假如医生决定"不做活检"，那么，接着就要决定是否用甾体化合物处理，这个决定是在病人患肝炎或患肝硬变尚未确诊的条件下做出的．如果决定用甾体化合物处理，则对于肝炎病人（概率为 20%），两年存活率为 85%；对于肝硬变病人（概率为 80%），两年存活率为 48%．如果决定不用甾体化合物处理，则对肝炎和肝硬变病人（概率分别为 20% 和 80%），两年存活率分别为 67% 和 50%．

把上述决策问题用树状的图形表示，便得到相应的决策树，如图 3 所示．

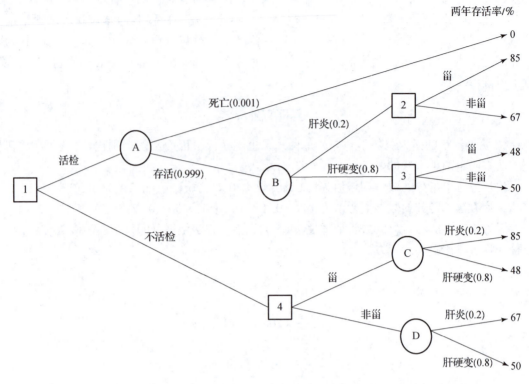

图3 慢性进行性肝衰竭病人肝活检的决策树

决策树由节点和分支组成，节点有两类：决策节点（又称选择节点）和机遇节点，前者用小方形表示，后者用小圆形表示，从决策节点出发沿着哪条分支做出决策是由决策者控制的，而从机遇节点出发沿着哪条分支进行下去是随机遇而定的，如图2中标出1、2、3、4的四个小方形都是决策节点. 标出A、B、C、D的四个小圆形都是机遇节点. 我们看到，借助于决策树，可把临床决策清晰地表达出来，在此基础上便可进行定量分析.

为了判断和比较不同决策的优劣，需要选定作为"利益"的定量测定，对上述例子，可取两年存活率作为利益的测定. 然后，在决策树（图2）上进行利益分析.

先考虑"活检"这一分支，在决策节点2. 决策者可在85%和67%这两个利益值中做出选择，当然取两年存活率较大者，所以该节点相应的利益为85%，同时"剪掉"从该节点出发的利益较小（67%）的分支，如图4所示.

同理，决策节点3相应的利益为50%，同时"剪掉"从该节点出发的利益为48%的分支，在机遇节点B，由于通向利益为85%的"肝炎"支，其概率为0.20，通向利益为50%的"肝硬变"支，其概率为0.8，于是，在该节点的利益期望值为 $0.85 \times 0.20 + 0.5 \times 0.8 = 57\%$. 同理，机遇节点A的利益期望值为 $0 \times 0.001 + 0.57 \times 0.999 = 56.9\%$，考虑"不活检"这一支，容易算得机遇节点C和D的利益期望分别为55.4%和53.4%，从而决策节点4的利益值为55.4%.

将由决策节点1出发的"活检"支和"不活检"支比较，前者的利益值超过后者的利益值为 $56.9\% - 55.4\% = 1.5\%$.

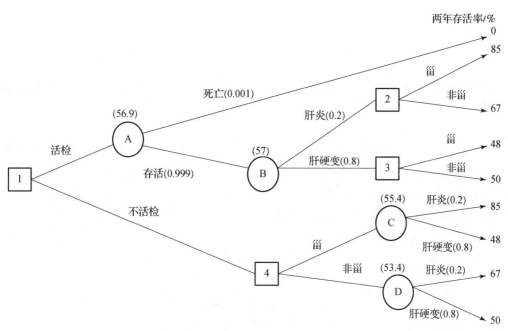

图4 在图2的决策树上进行利益分析

平均说来,每1 000个做活检的慢性进行性肝衰竭病人中有569人获得两年存活率,而每1 000个不做活检的同类病人中只有554人获得两年存活率,前者比后者多15人,这表明应该做出"活检"这一决策.同时,由图6-7可见,倘若病人不同意活检,医生则应给予甾体化合物处理.

4. 设某疾病的发病率为 p,则不发病的概率为 $q = 1 - p$.

按方法(2)化验时,每个需要化验的次数 X 是一个随机变量,X 的可能取值只有两个:$\frac{1}{k}$,$1 + \frac{1}{k}$.

$\left\{X = \frac{1}{k}\right\}$ 表示混合血液呈阴性,即 k 个人都无病,由于每个人是否患病可以看成是相互独立的,故

$$P\left(X = \frac{1}{k}\right) = q \cdot q \cdot \cdots \cdot q = q^k$$

$\left\{X = 1 + \frac{1}{k}\right\}$ 表示混合血液呈阳性,即 k 个人至少有一人患病,$\left\{X = \frac{1}{k}\right\}$ 与 $\left\{X = 1 + \frac{1}{k}\right\}$ 互为对立事件,故

$$P\left(X = 1 + \frac{1}{k}\right) = 1 - q \cdot q \cdot \cdots \cdot q = 1 - q^k$$

所以 X 的概率分布如表8所示:

表8

X	$\frac{1}{k}$	$1 + \frac{1}{k}$
P	q^k	$1 - q^k$

每人需要化验次数的数学期望为

$$E(X) = \frac{1}{k} \cdot q^k + \left(1 + \frac{1}{k}\right)(1 - q^k) = 1 - q^k + \frac{1}{k}$$

N 个人需要化验次数的数学期望为 $N\left(1 - q^k + \frac{1}{k}\right)$，不难看出，当 $q^k - \frac{1}{k} > 0$ 时，方法（2）就能减少次数．

例如，当 $p = 0.01$，$k = 4$ 时，$E(X) = 1 - 0.99^4 + \frac{1}{4} \approx 0.29$，这就是说，如果发病率为 1%，以 4 人为一组进行化验，与方法（1）相比较，平均能减少约 71% 的工作量．显然，发病率 p 越小，方法（2）越能减少化验次数．

在给定 p 后，每组分几个人最好，显然取 k 使 $E(X)$ 达到最小是最好的方法．

例如，取 $p = 0.1$，由上述结果知

$$E(X) = 1 - 0.9^k + \frac{1}{k}$$

令 $f(k) = 1 - 0.9^k + \frac{1}{k}$，取 $k = 1, 2, 3, 4, 5, 6, 7, \cdots$，代入 $f(k)$ 直接验证可知：

(1) $f(1) > f(2) > f(3) > f(4)$；

(2) $f(4) < f(5) < f(6) < f(7) < \cdots$．

显然 $f(4)$ 为最小值，故取 $k = 4$．也就是当发病率 $p = 0.1$ 时，每 4 人一组进行化验时所需化验的次数最少，$E(X) = 1 - 0.9^4 + \frac{1}{4} \approx 0.59$，平均能减少 41% 的工作量．

如果采用方法（2）化验，下面列出部分发病率 P 与每组最佳血样数 k 的关系如表 9 所示．

表 9

发病率 P	0.1	0.01	0.001
每组最佳血样数 k	4	10	32
平均减少工作量	41%	80%	94%

模拟试卷一

一、1. C；2. D；3. D；4. B；5. A；6. A．

二、1. $xe^x + e^x + C$；　　2. 可分离变量型，$y = Cx$；

3. $(3, 2, 1)$；　　4. $\dfrac{1}{(1-x)^2}$，$x \in (-1, 1)$；

5. $(0, 4)$；　　6. e^x；

7. $\boldsymbol{A}^{-1}(\boldsymbol{C} - 2\boldsymbol{B})$．

三、1. 原式 $= \lim\limits_{x \to 2}\left(\dfrac{2x}{x^2 - 4} - \dfrac{x+2}{x^2-4}\right) = \lim\limits_{x \to 2}\dfrac{x-2}{x^2-4} = \lim\limits_{x \to 2}\dfrac{1}{x+2} = \dfrac{1}{4}$．

2. 因为 $y' = \dfrac{2x}{x^2 - 1}$，所以 $y'' = \dfrac{2(x^2 - 1) - 4x^2}{(x^2 - 1)^2} = -\dfrac{2(x^2 + 1)}{(x^2 - 1)^2}$．

3. $\int_0^{\frac{\pi}{2}} \sin x \cos x \, dx = \int_0^{\frac{\pi}{2}} \sin x \, d(\sin x) = \left(\frac{1}{2}\sin^2 x\right)\Big|_0^{\frac{\pi}{2}} = \frac{1}{2}$.

4. $du = z^{xy} y \ln z \, dx + z^{xy} x \ln z \, dy + xyz^{xy-1} dz$.

5. 令 $t = x + 2$，则原级数可变为 $-t + \frac{t^2}{2} - \frac{t^3}{3} + \frac{t^4}{4} + \cdots + (-1)^n \frac{t^n}{n} + \cdots$.

于是，收敛半径为 $R = \lim_{n\to\infty}\left|\frac{a_n}{a_{n+1}}\right| = \lim_{n\to\infty}\frac{n+1}{n} = 1$. 当 $t = -1$ 时，原级数变为 $\sum_{n=1}^{\infty}\frac{1}{n}$，是发散的；当 $t = 1$ 时，原级数变为 $\sum_{n=1}^{\infty}(-1)^n\frac{1}{n}$，是收敛的. 因此 $t \in (-1, 1)$ 时，即 $-3 < x \leq -1$ 时，原级数是收敛的，收敛区间为 $(-3, -1]$.

6. 对 A 施行初等行变换，化为阶梯形矩阵：

$A = \begin{pmatrix} 1 & 3 & -1 & 1 & 1 \\ 3 & 9 & 4 & -1 & 4 \\ -1 & -3 & -6 & 3 & -2 \end{pmatrix} \xrightarrow[r_2+(-3)r_1]{r_3+r_1} \begin{pmatrix} 1 & -3 & -1 & 1 & 1 \\ 0 & 0 & 7 & -4 & 1 \\ 0 & 0 & -7 & 4 & -1 \end{pmatrix} \xrightarrow{r_3+r_2} \begin{pmatrix} 1 & -3 & -1 & 1 & 1 \\ 0 & 0 & 7 & -4 & 1 \\ 0 & 0 & 0 & 0 & 0 \end{pmatrix}$.

所以，$R(A) = 2$.

四、1.（1）$N(30) = \frac{1\,000\,000}{1 + 5\,000 e^{-0.1 \times 30}} \approx 4\,001$，即一个月后有 4 001 人感染.

（2）当 $N = 500\,000$ 时，即 $500\,000 = \frac{1\,000\,000}{1 + 5\,000 e^{-0.1t}}$，解得 $t \approx 85$，即 85 天后有 500 000 人感染.

（3）由于 $\lim_{t\to\infty} N(t) = \lim_{t\to\infty}\frac{1\,000\,000}{1 + 5\,000 e^{-0.1t}} = 1\,000\,000$，因此最终有 1 000 000 人感染.

2. 设 (x, y, z) 为长方体在第一卦限中的顶点坐标，则长方体的体积为 $V = 8xyz$. 因为 (x, y, z) 在椭球面上，所以满足椭球面方程. 于是，问题转化为求函数 $V = 8xyz$ 在条件 $\frac{x^2}{a^2} + \frac{y^2}{b^2} + \frac{z^2}{c^2} = 1$ 下的最大值，令 $F(x, y, x, \lambda) = 8xyz + \lambda\left(\frac{x^2}{a^2} + \frac{y^2}{b^2} + \frac{z^2}{c^2} - 1\right)$，解方程组

$$\begin{cases} F'_x(x,y,z,\lambda) = 8yz + \frac{2x}{a^2}\lambda = 0 \\ F'_y(x,y,z,\lambda) = 8zx + \frac{2y}{b^2}\lambda = 0 \\ F'_z(x,y,z,\lambda) = 8xy + \frac{2z}{c^2}\lambda = 0 \\ \frac{x^2}{a^2} + \frac{y^2}{b^2} + \frac{z^2}{c^2} - 1 = 0 \end{cases}$$

得到唯一驻点 $\left(\frac{a}{\sqrt{3}}, \frac{b}{\sqrt{3}}, \frac{c}{\sqrt{3}}\right)$，由于最大值一定存在，故该驻点就是最大值点. 因此，体积最大的长方体体积为 $V = \frac{8abc}{3\sqrt{3}}$.

模拟试卷二

一、1. B；2. C；3. D；4. C；5. A；6. B.

二、1. e^8；2. 略；3. 4；4. $\int_0^1 dx \int_{e^x}^e f(x,y) dy$；

5. $(-2,8)$；6. $\dfrac{3\pi}{4}$；7. 4.

三、1. $\lim\limits_{x\to 0^+}\sin^3 x \cdot \ln x = \lim\limits_{x\to 0^+} x^3 \cdot \ln x = \lim\limits_{x\to 0^+}\dfrac{\ln x}{x^{-3}} = \lim\limits_{x\to 0^+}\dfrac{\dfrac{1}{x}}{-3x^{-4}} = \lim\limits_{x\to 0^+}-\dfrac{x^3}{3} = 0.$

2. 令 $t = \sqrt{x}$，则 $x = t^2$，于是

$$\int e^{\sqrt{x}} dx = \int e^t d(t^2) = 2\int te^t dt = 2\int t d(e^t) = 2te^t - 2\int e^t dt = 2te^t - 2e^t + C$$
$$= 2e^{\sqrt{x}}(\sqrt{x} - 1) + C.$$

3. 设所求平面为 $x - 2y + 2z = K$，即

$$\dfrac{x}{K} + \dfrac{y}{\dfrac{K}{-2}} + \dfrac{z}{\dfrac{K}{2}} = 1$$

于是有

$$\dfrac{1}{3} \cdot \dfrac{1}{2} \cdot |K| \cdot \left|\dfrac{K}{-2}\right| \cdot \left|\dfrac{K}{2}\right| = \dfrac{|K|^3}{24} = \dfrac{1}{3} \Rightarrow |K|^3 = 8 \Rightarrow K = \pm 2$$

故所求平面方程为 $x - 2y + 2z = 0$.

4. 在极坐标系下

$$D = \left\{(\rho,\varphi) \mid 0 \leq \rho \leq 1, 0 \leq \varphi \leq \dfrac{\pi}{2}\right\}$$

且 $\ln(1 + x^2 + y^2) = \ln(1 + \rho^2)$，因此

$$\iint\limits_D \ln(1 + x^2 + y^2) dxdy = \iint\limits_D \rho\ln(1 + \rho^2) d\rho d\varphi = \int_0^{\frac{\pi}{2}} d\varphi \int_0^1 \rho\ln(1 + \rho^2) d\rho$$

$$= \dfrac{1}{2}\int_0^{\frac{\pi}{2}} d\varphi \int_0^1 \ln(1 + \rho^2) d(1 + \rho^2)$$

$$= \dfrac{1}{2}\int_0^{\frac{\pi}{2}}\left\{\left[(1 + \rho^2)\ln(1 + \rho^2)\right]\Big|_0^1 - \int_0^1 (1 + \rho^2) d[\ln(1 + \rho^2)]\right\} d\varphi$$

$$= \dfrac{1}{2}\int_0^{\frac{\pi}{2}}\left[2\ln 2 - \int_0^1 \dfrac{(1 + \rho^2)}{(1 + \rho^2)} d(1 + \rho^2)\right] d\varphi$$

$$= \dfrac{1}{2}\int_0^{2\pi}\left[2\ln 2 - (1 + \rho^2)\Big|_0^1\right] d\varphi$$

$$= \dfrac{1}{2}(2\ln 2 - 1)\int_0^{\frac{\pi}{2}} d\varphi = \dfrac{\pi}{4}(2\ln 2 - 1)$$

5. $y = x^2 e^{-x} = x^2 \sum\limits_{n=0}^{\infty}\dfrac{(-x)^n}{n!} = \sum\limits_{n=0}^{\infty}(-1)^n \dfrac{x^{n+2}}{n!}, \quad -\infty < x < +\infty.$

6. 方程组的增广矩阵

$$(\boldsymbol{A},\boldsymbol{b}) = \begin{pmatrix} 1 & 1 & 2 & 2 & 1 \\ 3 & 4 & 6 & 5 & 3 \\ 2 & 3 & 4 & 3 & 2 \end{pmatrix} \mapsto \begin{pmatrix} 1 & 1 & 2 & 2 & 1 \\ 0 & 1 & 0 & -1 & 0 \\ 0 & 1 & 0 & -1 & 0 \end{pmatrix} \mapsto \begin{pmatrix} 1 & 0 & 2 & 3 & 1 \\ 0 & 1 & 0 & -1 & 0 \\ 0 & 0 & 0 & 0 & 0 \end{pmatrix}$$

因此方程组的同解方程组为
$$\begin{cases} x_1 + 2x_3 + 3x_4 = 1 \\ x_2 - x_4 = 0 \end{cases}$$
解得
$$\begin{cases} x_1 = -2x_3 - 3x_4 + 1 \\ x_2 = x_4 \end{cases}$$

令 $x_3 = k_1$，$x_4 = k_2$，

故方程组的通解为
$$\begin{pmatrix} x_1 \\ x_2 \\ x_3 \\ x_4 \end{pmatrix} = k_1 \begin{pmatrix} -2 \\ 0 \\ 1 \\ 0 \end{pmatrix} + k_2 \begin{pmatrix} -3 \\ 1 \\ 0 \\ 1 \end{pmatrix} + \begin{pmatrix} 1 \\ 0 \\ 0 \\ 0 \end{pmatrix}$$

四、1.（1）y 与 x 函数关系式为
$$y = \begin{cases} -8x^2 + 24x, & 0 \leq x < 2 \\ \dfrac{32}{x}, & x \geq 2 \end{cases}$$

其定义域为 $[0, +\infty)$。

（2）因为
$$y|_{x=4} = \frac{32}{4} = 8 > 7$$

所以成人按规定剂量服药 4 h 后还有药效。

（3）考查所列函数在分段点 2 处的可导性，由
$$y'_-|_{x=2} = (-16x + 24)|_{x=2} = -8$$
$$y'_+|_{x=2} = \left(-\frac{32}{x^2}\right)|_{x=2} = -8$$

知
$$y'_-|_{x=2} = y'_+|_{x=2}$$

从而所列函数在分段点处可导。又 $-8x^2 + 24x$ 在 $(0, 2)$ 上可导，$\dfrac{32}{x}$ 在 $(2, +\infty)$ 上可导，故所列函数在 $(0, +\infty)$ 上可导，且
$$y' = \begin{cases} -16x + 24, & 0 < x < 2 \\ -\dfrac{32}{x^2}, & x \geq 2 \end{cases}$$

（4）令 $y' = 0$，得 $x = 1.5$，$y|_{x=1.5} = -8 \times 1.5^2 + 24 \times 1.5 = 18$，因此成人按规定剂量服药后 1.5 h 血液中含药量达到最大值 18 mg。

2.（1）由 $\dfrac{dx}{dt} = kx$ 分离变量，得 $\dfrac{1}{kx}dx = dt$，两端积分得
$$\int \frac{1}{kx}dx = \int dt$$

解得

$$\frac{1}{k}\ln x = t + C_1 \Rightarrow \ln x = kt + kC_1 \Rightarrow x = e^{kt+kC_1} \Rightarrow x = e^{kC_1}e^{kt} \Rightarrow x = Ce^{kt}$$

其中，C_1，C 为常数，且 $C = e^{kC_1}$；又由 $x(0) = 10^{11}$，可得 $C = 10^{11}$，从而

$$x = 10^{11}e^{kt}, \quad t \in [0, +\infty)$$

（2）由 $\dfrac{dx}{dt} = -kx\ln\dfrac{x}{N}$ 分离变量，得 $-\dfrac{1}{kx\ln\dfrac{x}{N}}dx = dt$，两端积分得

$$\int -\frac{1}{kx\ln\dfrac{x}{N}}dx = -\frac{1}{k}\int \frac{d\left(\ln\dfrac{x}{N}\right)}{\ln\dfrac{x}{N}} = \int dt$$

解得

$$-\frac{1}{k}\ln\left(\ln\frac{x}{N}\right) = t + C_1 \Rightarrow \ln\left(\ln\frac{x}{N}\right) = -kt - kC_1 \Rightarrow \ln\frac{x}{N} = e^{-kt-kC_1} \Rightarrow \ln\frac{x}{N} = e^{-kC_1}e^{-kt}$$

$$\Rightarrow \ln\frac{x}{N} = Ce^{-kt},$$

其中，C_1，C 为常数，且 $C = e^{-kC_1}$；当 $t = 0$ 时，$x = x(0)$，代入上式得 $C = \ln\dfrac{x(0)}{N}$，从而

$$x = Ne^{e^{-kt}\ln\frac{x(0)}{N}}, \quad t \in [0, +\infty)$$

参 考 文 献

[1] 潘传中. 数学［M］. 北京：科学出版社，2004.
[2] 刘红. 高等数学与实践［M］. 北京：高等教育出版社，2008.
[3] 潘传中. 医用高等数学［M］. 北京：科学出版社，2008.
[4] 马建忠. 医学高等数学［M］. 北京：科学出版社，2010.
[5] 傅建军. 应用数学习题集（第2册）［M］. 上海：上海交通大学出版社，2012.
[6] 胡秀平，魏俊领，齐晓东. 高职应用数学［M］. 上海：上海交通大学出版社，2017.
[7] 王桂云. 应用高等数学（上册）习题册［M］. 杭州：浙江大学出版社，2019.
[8] 周黎，潘传中. 高等数学［M］. 北京：航空工业出版社，2019.
[9] 曹西林. 高等数学［M］. 北京：北京理工大学出版社，2019.
[10] 赵燕. 应用高等数学［M］. 北京：北京理工大学出版社，2021.
[11] 胡秀平，魏俊领. 高职应用数学习题集［M］. 上海：上海交通大学出版社，2021.
[12] 王小妮，李芳玲，马玉. 应用高等数学［M］. 北京理工大学出版社，2022.